Das mongoloide Kind
2. Auflage

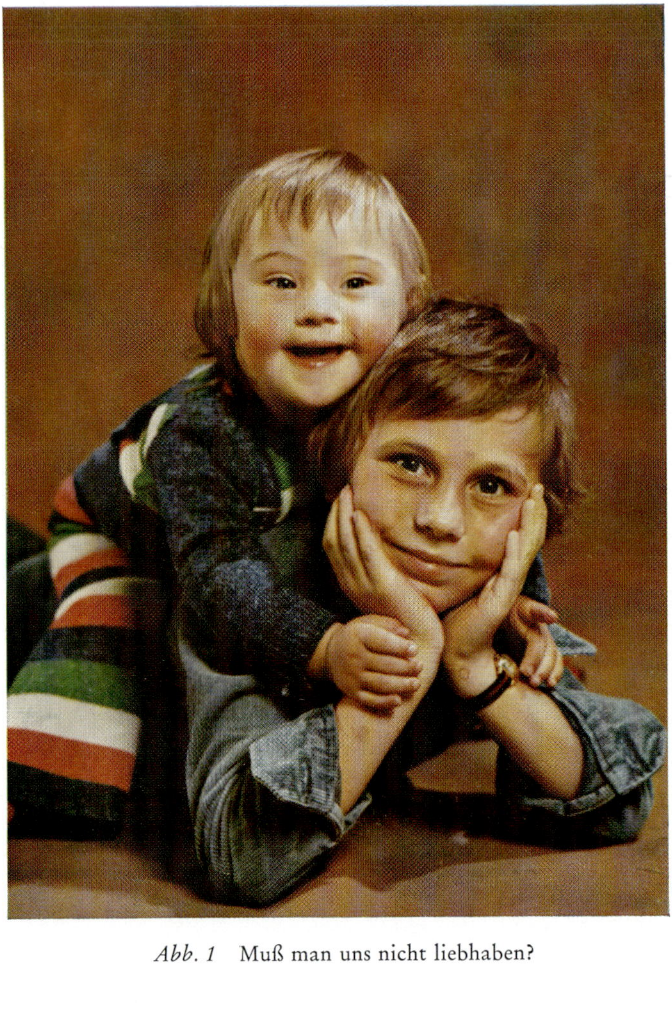

Abb. 1 Muß man uns nicht liebhaben?

Das mongoloide Kind

Möglichkeiten der Erkennung
und Betreuung

2., neubearbeitete Auflage
von Christof Wunderlich

42 Abbildungen, 9 Tabellen

Ferdinand Enke Verlag Stuttgart 1977

Prof. Dr. Christof Wunderlich
Weidenstraße 65–67
Unterpfaffenhofen/München

CIP-Kurztitelaufnahme der Deutschen Bibliothek
Wunderlich, Christof
Das mongoloide Kind : Möglichkeiten d. Erkennung u. Betreuung / mit e. Beitr. von Georg Kirschbaum. – 2., neubearb. Aufl. – Stuttgart : Enke, 1977.
ISBN 3-432-85952-X

Printed in Germany
Satz und Druck: Oelschlägersche Buchdruckerei GmbH, Calw

Meiner Frau

Geleitwort zur 1. Auflage

Die Erkenntnis eines Elternpaares, daß ihr Kind infolge eines Hirnschadens in seiner Entwicklung gestört sei und künftig dem großen Kreis der geistig Behinderten angehören werde, bedeutet für diese einen schweren Schlag. Eine Fülle von Fragen türmt sich vor ihnen auf, wie es zu dem Schaden gekommen sei, wie groß die Auswirkungen sich gestalten würden, mit welchem Lebensablauf gerechnet werden müsse und nicht zuletzt, ob nicht doch Wege zur Besserung sich finden ließen. Einem Tiefpunkt der Resignation folgt leicht eine Phase der polypragmatischen Geschäftigkeit, in der das Ohr allen Mitteilungen und Ratschlägen aus Verwandtschaft und Freundschaft geöffnet ist. Leider pflegen diese Berichte und Empfehlungen meist von wenig Sachkunde getragen zu sein, so daß der Nutzen gering bleibt. Entscheidend wird es für die weitere Entwicklung des Kindes sein, daß von einem Erfahrenen seine Schritte in eine ruhige, zielstrebige Bahn gelenkt werden, um alle nur möglichen Kapazitäten auch eines geschädigten Gehirns noch zu nutzen. Es kann leider nicht geleugnet werden, daß die Zahl solcher Sachkenner gering ist, zumal an ihr Wissen auch auf medizinischen Grenzgebieten wie der Heilpädagogik nicht geringe Anforderungen gestellt werden. Es kommt hinzu, daß die meisten Ärzte leider noch eine pessimistisch-resignierende Grundeinstellung gegenüber geistig Behinderten haben, die sie zu einer echten Hilfe unfähig macht.

Der Verfasser zeigt in seinem Buche am Beispiel des Mongolismus die Breite der mit einem solchen Krankheitsbild verbundenen Probleme. Es mag in der Medizin ungewöhnlich erscheinen, daß er sich gleichzeitig sowohl an Ärzte wie Eltern wendet. Man wird jedoch nicht abstreiten können, daß bei einem Leiden, das das Schicksal nicht nur des Patienten, sondern meist auch das der Eltern entscheidend beeinflußt, diese den Wunsch und gleichermaßen auch ein Anrecht auf eine sachverständige Aufklärung haben. Neben der Vermittlung unseres heutigen Wissens über Ursachen und Entstehung des Mongolismus soll Ärzten wie Eltern nahegebracht werden, daß es nicht einzelne Medikamente geschweige denn Wunderkuren sind, die das Kind fördern, sondern die unablässige Bemühung um die Entwicklung auch anfänglich bescheidener Fähigkeiten sowie der Versuch, zusätzliche Behinderungsfaktoren auf allgemein körperlichem Gebiet möglichst zu beseitigen.

Auch für Heilpädagogen, Psychologen und Sozialarbeiter, die sich mit den hier angesprochenen Problemen ja viel auseinandersetzen müssen, wird diese Veröffentlichung wertvolle Anregungen vermitteln.

Es ist zu wünschen, daß das Buch nicht nur vom Facharzt, sondern auch vom interessierten Hausarzt gelesen wird. In einer Zeit, in der die großen Fortschritte der Medizin immer mehr an einen erheblichen Apparat in der Klinik gebunden sind, sollte sich der Arzt in der Praxis verstärkt solchen Aufgaben der Menschenführung zuwenden, die eine sehr persönliche Beziehung zum Kranken und seinen Angehörigen voraussetzen, die wiederum die Klinik nicht zu besitzen pflegt. Auch die kleinen Fortschritte, denen hier eine sehr große Bedeutung zukommt, werden ihn befriedigen, den Eltern werden sie Trost in ihrer Verlassenheit, den Kindern Hilfe bringen.

Mainz, im Winter 1969/70 *Prof. Dr. U. Köttgen*

Vorwort zur 1. Auflage

Eine jahrelange ärztliche Betreuung von geistig behinderten Kindern und die menschliche Begegnung mit ihren Eltern im Rahmen einer freien Praxis sowie die vorangegangene kinderärztlich, kinderpsychiatrisch und kinderpsychologisch ausgerichtete Ausbildung und Erfahrung an der Mainzer Universitäts-Kinderklinik sind die Grundlagen der vorliegenden Monographie.

Am Beispiel von weit über 1000 mongoloiden Kindern, deren Entwicklungs- und Werdegang wir über sehr viele Jahre verfolgen und mitbeeinflussen konnten, wollen wir die Notwendigkeit einer koordinierten ärztlichen, heilpädagogischen, heilgymnastischen, logopädischen und psychologischen Betreuung solcher Kinder veranschaulichen.

Wir bemühen uns dabei um eine sachkundige, fachgerechte und allgemein verständliche Information aller, die an diesen Problemen berufsmäßig interessiert sind oder von einem derartigen Schicksal betroffen wurden. Es kommt uns also darauf an, die Wichtigkeit einer möglichst breitbasigen, differenzierten und auf die jeweiligen Probleme ausgerichteten Betreuung dieser Kinder vor Augen zu führen.

Die Sprache und das Niveau, das wir dabei anstreben, sollen so gehalten sein, daß jeder an diesen Fragen interessierte Experte auf seinem Gebiet einen kurzen Überblick über das ihm Bekannte vorfindet, jedoch gleichzeitig in die Lage versetzt wird, den Ansatzpunkt des anderen zu verstehen und dessen Erfahrungen für die eigene Arbeit nutzbar zu machen. Es soll dadurch das Verständnis um die Vielschichtigkeit dieser Probleme geweckt und gleichzeitig die Bereitschaft zur Koordination gefördert werden.

Das sehr reichhaltige und breitbasige Literaturverzeichnis mit rund 500 Einzelangaben bietet reichlich Gelegenheit zu einer umfassenden Information über alle Teilgebiete, die bei der Betreuung des mongoloiden Kindes von Wichtigkeit sind.

Profitieren von der angestrebten Koordination werden in erster Linie die mongoloiden Kinder selbst sowie deren Eltern, denen wir mit unserer Darstellung ihr schweres Schicksal zu erleichtern trachten. Wir möchten ihnen zeigen, wie umfassend und vielfältig die Möglichkeiten sind, ihrem geistig behinderten Kind Hilfe angedeihen zu lassen. Sie sollen sich an unseren langjährigen Erfahrungen, den vorliegenden neuesten Ergebnissen und wissenschaftlichen Erkenntnissen sowie an unserer menschlichen Einstellung zu diesen Fragen orientieren können. Unsere Sprache muß und soll deshalb auch für sie verständlich und verstehbar sein. Wir möchten ihnen hierdurch das Gefühl und die Gewißheit vermitteln, daß sie in ihrer Not nicht allein gelassen sind. Sie sollen dadurch in die Lage versetzt werden, nicht zu verzweifeln und zu verzagen, sondern ihr Schicksal selbst mit unserer Hilfe aktiv in die Hand zu nehmen. Es werden hierdurch kaum geahnte physische und psychische Kräfte bei den Eltern mobilisiert und freigesetzt, die das eigene Schicksal und das ihrer Kinder ganz maßgeblich, nachhaltig und vielfach dauerhaft beeinflussen.

Wir sind uns darüber klar, wie schwierig es ist, wissenschaftliche Interpretation und fachliche Information auf der einen mit menschlicher Aufrichtung, Ausrichtung und Führung der Eltern auf der anderen Seite in einer Darstellung zu vereinigen. Trotzdem möchten wir versuchen, den wissenschaftlichen Rahmen unserer Arbeit, der die einzelnen Fachgebiete zu verbinden trachtet, für eine dazu dienende menschliche Aufgabe zu nutzen, zumal die Anregung zu diesem Buch in erster Linie durch die Eltern der von uns betreuten mongoloiden Kinder erfolgte.

Im täglichen Umgang mit Eltern mongoloider Kinder erfahren wir es immer wieder, wie sehr diese Eltern nach Wissen um das für sie nicht Verstehbare und deshalb so Unheimliche sowie nach Information um therapeutische Ansatzpunkte streben. Beides soll dazu verhelfen, mit ihrem schweren Schicksal, an dem sie ihr ganzes Leben zu tragen haben, besser fertig zu werden und den bestmöglichen Weg für ihre Kinder zu finden.

Unser Buch möchte auch dazu dienen, die leider noch sehr weit verbreitete allgemeine Voreingenommenheit diesen Kindern gegenüber abzubauen, um ihnen so einen Weg in unsere Gesellschaft zu ebnen und einen Lebensraum unter uns zu sichern. Unsere Darstellung zu diesem Problem verfolgt somit in erster Linie sozialprognostische Zielsetzungen, die wir sehen müssen und an denen wir nicht vorbeigehen dürfen.

Schließlich erschien es uns an der Zeit, an Hand unserer heutigen Kenntnisse auf medizinischem, heilpädagogischem, psychologischem und soziologischem Gebiet, die vielschichtigen Probleme dieser Kinder erneut zu überdenken und nicht auf alten Vorstellungen zu verharren, die auf anderen Voraussetzungen und Lebenshaltungen basierten. Nur so wird es uns möglich sein, zu neuen und modernen Einsichten in therapeutischer und sozialprognostischer Hinsicht zu gelangen.

München, im Winter 1969/70 *Christof Wunderlich*

Vorwort zur 2. Auflage

Nachdem seit der 1. Auflage unseres Buches über 6 Jahre vergangen sind, sehen wir uns veranlaßt, das Buch neu zu überarbeiten.

In der Neufassung wollen wir versuchen, zu den einzelnen uns besonders wichtig erscheinenden Kapiteln noch mehr als in der 1. Auflage die eigene Stellungnahme hervortreten zu lassen.

Optisch soll dies dadurch unterstützt werden, daß der Literaturhinweis im Text mit durchgehenden Ziffern aufgeführt wird, der im Literaturverzeichnis dann leicht zu finden ist. Namentlich werden Autoren im Text neben der Ziffer des Literaturverzeichnisses nur dort erwähnt, wo ein direkter Bezug zur eigenen Aussage erfolgt. Wir glauben, daß hierdurch das Lesen des Buches erleichtert wird und die eigene Stellungnahme klarer hervortritt.

Es wird sich auch bei der neuen Auflage nicht verhindern lassen, daß wir viele Probleme oder Fragestellungen nur anschneiden und nicht ausführlicher darstellen können. Der Leser wird deshalb ermuntert, die Möglichkeiten des sehr reichlich angegebenen Schrifttums zu den einzelnen Fragen zu nutzen.

Selbstverständlich kann durch diese allgemeine Abhandlung über die Möglichkeiten der Erkennung und Betreuung mongoloider Kinder niemals eine auf die speziellen Belange jedes einzelnen Kindes und seiner Eltern ausgerichteten Betreuung ersetzt werden. Mit unserem Buch sollen nur allgemeine Maßstäbe gesetzt und ein Überblick über die Gesamtproblematik gegeben werden.

Die Ansprüche und die Belange der Eltern mongoloider Kinder wollen wir bei der Neufassung des Buches, noch mehr als in der 1. Auflage, berücksichtigen. Im Text wurden die benutzten Fremdwörter erklärt und erläutert; ein Glossar der wichtigsten medizinischen Fachausdrücke am Schluß des Buches soll dem Leser noch weiter behilflich sein.

Dieses Bestreben hat auch ein kurzes, sich daran anschließendes Sachregister, wenngleich das breit angelegte Inhaltsverzeichnis am Anfang des Buches eine gute Orientierung erlaubt.

Schließlich waren wir darum bemüht, den Text des Buches zu straffen, vor allem bei den mehr theoretisch orientierten Kapiteln.

Dafür wollen wir die mehr praktisch und therapeutisch bedeutsamen Kapitel etwas ausführlicher behandeln und hier mehr unsere eigenen Erfahrungen, Ergebnisse und Stellungnahmen miteinfließen lassen.

Im übrigen können wir uns, auch heute noch, voll hinter das stellen, was in Vorwort und Einleitung der 1. Auflage des Buches geschrieben wurde.

Nachdem das Buch inzwischen ins Spanische und Englische übersetzt wurde, hoffen wir, daß es in dieser überarbeiteten Form noch besser dem recht schwierigen und hohen Anspruch gerecht werden kann, nicht nur die verschiedenen Fachleute auf den einzelnen Teilgebieten anzusprechen und Studenten zu informieren, sondern vor allem auch den Eltern mongoloider Kinder hinsichtlich ihres schweren Schicksals eine moralische und praktische Hilfe geben zu können.

Es ist unser besonderer Wunsch, die leider nach wie vor noch nicht als optimal anzusprechende Koordination der Fachleute zu verbessern, da hiervon am meisten die mongoloiden Kinder und ihre Eltern profitieren würden.

Es wäre wünschenswert, daß durch unsere Darstellung die sozialen Voraussetzungen der mongoloiden Kinder und ihrer Eltern durch vermehrtes Verständnis der hier anstehenden Probleme und durchgreifendere Hilfen immer mehr verbessert werden, da von diesen Voraussetzungen entscheidend die Sozialprognose der mongoloiden Kinder abhängt.

Es ist uns ein besonderes Anliegen, allen Eltern der von uns betreuten mongoloiden Kinder dafür zu danken, daß durch die Erlebnisse mit ihren Kindern und durch die Gespräche, die wir im Rahmen unserer Elternberatungen führen konnten, auch unsere Erfahrungen auf diesem Gebiet eine breitere und tiefere Basis erhielten, da die Elternberatungen für uns in vielfacher Hinsicht immer wieder lehrreich und fruchtbar sind.

Mein ganz besonderer Dank gilt vor allem auch den Spezialeinrichtungen und den dort tätigen Personen, mit denen wir seit vielen Jahren in einem sehr engen beruflichen und menschlichen Kontakt stehen. An erster Stelle möchte ich hier Frau Dr. *Stoeckenius* von der cytologischen Untersuchungsstelle im Krankenhaus Hamburg-Barmbek und ihre Mitarbeiterin Frau *Barbuceanu* für die jahrelange gemeinsame Arbeit und für die Mithilfe auf allen Gebieten danken. Frau Dr. *Stoeckenius* hatte auch die Freundlichkeit, den in ihr Fachbereich gehörenden Teil meines Buches auf die Richtigkeit meiner Aussagen durchzusehen, wofür ich ihr ganz besonders dankbar bin.

Mein Dank gilt auch dem hiesigen Chromosomenlabor, Herrn Prof. Dr. *Murken* und seinen Mitarbeiterinnen sowie der Herzabteilung der Universität Tübingen, Herrn Prof. *Apitz* und seinen Mitarbeitern, mit denen uns ein sehr enges berufliches Verhältnis verbindet.

Schließlich ist es mir ein besonderes Bedürfnis, meiner Frau, mit der ich seit vielen Jahren gemeinsam meine Fachpraxis betreibe, ganz besonders für ihre Mithilfe und für ihr Verständnis für die Schwierigkeiten und die mit einer solchen Praxis zusammenhängenden Probleme zu danken. Ich glaube, daß diese Form der gemeinsamen Tätigkeit auch von den Eltern der von uns betreuten Kinder als wohltuend empfunden wird. Ich möchte deshalb die 2. Auflage meines Buches meiner Frau widmen.

In diesem Sinne wünsche ich der 2. Auflage des Buches eine möglichst breite Ansprache und weite Verbreitung.

Unterpfaffenhofen, im Herbst 1976 *Christof Wunderlich*

Inhalt

Einleitung

Die beiden ersten größeren Kapitel unseres Buches beschäftigen sich mit den Problemen des „Mongolismus", während die zwei folgenden Kapitel dem mongoloiden Kind und seiner Betreuung gewidmet sind.

Das erste Kapitel über die medizinische und soziologische Bedeutung des Mongolismus ist kurz gefaßt. Hier soll vor allen zu den Fragen der Häufigkeit des Auftretens von Mongolismus und der Lebenserwartungen der davon betroffenen Kinder unter neueren Gesichtspunkten Stellung genommen werden. Beide Fragen sind für die Eltern solcher Kinder und für die Allgemeinheit von großem Interesse.

Im zweiten Kapitel wird kurz dargelegt, was wir über die Entstehungsweise des Mongolismus wissen, welche Vorstellungen wir im Hinblick auf die Entstehungsursachen haben und wie wir das „Erscheinungsbild Mongolismus" verstehen müssen. Zuammenfassende Schlußbetrachtungen sollen das allgemeine Verständnis erleichtern.

Im dritten Kapitel versuchen wir, die Gesamtheit des mongoloiden Kindes in seinen physischen und psychisch-geistigen Gegebenheiten sowie den Stellenwert des Einzelnen für das Ganze vor Augen zu führen. Der letzte Abschnitt dieses Kapitels beleuchtet die Umwelt des mongoloiden Kindes und seine Stellung innerhalb der Familie. Es soll gezeigt werden, daß es immer eine ganze Familie ist, die von einem derartigen Schicksal betroffen wird, und die es gesamthaft zu betreuen gilt.

Im vierten Kapitel werden wir uns dann ausführlich der Betreuung des mongoloiden Kindes und seiner Familie zuwenden, zumal diese Fragen in den meisten Abhandlungen zu diesem Problem überhaupt nicht oder nur ganz ungenügend besprochen werden.

Verständlicherweise steht bei unserer Darstellung die ärztliche Betreuung ganz im Mittelpunkt, da wir hier auf eigenen langjährigen Erfahrungen fußen können. Es muß dabei zunächst geklärt werden, wie wir eine umfassende ärztliche Betreuung aufgefaßt wissen wollen. Im Zentrum dieser Betreuung stehen für uns die Elternberatung sowie der Versuch einer Koordination aller Bemühungen um diese Kinder. Darüber hinaus soll die Fülle der Möglichkeiten besprochen werden, durch geeignete, sinnvolle und rechtzeitig einsetzende ärztliche Maßnahmen das äußere Erscheinungsbild, das Leistungsvermögen, die gesamthafte Persönlichkeitsentwicklung und damit die Sozialprognose dieser Kinder maßgeblich und dauerhaft zu beeinflussen. Dem gerade hier sehr weit verbreiteten therapeutischen Nihilismus und dem dadurch bewirkten Trend zur passiven Euthanasie möchten wir dabei mit Nachdruck entgegenwirken.

Bei der Langzeitbetreuung mongoloider Kinder haben sich uns regelmäßige von uns selbst durchgeführte psychologische Testuntersuchungen recht gut bewährt. Möglichkeiten und Grenzen des Leistungsvermögens und der gesamthaften Persönlichkeitsentwicklung der mongoloiden Kinder können auf diese Weise gut vor Augen geführt werden. Die Problematik solcher psychologischer Testuntersuchungen wird ebenfalls gewürdigt.

Von entscheidender Wichtigkeit erscheint auch uns eine gleichzeitige heilpädagogische Betreuung der mongoloiden Kinder und eine Führung ihrer Eltern. Sie haben schon mit der Geburt des mongoloiden Kindes zu beginnen und stellen deshalb auch uns Ärzte vor wichtige Aufgaben. Unsere ärztliche Einstellung zu diesen Fragen hat deshalb richtungsweisende Bedeutung. Später wird die heilpädagogische Betreuung durch Fachleute weitergeführt und ausgebaut. Es soll gezeigt werden, daß ärztliche und heilpädagogische Betreuung nicht als Alternative, sondern als Entsprechung und sinnvolle Ergänzung aufgefaßt werden müssen.

Im letzten Abschnitt unseres Buches versuchen wir, die sozialprognostischen Aspekte einer sinnvollen koordinierten Betreuung des mongoloiden Kindes und seiner Familie zu beleuchten. Wir werden bemüht sein, die entscheidende Abhängigkeit der Sozialprognose solcher Kinder von diesen Faktoren vor Augen zu führen.

Das Buch soll mit einem Ausblick in die Zukunft dieser Kinder schließen, wenn aus ihnen einmal Jugendliche und Erwachsene geworden sind. Auch dann werden diese Menschen nach wie vor unsere innere Bereitschaft, unser Verständnis und unsere allgegenwärtige Hilfe benötigen, um den ihnen zustehenden Lebensraum zu finden und eine sie erfüllende Tätigkeit ausüben zu können.

A. Die medizinische und soziologische Bedeutung des Mongolismus

I. Historischer Überblick und Häufigkeit des Mongolismus

Die Frage, wann dieses klinisch so wohl umschriebene und inzwischen in vielen Bereichen recht gut erforschte Zustandsbild, das wir Mongolismus nennen, zum erstenmal auftrat, wird wohl niemand exakt feststellen können. Sicher ist lediglich, daß es erstmals im Jahre 1866 durch *Down* (142) schon verhältnismäßig gut beschrieben wurde. Die nächsten Veröffentlichungen über den Mongolismus kamen ebenfalls aus Schottland und England. Bald folgten Mitteilungen aus anderen Ländern. In Deutschland wurde erstmalig um die Jahrhundertwende ein mongoloides Kind von *Neumann* (488) in Berlin einem ärztlichen Kreis vorgestellt. Die Veröffentlichungen über mongoloide Kinder wurden in den nächsten Jahrzehnten immer zahlreicher und umfangreicher. Der Mongolismus machte vor keinem Land und vor keinem Erdteil halt. Lange Zeit hatte man geglaubt, daß in Asien kein Mongolismus auftreten könne, da man mit dem Zustandekommen des Mongolismus völlig irrige rassische Vorstellungen verknüpfte, die zur Namensgebung „Mongolismus" Veranlassung gaben.

Trotz erheblicher Bedenken gegen diesen Namen, die wir teilen, möchten wir den „Begriff Mongolismus" für unsere Darstellung beibehalten, da er in Deutschland weitgehend benutzt wird und unser Buch auf Allgemeinverständlichkeit abzielt. *Auf fachlicher Ebene* hat sich in zunehmendem Maße der „Begriff *Down-Syndrom*" für Mongolismus durchgesetzt.

König (364) hat in seiner Monographie über den Mongolismus die epidemiologisch anmutende Ausbreitung dieses Zustandsbildes im Laufe der letzten 100 Jahre sehr anschaulich beschrieben. Wir wollen in diesem Punkt auf seine Abhandlung verweisen. Es besteht u. E. wenig Zweifel daran, daß der Mongolismus um die Zeit der Erstbeschreibungen im letzten Viertel des 19. Jahrhunderts zahlenmäßig stark in den Vordergrund trat, so daß das klinisch klar umschriebene Bild als etwas Besonderes erkannt und beschrieben wurde. Es kann angenommen werden, daß in den folgenden Jahrzehnten eine weitere Zunahme festzustellen war, wenngleich diese Aussage mit dem erhöhten Interesse und der Zunahme der Gesamtbevölkerung in allen Ländern korreliert werden muß. Exakte Aussagen über diesen Punkt sind nicht möglich.

Alle Autoren sind sich jedoch dahingehend einig, daß es offensichtlich in den letzten 20 Jahren zu keinem weiteren Zuwachs mehr gekommen ist, da die Mitteilungen über die *Häufigkeit des Mongolismus* in den letzten 20 Jahren in allen Ländern eine auffallende Gleichförmigkeit und

Konstanz zeigen. Wir glauben, daß diese Zahlen heute noch richtungsweisend und repräsentativ sind. Wie aus Tabelle 1 zu ersehen ist, die wir der Monographie von *Zellweger* (739) entnommen haben, müssen wir z. Z. etwa mit einer Häufigkeit für Mongolismus von 1 : 700 Lebendgeborenen bei uns in Europa rechnen.

Weitere Angaben zu diesem Fragenkomplex finden sich bei vielen Autoren, von denen wir einige im Literaturverzeichnis aufgeführt haben (42–44, 91, 185, 282, 506–511, 643, 663, 682, 739).

Tabelle 1 Häufigkeit von Mongolismus (nach *Zellweger* 739)

Autoren und Publikationsjahr		Land	Zahl der Lebendgeborenen pro Geburt eines mongoloiden Kindes
Wagner	1962	Hawaii	478
Jaworska	1962	Polen	574
Smith	1963	USA	630
Jenkins	1933	USA	636
Carter und MacCarthy	1951	England	666
Collmann und Stoller	1961	Australien	688
Øster	1953	Dänemark	765
Malpas	1957	England	776
Schull und Neel	1962	Japan	785

II. Häufigkeit des Auftretens und Alter der Mutter

Nachdem wir im ersten Kapitel kurz die – bildhaft gesprochen– epidemiologische Ausbreitung des Mongolismus aufzeigten, für die *König* (364) die zunehmende Industrialisierung und Zivilisierung verantwortlich machte, und die Häufigkeit des Auftretens besprochen haben, soll uns in diesem Kapitel die Frage „*Mongolismus und Alter der Mutter*" beschäftigen.

Schon vor der Jahrhundertwende war den Beschreibern des Mongolismus aufgefallen, daß eine eindeutige *Korrelation zwischen Häufigkeit des Auftretens von Mongolismus und Alter der Mutter* besteht. Diese alten Beobachtungen konnten immer wieder bestätigt werden und können heute als gesichert angesehen werden. Die Übereinstimmung dieser Aussage wird aus der graphischen Darstellung deutlich, die wir der Arbeit von *Zellweger* (739) entnommen haben (Abb. 2).

Wie man sieht, liegt der Kreuzungspunkt der Kurven zwischen 30 und 35 Lebensjahren. Bei diesem Phänomen spielt das biologische Alter der Mutter offensichtlich eine Rolle. Es ist in den einzelnen Ländern und bei den

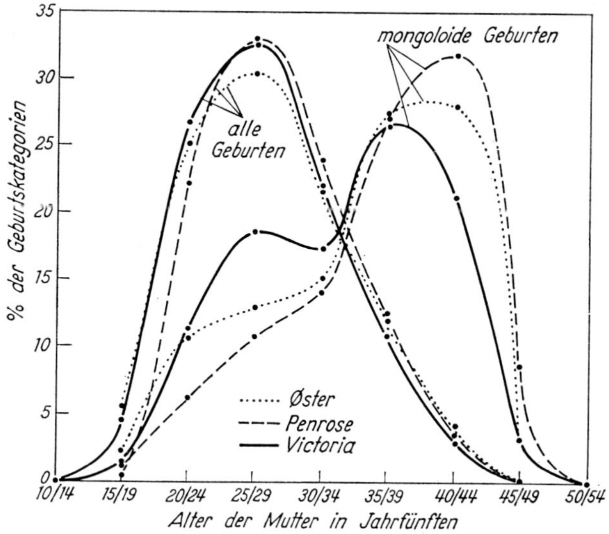

Abb. 2 Alter der Mütter bei der Geburt ihrer Kinder (nach *Zellweger* 739)

jeweiligen Rassen unterschiedlich. Die Angaben über den Kreuzungspunkt schwanken deshalb etwas. Bei uns in Deutschland darf man wohl ein mütterliches Alter von rund 35 Jahren annehmen, nach dem die Geburt eines Kindes mit einem zusätzlichen Risiko für Mongolismus verbunden ist. Wie schnell das Risiko – vor allem nach 40 und mehr Lebensjahren – ansteigt, zeigt anschaulich die etwas abgeänderte Figur aus der Monographie von *Penrose* und *Smith* (511) (Abb. 3).

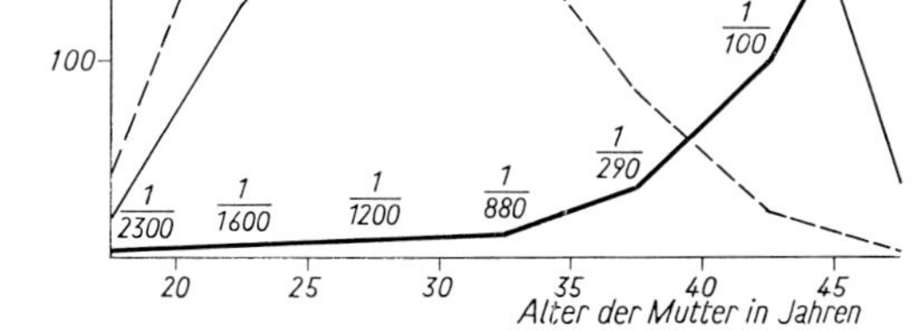

Abb. 3 Häufigkeit von Mongolismus und Gebäralter der Mutter (modifiziert nach *Penrose* und *Smith* 511)

— — — Geburten insgesamt (in 1000)

——— Mongolide

——— Relative Häufigkeit

Es hat nicht an *Theorien* gefehlt, diese statistische Aussage verständlich zu machen. Wir werden auf diesen Punkt im ätiologischen Teil noch näher eingehen.

Wie notwendig es wäre, hieraus die entsprechenden *Konsequenzen* im Rahmen der gegebenen Möglichkeiten zu ziehen, wird aus den Angaben von *Lenz* (402) klar. Er vertritt die Ansicht, daß bei einer Vorverlegung des durchschnittlichen mütterlichen Gebäralters auf rund 30 Jahre das Auftreten von Mongolismus um 40 % vermindert werden könnte, was bei einer geschätzten Zahl von jährlich rund 5000 Kindern mit allen Formen von Chromosomenveränderungen in Deutschland ganz entscheidend ins Gewicht fallen würde.

Wir wollen stichwortartig einige Punkte erwähnen, die u. E. dazu angetan wären, zur Verbesserung der Situation beizutragen: frühere Heirat und soziale Verbesserung für junge Eltern, Reduzierung der mütterlichen Berufstätigkeit nach Eheschließung, sofern sie Einfluß auf Geburtenplanung bei Kinderwunsch hat, Kinderwunsch vor Sozialprestige stellen und Geburtenkontrolle mit allen gegebenen Möglichkeiten bei älteren Frauen, die keinen Kinderwunsch mehr haben. Solche Überlegungen sollten wir auch unseren ärztlichen Beratungen zugrunde legen. Diese Einsichten sind dafür maßgeblich, daß wir uns bei jungen Müttern mongoloider Kinder im Hinblick auf die Gefahr eines zweiten mongoloiden Kindes beim Vorliegen einer einfachen Trisomie 21 des Kindes eher positiver aussprechen, als dies vielleicht bei Berücksichtigung aller Eventualitäten angebracht wäre (Mosaik-Struktur der Eltern, siehe dort). Erhöhtes mütterliches Gebäralter oder psychische Belastungen infolge Angst vor einem weiteren mongoloiden Kind sind u. E. auf jeden Fall ungünstigere Faktoren als genetische Möglichkeiten, deren Nachweis sowieso recht schwierig ist. In den jüngeren Lebensjahren sind darüber hinaus, nach unseren Erfahrungen, die Gefahren für zusätzliche ätiologische Faktoren (siehe dort) weit geringer als im fortgeschrittenen Alter.

III. Lebenserwartung mongoloider Kinder

Die *Frage nach der Lebenserwartung* ihrer Kinder steht meistens ganz am Anfang unserer Gespräche mit Eltern mongoloider Kinder. Wieviel Liebe, Sorge, Hoffnung, Angst und auch bewußt erlebter, gelegentlich sogar geäußerter oder nur geahnter und unbewußter Wunsch, daß dieses Schicksal für sie ein Ende nehme, kann in dieser Frage der Eltern enthalten sein. Wir werden unsere Antwort auf diese Gesamtsituation ausrichten müssen, die uns im Gespräch mit den Eltern entgegenkommt, um dann zu versuchen, die Voraussetzungen dafür zu schaffen, daß das Schicksal für die

Eltern tragbarer wird. Neben der Möglichkeit zur Einstellung auf die Eltern, ist es gleichermaßen notwendig, daß wir uns im Gespräch auf statistische Angaben zu dieser Frage stützen können. Sie dürfen aber nicht – wie dies, leider, z. T. in maßgeblichen Lehrbüchern noch der Fall ist – in eine Zeit zurückreichen, in der ganz andere Voraussetzungen in dieser Hinsicht gegeben waren.

Der *Rückgang der Säuglingssterblichkeit* ist eine entscheidende sozialmedizinische Tat dieses Jahrhunderts. Vor nicht gar zu langer Zeit lag die Säuglingssterblichkeit bei über 20 %. Heute beträgt sie bei uns in Deutschland um 2 %. Neben vielen anderen Faktoren ist hier vor allem die *verbesserte Aufzucht der frühgeborenen Kinder*, zu denen ja die mongoloiden Kinder teilweise gehören (siehe dort), verantwortlich zu machen. Es nimmt deshalb nicht wunder, daß sich die Verbesserung auf diesem Gebiet gerade auch im Hinblick auf die Lebenserwartung mongoloider Kinder spürbar und nachhaltig ausgewirkt hat.

Tabelle 2 Überlebensdauer von mongoloiden Kindern (modifiziert nach *Record* und *Smith* 531)

Von 1000 Mongoloiden, die kurz vor der Geburt Lebenszeichen aufwiesen, überlebten

die Geburt	914 Individuen
die erste Lebenswoche	714 Individuen
den ersten Monat	629 Individuen
das erste Jahr	456 Individuen
das fünfte Jahr	403 Individuen

Die Angaben von *Record* und *Smith* (531), die wir hier aufgeführt haben (Tabelle 2), stützen sich auf statistische Angaben aus den Jahren 1942–1952. Wir gehen deshalb wohl nicht fehl in der Annahme, daß sie für unsere heutigen Verhältnisse nicht mehr als verbindlich angesehen werden können. Wenn wir ihre Zahlen trotzdem anführen, so geschieht es in erster Linie, um die rasche Entwicklung auf diesem Gebiet vor Augen zu führen. Wichtig erscheint uns weiter der Hinweis auf die *vom Alter des Kindes abhängige Sterblichkeitsquote*. In diesem Sinne sprechen auch die etwas neueren Angaben von *Collmann* und *Stoller* (102), die wir in etwas vereinfachter Form aufführen wollen (Tabelle 3).

Mit einer jährlichen Sterbequote von etwa 5 % liegt das mongoloide Kind im Alter von 3 Jahren begreiflicherweise wesentlich günstiger, als dies direkt nach der Geburt oder in der frühen Säuglingszeit der Fall ist. Die hohe Sterbequote in der letztgenannten Periode hat vielerlei Gründe: Frühgeburtlichkeit, Häufigkeit angeborener Herzfehler, ungünstige Auswirkungen der Infektneigung mongoloider Kinder. Die beiden letzten

Tabelle 3 Sterbequote lebend geborener mongoloider Kinder von der Geburt bis zum 3. Lebensjahr (modifiziert nach *Collmann* und *Stoller* 102)

Lebensalter	Zahl zu Beginn der herausgestellten Periode	Zahl der verstorbenen Kinder am Ende der herausgestellten Periode	Sterbequotient, berechnet auf 1 Jahr
Geburt	729	174	47,8
6 Monate	555	53	19,2
1 Jahr	502	80	15,9
2 Jahre	422	28	6,6
3 Jahre	394	19	4,8

Faktoren sind gerade in dieser Zeit besonders belastend. Die hohe Frühsterblichkeit liegt aber auch in endogenen Besonderheiten der mongoloiden Kinder begründet, von denen später noch ausführlicher zu sprechen sein wird. Nach den Beobachtungen von *Forssman* und *Akesson* (187) beträgt die durchschnittliche, vom Alter unabhängige, Sterbequote mongoloider Kinder rund 7 %.

Wir haben uns nun zu fragen, welche Schlüsse wir hieraus im Hinblick auf die *Lebenserwartungen der mongoloiden Kinder* ziehen dürfen. *Collmann* und *Stoller* (102) kommen dabei zu folgenden *Schätzwerten*:

Alter der Kinder	Durchschnittlich zu erreichendes Lebensalter (geschätzt)
bei Geburt	16,2 Jahre
mit 1 Jahr	22,4 Jahre
zwischen 5–9 Jahren	26,7 Jahre

Die Angaben von *Jaeggi* und *Jaeggi* (318) aus dem Jahre 1965 lauten etwas günstiger: 71 % der Kinder überleben das erste Lebensjahr, 65–70 % das 6. Lebensjahr.

Diese Angaben geben selbstverständlich keine Auskunft darüber, welches Lebensalter ein mongoloides Kind im Einzelfall erreichen wird. Es handelt sich hierbei vielmehr um geschätzte Mittelwerte, über deren Bedeutung wir uns abschließend noch äußern werden.

Aufgrund einer Nachuntersuchung von über 500 mongoloiden Kindern, die 1949 erfaßt worden waren, kamen *Øster* und Mitarb. (498) nach 10 Jahren zu dem Ergebnis, daß inzwischen von diesen mongoloiden Kindern 10mal mehr verstorben waren, als man es nach der allgemeinen Erwartung hätte annehmen dürfen. Auch sie fanden die hohe Sterblichkeit in den ersten Monaten und Lebensjahren. Nach der Pubertät verläuft die Kurve weitgehend im Bereich der Erwartungen. Als hauptsächlichste *Gründe für den Tod mongoloider Kinder* wurden von ihnen Erkrankungen der Luftwege, Infektionskrankheiten sowie Herzfehler aufgeführt, die wir schon als hauptsächlichste Todesursachen erwähnt haben.

Nach den Untersuchungen von *W. Maier* (435) steigt die Sterblichkeit lebendgeborener Kinder ab drittem Kind deutlich an. Wir erwähnen das Untersuchungsergebnis, da ja mongoloide Kinder nicht selten das letzte Glied einer größeren Geschwisterreihe sind. Man muß bei dieser Angabe allerdings bedenken, daß die Möglichkeit zum Sterben bei mehreren Kindern größer ist, als wenn die Mutter nur 1 oder 2 Kinder hat.

Es wäre dringend *wünschenswert,* zu den hier angeschnittenen und besprochenen Fragen nochmals *umfassende Erhebungen in neuer Sicht* anzustellen. Aller Voraussicht nach würden die Untersuchungsergebnisse dann eine weitere entscheidende Verbesserung aufweisen. Gleichzeitig könnte durch solche Zahlenangaben die immer größer werdende soziale Bedeutung des Mongolismus für die Allgemeinheit vor Augen geführt werden.

Auch nach unseren Beobachtungen besteht kein Zweifel daran, daß die Lebenserwartungen der mongoloiden Kinder im Vergleich zu anderen Kindern nicht nur unter dem Blickwinkel der erhöhten Sterbequote zu Beginn ihres Lebens gesehen werden dürfen. Es müssen hier vielmehr auch *die vorzeitigen psychisch-geistigen Abbauerscheinungen* in Betracht gezogen werden, die auf entsprechenden Veränderungen der Hirnsubstanz beruhen. Anhand von 7 Falldarstellungen hat sich *Haberland* (229) mit diesem Fragenkomplex auseinandergesetzt. Es steht zweifelsfrei fest, daß die hirnorganisch bedingten psychisch-geistigen Abbauerscheinungen mongoloider Kinder sehr stark *durch entsprechende Milieueinflüsse positiv zu beeinflussen* sind, worauf noch näher an entsprechender Stelle eingegangen werden soll. Solche frühzeitigen psychisch-geistigen Abbauerscheinungen mongoloider Kinder hat man vor allem in Heimsituationen alter Prägung gefunden. Gelegentlich haben wir auch psychotisch anmutende Veränderungen älterer mongoloider Jugendlicher und Erwachsener gesehen.

Wir haben im ersten Kapitel die medizinische und soziologische Bedeutung des Mongolismus besprochen. Im nächsten Kapitel möchten wir uns nun der Natur, den Entstehungsursachen und der Entstehungsweise des Mongolismus zuwenden, um so das „Erscheinungsbild Mongolismus" besser verstehen zu lernen.

B. Über die Entstehung des Mongolismus

I. Allgemeines über die Natur des Mongolismus

Seit der ersten Beschreibung des Mongolismus durch *Langdon Down* (142) im Jahre 1866 haben sich Ärzte und Eltern dieser Kinder Gedanken darüber gemacht, wie dieses eigenartige und wohlumschriebene Zustandsbild in Erscheinung treten kann. Schon im Jahre 1932 hatte der Ophthalmologe und Genetiker *Waardenburg* (681) die Vermutung geäußert, daß eine Störung in der Aufteilung der Chromosomen vorliegen würde. Erst rund 30 Jahre später wurden diese Anregungen wieder aufgegriffen, nachdem die technischen Voraussetzungen gegeben waren, zu eindeutigen Aussagen zu gelangen.

Wenn wir die Frage aufwerfen, welche *Ursachen* für dieses Zustandsbild anzuschuldigen sind und was den ersten Anstoß für die verhängnisvolle Entwicklung gab, sprechen wir von der *Ätilogie* des Mongolismus. Gerade hier sind unsere Vorstellungen, leider, immer noch sehr unklar und unvollkommen. So hat *Warkany* (686) im Jahre 1960 über 35 sich zum Teil überschneidende oder sogar völlig gegensätzliche Theorien und Hypothesen über diese entscheidende Frage zusammengestellt, ein beredtes Zeichen dafür, wie spärlich das effektive Wissen ist. Wir werden darüber im übernächsten Kapitel noch eingehender zu sprechen haben.

Den *weiteren Weg*, den eine Entwicklung nach den ersten ursächlichen Einwirkungen nimmt, bis es dann zum endgültigen Zustandsbild kommt, bezeichnen wir als *Pathogenese*. Hier haben unsere Kenntnisse in den letzten 10 Jahren, wie schon erwähnt, durch die grundlegenden zytogenetischen Forschungsergebnisse ganz entscheidende Fortschritte gemacht. Da die zytogenetischen Befunde in manchen Fällen gleichzeitig ätiologische Bedeutung haben, ist es nicht leicht, beide Begriffe immer streng voneinander zu trennen, so sehr dies wünschenswert ist (511). Eine „Ätiopathogenese“ des Mongolismus nach *Zellweger* (739) dient u. E. nur zur Begriffsverwirrung. Sie ist sachlich falsch und deshalb abzulehnen.

Wir können nicht umhin, an dieser Stelle zu erwähnen, daß in den letzten 10 Jahren das Interesse auf dem Sektor der Ätiologie, im Vergleich zu früher, merklich in den Hintergrund getreten ist. Man spürt deutlich, daß die u. E. zu einseitige Beschäftigung mit zytogenetischen Fragen und die gelegentlichen Fehldeutungen des Aussagewertes der Untersuchungsergebnisse an dieser Entwicklung nicht schuldlos sind und die Initiative zur gedanklichen Auseinandersetzung mit ätiologischen Fragen gelähmt haben. Dabei gibt es durchaus Anregungen in dieser Hinsicht, die man dringend so intensiv auf breiter Basis weiterverfolgen und überprüfen sollte, wie es auf zytogenetischem Gebiet geschieht. Man kann sich dabei des Eindrucks nicht ganz erwehren, daß bei der Mongolismus-Forschung heute vornehmlich die Beschäftigung mit zytogenetischen Fragen noch als wissenschaftliche Tätigkeit anerkannt wird und deshalb erstrebenswert gilt, zumal man hier mit eindeutigen Ergebnissen rechnen kann. Man möge uns diese etwas überspitzt formulierte, vielleicht auch etwas krasse und nicht ganz affektfreie Bemerkung nicht verübeln, die weniger abwertend in der einen als vielmehr anspornend in der anderen Richtung gedacht ist. Dieses *Mißverhältnis* kommt *in allen neueren monographischen Abhandlungen* des Mongolismus räumlich und sachlich zum Ausdruck. Das gilt noch mehr für die therapeutischen Konsequenzen, von denen später die Rede sein wird.

Wir wollen deshalb versuchen, bei der vornehmlich kinderpsychiatrischen, kinderpsychologischen und – vor allem – sozialmedizinischen, auf allgemeines Verständnis und Koordination ausgerichteten Zielsetzung unserer Darstellung, *andere Schwerpunkte* zu setzen. Im Vordergrund unseres Anliegens stehen *weniger* die *Entstehung und* die *Deutung des Mongolismus, als das Verständnis für das mongoloide Kind* und die Möglichkeiten seiner ärztlichen, psychologischen und heilpädagogischen Betreuung. Wir erhoffen uns hiervon eine *Verbesserung in sozialprognostischer Hinsicht und eine entscheidende Hilfe für die* von einem solchen Schicksal betroffenen *Eltern,* damit sie ihr schweres Los besser zu tragen vermögen.

Nach diesen allgemeinen und vielleicht etwas subjektiv gesehenen Gesichtspunkten, wollen wir in den folgenden Kapiteln die Pathogenese des Mongolismus getrennt von der Ätiologie besprechen. Wie schon angedeutet, muß es jedoch zu Überschneidungen und Überlappungen kommen, da manche pathogenetische Fakten gleichzeitig ätiologische Bedeutung gewinnen können. Aus rein praktischen Erwägungen wählen wir dabei den sonst nicht üblichen und dem biologischen Ablauf widersprechenden Weg, zunächst die Pathogenese und dann erst die Ätiologie des Mongolismus zu besprechen. Andernfalls müßten wir zu viele Vorgriffe machen, die das allgemeine Verständnis erschweren könnten. Zum Abschluß dieses größeren Kapitels über die Entstehung des Mongolismus wollen wir uns dann mit der Frage auseinandersetzen, wie wir das „Erscheinungsbild Mongolismus“ begrifflich fassen, entwicklungsgeschichtlich deuten, in seinem Werden verstehen und psychologisch interpretieren können.

II. Pathogenese — Entstehungsweise des Mongolismus Zytogenetische Befunde beim Mongolismus

1. Einleitung

Wie wir schon sagten, wurde der Gedanke, daß für die Entstehung des Mongolismus eine Störung bei der Chromosomenaufteilung verantwortlich gemacht werden müsse, schon Jahrzehnte vor dem endgültigen zytologischen Nachweis in einer ganz erstaunlichen Präzision von *Waardenburg* (681) zum Ausdruck gebracht. *Es ist gar nicht so selten* bei neuen Ideen, daß die *praktische Erfahrung zu grundlegenden Vorstellungen anregt*, die erst später bewiesen werden können, wenn die technischen Voraussetzungen dafür gegeben sind.

Wir wollen versuchen, die *Stufen der Erkenntnis* bei unserem speziellen Anliegen so vereinfachend und allgemein verständlich wie möglich darzustellen.

Zunächst gelang es, die Technik zur Herstellung zytologischer Präparate (182, 293, 438) und die Art der Gewebekulturen zu verbessern. Die früher üblichen Knochenmarkskulturen (183) wurden durch die viel besser geeigneten Lymphozytenkulturen aus peripherem Blut (297) und durch Fibroblastenkulturen aus Hautexplantaten (97, 527) ersetzt. Zur Klärung der sog. Mosaikfälle (siehe dort), bei denen unterschiedliche Chromosomensätze bei einem Individuum gefunden werden, sind Hautkulturen [*Lenz* (404), *Zang* (732), *Zellweger* (739, 740)] ganz unerläßlich geworden.

2. Das normale Karyogramm

Jedes Lebewesen hat eine ganz bestimmte Zahl von unterschiedlich großen und verschieden aufgebauten sog. *Chromosomen* (Kernschleifen). Sie sind paarig angelegt, da die eine Hälfte des Chromosomensatzes – wir sprechen hier vom sog. haploiden Chromosomensatz – aus der Eizelle und die andere Hälfte aus der Samenzelle stammt. Das dargestellte Insgesamt aller Chromosomen bezeichnen wir als das sog. *Karyogramm*. Die Chromosomen sind die übergeordnete Einheit der sog. *Gene*, die aus ganz spezifischen Bestandteilen aufgebaut sind. Man ist heute der Ansicht, daß für die *Übertragung des genetischen Materials* eine große Zahl spezifischer Ribonukleinsäuren und die Desoxyribonukleinsäuren in Verbindung mit anderen Substanzen (Proteide, Polysaccharide, Lipide und Vitamine) verantwortlich sind. Es handelt sich dabei um einen Zellstoffwechsel mit ständigem gesetzmäßig verlaufendem Aufbau, Umbau und Abbau von Molekülen. Im Laufe der letzten 10 Jahre ist hierbei zu einer immer stärker sich durchsetzenden *Umorientierung* von früheren rein morphologischen Vorstellungen zum *molekularbiologischen Denken* gekommen (84, 124, 304–314 u. a.). Diese gedankliche Umstrukturierung gibt uns ganz neue Ansatzpunkte, indem wir den Versuch unternehmen können, intrazelluläre Synthesevorgänge qualitativ zu manipulieren (z. B. sog. zytoplasmatische Therapie nach *Theurer* 648–652), wovon später im therapeutischen Teil noch die Rede sein soll. Näheres zu diesen Fragen muß aus der Spezialliteratur (258 u. a.) entnommen werden.

Die Erkenntnis, daß der *Mensch* normalerweise 46 *Chromosomen* besitzt, nämlich 22 Paare von sog. Autosomen und die paarig angelegten Geschlechtschromosomen, verdanken wir den noch gar nicht so lange zurückliegenden Untersuchungen von *Tijo* und *Levan* aus dem Jahre 1956 (661). Vorher hatte man – und das ist typisch für die Einstellung und die technischen Voraussetzungen der früheren Zeit – „rund" 48 Chromosomen beim Menschen angenommen. Zur Verbesserung der internationalen Verständigung einigte man sich 1961 in Denver auf eine verbindliche Einteilung der Chromosomen, die sich nach der Größe und der genauen Struktur der Chromosomen richtet (501, 502, 547). Eine Tabelle, die der Monographie von *Zellweger* (739) entstammt, soll das Gesagte verdeutlichen (Tabelle 4).

Es sind verschiedene *Methoden der Chromosomenzählung* und der dafür notwendigen Techniken veröffentlicht worden, die uns hier nicht zu

Tabelle 4 Einteilung der menschlichen Chromosomen (nach *Zellweger* 739)

Untergruppe	Autosomale Chromosomenpaare und Geschlechtschromosomen	Zytologische Merkmale
A	1–3	Lange Chromosomen mit mittelständigem (metazentrischem) Centromer
B	4–5	Lange Chromosomen mit submetazentrischem Centromer
C	6–12, X	Mittellange Chromosomen mit mittelständigem oder submetazentrischem Centromer
D	13–15	Mittellange Chromosomen mit endständigem (akro- oder telozentrischem) Centromer
E	16–18	Kurze Chromosomen mit mittelständigem oder submetazentrischem Centromer
F	19–20	Kurze Chromosomen mit mittelständigem Centromer
G	21–22, Y	Kurze Chromosomen mit endständigem Centromer

interessieren brauchen. Von Wichtigkeit in praktischer Hinsicht erscheint uns lediglich der Hinweis, daß jetzt Mikromethoden entwickelt wurden, die nur ganz wenig Blut benötigen.

3. Die Trisomie 21 beim Mongolismus

Das *Vorkommen einer* von der Norm abweichenden Zahl von Chromosomen – wir sprechen hier von einer sog. *Aneuploidie* – infolge einer fehlerhaften Aufteilung der Chromosomen, ist im Tier- und Pflanzenreich schon lange bekannt. Beim Menschen galt dieses Ereignis als mit dem Leben nicht vereinbar. Für die Aneuploidie mit zu kleiner Chromosomenzahl (45, anstatt 46) gilt dies heute noch weitgehend, sofern die Autosomen von der fehlerhaften Aufteilung betroffen werden. Die Annahme, daß nur ein kleiner Teil der Früchte mit Chromosomenstörungen lebensfähig ist, wird durch Untersuchungen an Abortmaterial gestützt. Sie sind allerdings technisch nicht leicht durchführbar (90, 236, 599 u. a.). Wir werden auf die Abortneigung von Frauen mit mongoloiden Kindern noch näher einzugehen haben.

Im Jahre 1959 kam dann, gleichzeitig und unabhängig voneinander, von den Forschergruppen um *Ford* (184), *Jacobs* (316) und *Lejeune* (396) die Mitteilung, daß für das Auftreten des *Mongolismus* eine *Trisomie aus der G-Gruppe* verantwortlich zu machen sei. Damit konnte die Vermutung von *Waardenburg* (681) bis in alle Einzelheiten bestätigt werden. Schon von *Ford* und Mitarb. (184) wurde eine Kombination von Mongolismus mit einer Trisomie der Geschlechtschromosomen (sogenanntes Klinefelter-Syndrom) bei entsprechendem klinischem Bild gefunden. Inzwischen hat man die Chromosomenbefunde bei Mongolismus in der ganzen Welt bestätigt und durch immer neue Kombinationen mit anderen Chromosomenabweichungen ergänzt. Im einzelnen müssen wir gerade hier auf die Spezialliteratur oder auf die Übersichtsarbeiten verweisen, von denen wir hier einige in unserem Literaturverzeichnis aufführen (44, 124, 125, 148, 401–404, 482, 515, 516, 701, 732, 739), ohne mit diesen Angaben einen Anspruch auf Vollständigkeit erheben zu wollen. Interessenten müssen wir vor allem auf die Literaturzusammenstellung von *Koch* (359) verweisen.

Mit Recht macht *Zellweger* (739) den Einwand, daß man nicht sicher sagen könne, ob es sich beim Mongolismus um eine Trisomie 21 oder 22 handle, da die beiden G-Chromosomen morphologisch nicht zu unterscheiden seien, was wir an Hand einer Abbildung aus der Monographie von *Zellweger* (739) demonstrieren möchten (Abb. 4).

Zur Unterscheidung einzelner Chromosomen bzw. Chromosomenteile wurden inzwischen spezielle Färbeverfahren entwickelt (40, 73, 473 u. a.).

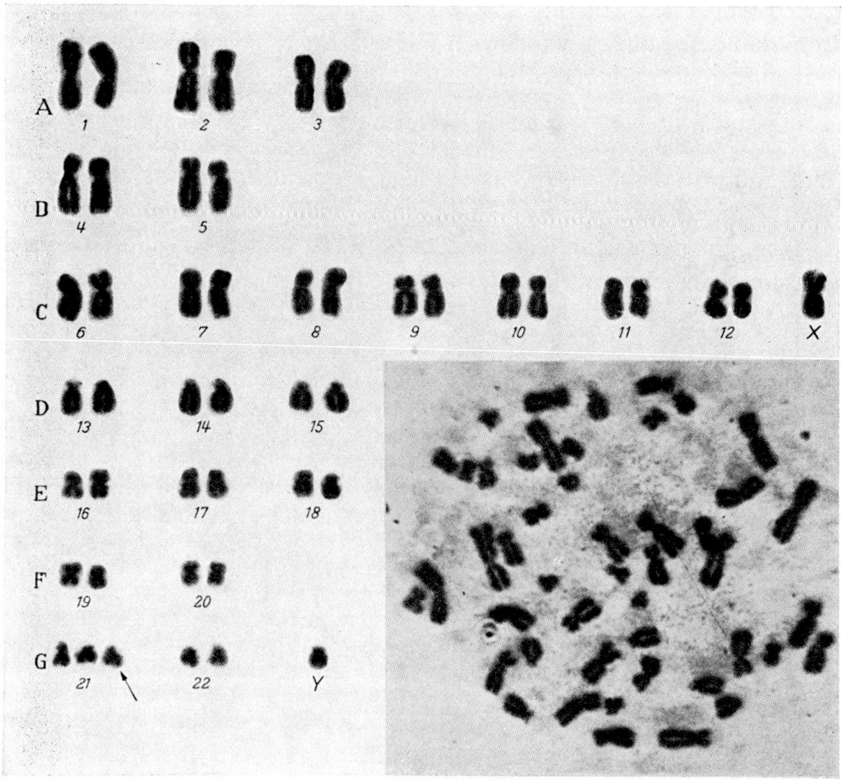

Abb. 4 Trisomie 21. Karyogramm und Indiogramm eines männlichen Mongoloiden (nach *Zellweger* 739)

Die Erbforschung beim Menschen bezeichnen wir *Humangenetik*. Vor der zytogenetischen Ära beschäftigte sie sich ausschließlich mit Erbkrankheiten, die durch Veränderung einzelner Gene oder Gengruppen verursacht sind.

Der *Nachweis der Trisomien* eröffnete hier völlig *neue Perspektiven*. Der Überschuß an genetischem Material führt zu einer schweren Störung des genetischen Gleichgewichts und zu einer genetischen Fehlinformation. Ihr Ausmaß mögen Zahlenangaben von *Stern* (633) erläutern. *Stern* schätzt die Zahl der autosomalen Gene auf 10–50 000. Ein kleines akrozentrisches Chromosom der G-Gruppe macht dabei etwa 1–1,5 % der gesamten Genmasse aus. Diese Zahlen legen es nahe, weshalb wir Trisomien der größeren Autosomen sehr selten bei lebend Geborenen finden. Außerdem erklären sie die große Zahl der vorzeitigen Fruchtabgänge bei Chromosomenveränderungen als Ausdruck eines biologischen Reinigungsprozesses (siehe später). Die verminderten Lebenserwartungen, die durchgreifenden Folgen in physischer und psychisch-geistiger Hinsicht sowie die

Begrenzung unserer therapeutischen Möglichkeiten bei Trägern solcher Chromosomenstörungen werden in diesem Licht ebenfalls sehr gut verständlich. Berichte über biochemische und immunologische Abweichungen bei mongoloiden Kindern stammen von *Hsia* und Mitarb. (292) sowie von *Miller* und Mitarb. (457). Hiervon wird später nochmals die Rede sein.

Zum allgemeinen Verständnis für das Zustandekommen der Trisomien müssen wir kurz und vereinfacht einige Worte zu den *Zellteilungsvorgängen* sagen. Im noch nicht ausgereiften Zustand haben Ei- und Samenzelle den vollen Chromosomensatz von 46 paarig angelegten Chromosomen. Wir bezeichnen sie als das diploide *Oogonium* (Eimutterzelle) bzw. *Spermatogonium* (Samenmutterzelle). Durch die in zwei Stufen ablaufende sog. *Reduktions-* oder *Reifeteilung* – wir sprechen hier von der Meiose I und II – werden hieraus ein reifes Ei (*Ovum*) bzw. 4 reife Samenzellen (Spermien).

Sie haben nur noch den einfachen (haploiden) Chromosomensatz von 23 einzelnen Chromosomen. Die Vorgänge in der Eizelle spielen sich vor der Befruchtung ab, die Meiose II oft erst direkt vor oder nach dem Eisprung.

Der Reduzierungseffekt in der Meiose ist notwendig, um befruchtungsfähige haploide Geschlechtszellen zu erhalten. Aus 2 haploiden Geschlechtszellen kann dann, als Ausgangspunkt des werdenden neuen Lebens, die befruchtete Eizelle entstehen. Das ist die eine Seite des Vorgangs. Genau so wichtig ist es, daß während der komplizierten Vorgänge in der Meiose eine Umordnung der mütterlichen und väterlichen Genome und ein Umbau der Chromosomen durch eine sog. „Crossing over" innerhalb der Chromatiden eintritt. Diese beiden Vorgänge dienen der Mischung des genetischen Materials. Sie sind deshalb von hoher biologischer Bedeutung. Wir wollen sie durch zwei Figuren veranschaulichen, die wir dem überaus lehrreichen und instruktiven Buch von *Bogen* (67) entnommen haben (Abb. 5 und 6).

Diese Kenntnisse erleichtern uns das Verständnis für das Auftreten der *Trisomie 21 beim Mongolismus.* Alle Erfahrungen sprechen dafür, daß entweder in der I. (viel häufiger) oder erst in der II. Meiose das Auseinanderweichen des paarig angelegten Chromosoms 21 aus uns unbekannten Gründen unterbleibt. Wir sprechen hier von einer sog. *„Non-Disjunction"* des Chromosoms 21.

Zum besseren Verständnis des Gesagten möchten wir eine etwas veränderte Figur aus der Arbeit von *Zang* und *Singer* (736) anfügen (Abb. 7).

Bei der Abbildung handelt es sich nicht um ein Chromosom 21. Es soll hier lediglich das *Prinzip einer „Non-Disjunction"* deutlich gemacht werden.

Während die 2 Figuren oben (a) den normalen Vorgang darstellen, ist

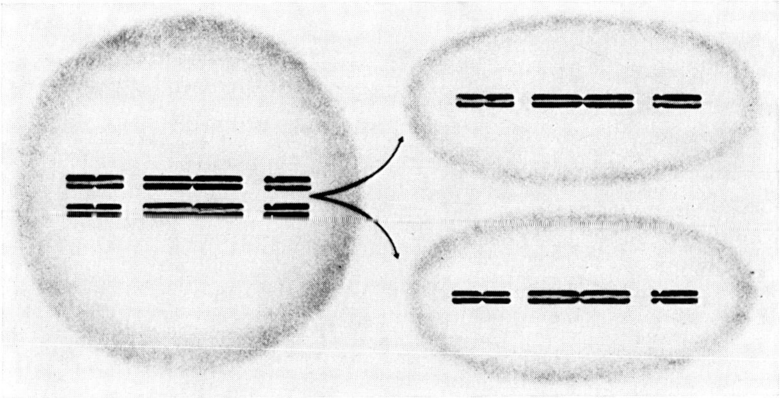

Abb. 5 Umordnung der Genome in der Meiose (mod. nach *Bogen* 67)

auf der rechten unteren Figur (b) der pathologische Zustand nach einer „Non-Disjunction“ aufgeführt. Wie man sieht, gibt es bei der dadurch bedingten Gametenbildung nach der Zellteilung 2 Möglichkeiten: die Monosomie mit einer Chromosomenzahl n – 1 (auf der Figur b rechts auf der rechten Seite) sowie die Trisomie mit einer Chromosomenzahl n + 1 (auf der Figur b rechts auf der linken Seite).

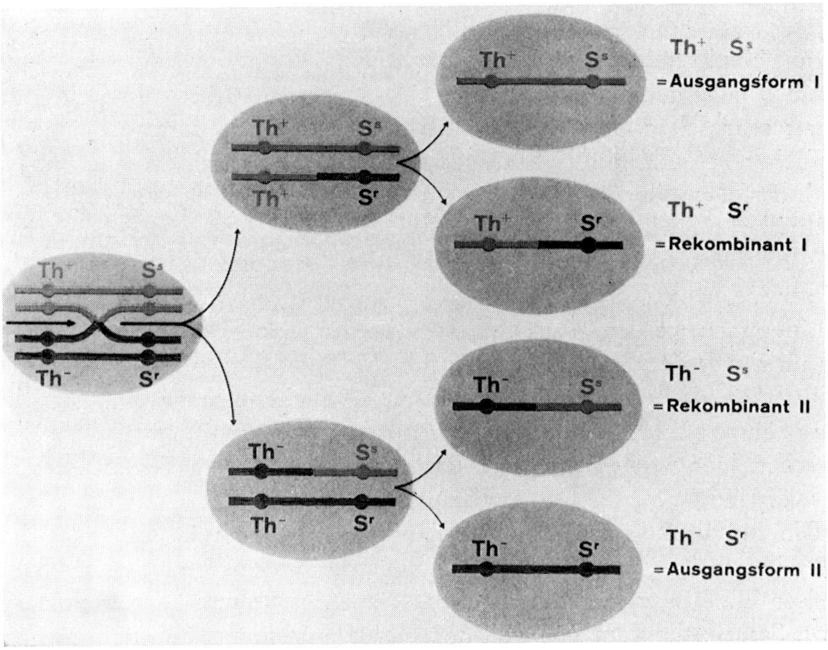

Abb. 6 Umbau der Chromosomen durch "Crossing over" und Chiasmabildung der Chromatiden in der Meiose (mod. nach *Bogen* 67)

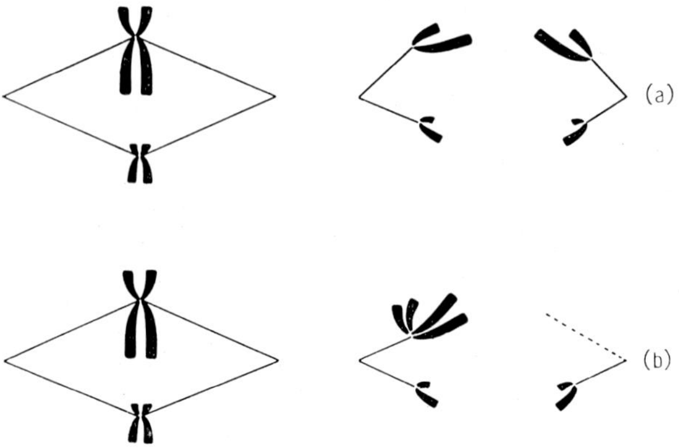

Abb. 7 Zustandekommen der häufigsten numerischen Chromosomenaberrationen (mod. nach *Zang* und *Singer* 736)

Linke Reihe: Einordnung der Chromosomen in der Metaphaseebene
Rechte Reihe: Trennung in der Anaphase
(a) normale Teilung
(b) "Non-Disjunction"

Die Monosomie 21 spielt für unsere Fragestellung keine Rolle. Sie ist bislang bei lebend Geborenen u. W. nur 2mal beobachtet worden. Uns interessiert ausschließlich die Trisomie 21, die zum Bild des Mongolismus führt.

Im Prinzip ist die *Möglichkeit zur „Non-Disjunction" des Chromosoms 21 noch nach der Befruchtung* möglich. In praxi ist dieses Ereignis jedoch sicher sehr selten, zumal die sog. mitotischen Zellteilungsvorgänge weit einfacher ablaufen und deshalb weniger anfällig für störende Einflüsse sind. Erfolgt die „Non-Disjunction" gleich bei den ersten mitotischen Zellteilungen, wird das gleiche Folgen haben, wie oben bei der Reifeteilung beschrieben, indem auch hier das Bild des Mongolismus geprägt wird. Dieser Vorgang muß für die sog. *Mosaik-Mongolismus*-Fälle (siehe dort) angenommen werden. Tritt das Ereignis der „Non-Disjunction" erst später im Laufe der Eientwicklung nach der Befruchtung ein, ist der Anteil der pathologischen Zellen mit Trisomie 21 nicht mehr so groß, daß hieraus phänotypisch das Bild des Mongolismus entsteht. *Zellweger* (739) u. a. sprechen hier von einem sog. „Paramongolismus", ein Begriff, der u. E. nur verwirrt (s. Mosaik-Mongolismus).

Die Möglichkeit zur „Non-Disjunction" ist nach *Ohno* und Mitarb. (496) sowie *Zellweger* (739) im Ablauf der Meiose I größer als bei der Meiose II. Das wird dadurch erklärt, daß im Rahmen der Meiose I Ei- bzw. Samenzelle vom 4. Fetalmonat des Individuums bis etwa zu Beginn der eigentlichen, zyklisch ablaufenden Zellreifung der Eizelle, bzw. bis zum Beginn der Samenreifung im Hoden sehr lange Zeit in einer „sensiblen Phase" (*Kalb* 330) verharren und somit eher den verschiedensten Auswirkungen schädigender Einflüsse ausgesetzt sind. *Zellweger* (739) betont weiter, daß eine „Non-Disjunction" im Ablauf der Meiose II sehr selten sei, da es sich hier im Prinzip um eine weit weniger kompliziert ablaufende mitotische Zellteilung handle, bei der es erfahrungsmäßig weniger zu einer „Non-Disjunction" komme.

Auf der anderen Seite könnte man sich durchaus vorstellen, daß der sehr rasche Ablauf zwischen Beendigung der Meiose I und der sich sofort daran anschließenden Meiose II Möglichkeiten für eine „Non-Disjunction" bietet. Dies gilt vor allem dann, wenn im Ablauf der Eizellreifung schon Abnutzungserscheinungen im Sinne einer Involution auftreten (höheres Gebäralter, siehe dort).

Zum besseren Verständnis der *Zellteilungsvorgänge* im Rahmen der Meiose I und II *mit Auftreten einer „Non-Disjunction"* im Sinne einer Trisomie 21 beim Mongolismus, möchten wir ein Schema aus der Monographie von *Zellweger* (739) anfügen (Abb. 8). Auch hier interessiert nur die Gametenbildung n + 1, die zum Mongolismus führt, während die Gamete n – 1 bei lebend Geborenen bislang nur ganz vereinzelt beobachtet wurde (65, 659).

Schon bald ging man daran, die zytologischen Untersuchungen, über den Einzelfall hinaus, auf die engere und erweiterte Familie auszudehnen, um die gelegentlich beobachteten familiären Häufungen von Mongolismus (siehe dort), die individuelle Disposition zum Auftreten einer „Non-Disjunction" und die erblichen Formen (siehe dort) besser abklären zu können.

Zur Aufdeckung erblicher Formen von Mongolismus (siehe dort) erwiesen sich die Untersuchungsergebnisse als aussagekräftig. Morphologische Besonderheiten, wie z. B. die sog. Satelliten (Kernanhängsel), sind jedoch sicher nicht pathognomonisch – also allein beim Mongolismus vorkommend – und wahrscheinlich auch nicht von pathologischer Bedeutung (94, 588, 706, 733–735 u. a.).

Die *Frage*, ob sich die beim Kind nachgewiesene *Trisomie 21* in *der Eioder* in der *Samenzelle* eingestellt hat, ist im Einzelfall schwer zu beantworten. Bei den Eltern der von uns betreuten mongoloiden Kinder schneiden wir diese Frage von uns aus nicht an. Wir wollen nämlich verhindern, daß der Blickpunkt im Sinne einer „Schuld", für die man selbstverständlich keine Verantwortung trägt, zu sehr auf einen der beiden Ehepartner gerichtet ist. Hierdurch kann u. E. das gemeinsame Tragen eines Schicksals erheblich erschwert werden. Das gilt besonders dann, wenn die „Groß-Familie" zu sehr an einem solchen Ereignis im Sinne eines Prestigeverlusts teilnimmt. In einer derartigen Situation fühlt man sich sehr entlastet und „rehabilitiert", wenn man die „Schuld" auf den anderen

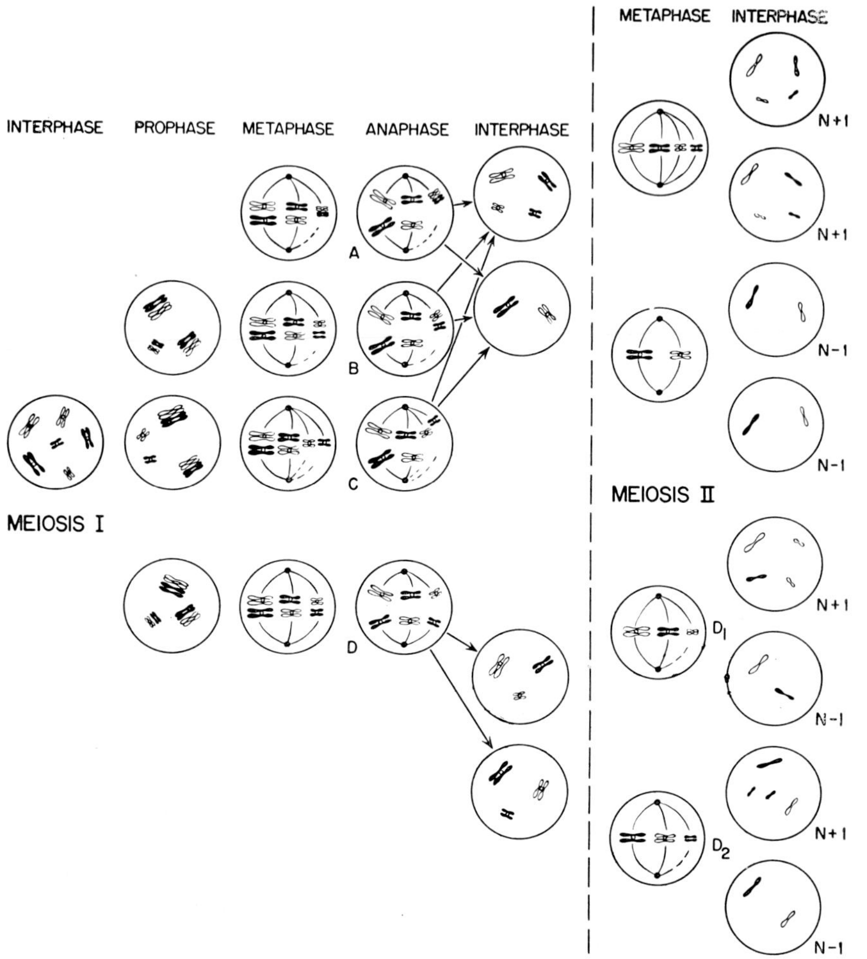

Abb. 8 Schematische Darstellung einer "Non-disjunction" (nach *Zellweger* 739)
In A, B und C kommt es bei der Meiose I, bei D bei der Meiose II zum Auftreten der "Non-Disjunction"

Teil abwälzen kann. Dieser Gesichtspunkt spielt vor allem dann eine Rolle, wenn die zum Mongolismus führende Schwangerschaft nicht erwünscht, erhofft oder „eingeplant", sondern zufällig, möglicherweise gegen den Willen eines Partners, außerehelich oder erst kurz vor der Menopause eingetreten ist und die anderen gesunden Kinder schon selbst Erwachsene sind. Wir haben über diese vielschichtigen menschlichen Probleme bei der Besprechung der Beratung von Eltern mongoloider Kinder noch mehr zu sagen.

Ganz allgemein gilt die Annahme, daß die *Eizelle* von diesem Ereignis *eher betroffen* wird als die Samenzelle oder, besser ausgedrückt, daß bei vorhandener Aneuploidie der Eizelle mit einem überzähligen Chromosom 21 (n + 1) die verhängnisvollen Folgeerscheinungen, die zum klinischen Bild des Mongolismus führen, sehr viel leichter eintreten können als bei der Samenzelle. Die Gefahr der Befruchtung einer pathologischen Eizelle, als passivem Partner bei der Befruchtung, ist sicher recht groß. Sie sieht sich einem Ansturm von vielen Millionen Samenzellen gegenübergestellt und kann es nicht verhindern, daß sie befruchtet wird, wenn eine Samenzelle sie zum richtigen Zeitpunkt erreicht. Die Angabe von *Stearns* und Mitarb. (629) über die eingeschränkte Vitalität von aneuploiden Samenzellen ist nicht unwidersprochen geblieben. Hierüber wird bei den erblichen Formen bei Translokationssituation des Vaters noch mehr zu sagen sein.

Tierexperimentelle Untersuchungen zur Frage des Mongolismus waren bislang nicht möglich. Erst vor kurzem wurde erstmalig eine Trisomie 21 durch *McClure* (446) bei einem Schimpansen mitgeteilt, der jedoch später einging, so daß Erforschungsmöglichkeiten nicht gegeben waren.

4. Kombination von Trisomie 21 mit anderen Trisomien oder Monosomien

Die *Kombination von Trisomie 21 mit dem Klinefelter-Syndrom* – einer Geschlechtschromosomenaberration – wird am häufigsten beobachtet, da das Klinefelter-Syndrom etwa gleich häufig auftritt wie Mongolismus. Sie wurde schon von *Ford* und Mitarb. 1959 (184) beschrieben und später mehrfach bestätigt (670).

Weitere Kombinationen von Trisomie 21 mit Geschlechtschromosomenaberrationen (121, 551, 702) können aus Abb. 9 ersehen werden, die wir in modifizierter Form der Monographie von *Penrose* und *Smith* (511) entnommen haben. Sie erhebt keinen Anspruch auf Vollständigkeit. Anhand der ganz seltenen Kombination von XYY-Syndrom mit Trisomie 21 gehen *Murken* und Mitarb. (478) auf die Frage der Ausprägung des Phänotyps bei solchen Kombinations-Syndromen ein.

Kombinationen von Trisomie 21 mit anderen autosomalen Trisomien sind sicher eine Rarität. Eine Mitteilung dieser Art stammt von *Becker* und Mitarb. (37).

5. Zwillinge mit Mongolismus

Die zytologischen Untersuchungen bei Zwillingen mit Mongolismus bestätigen die Richtigkeit der vorgetragenen heutigen Auffassungen über das Zustandekommen der Trisomie 21 beim Mongolismus.

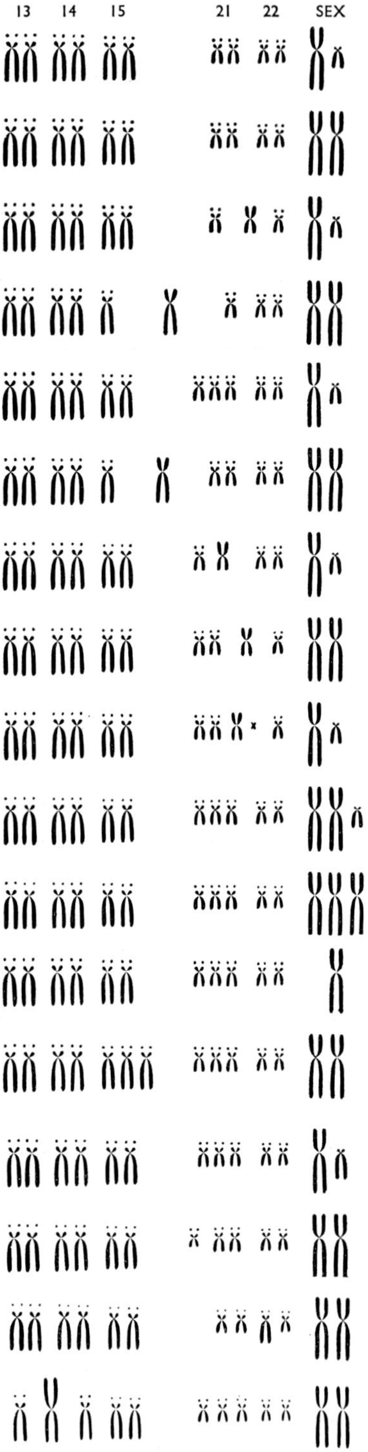

Geschlechts-Chromosomen

a) normaler Mann (46 Chr.)

b) normale Frau (46 Chr.)

c) normaler Mann mit 21/22 Translokation (45 Chr.), (*Forssman* u. *Lehmann,* 1962)

d) normale Frau mit 15/21 Translokation (45 Chr.), (*Penrose, Ellis* u. *Delhanty,* 1960)

e) üblicher männlicher Mongoloider (47 Chr.), (*Lejeune, Turpin* u. *Gautier,* 1959)

f) weibliche Mongoloide mit 15/21 Translokation (46 Chr.), (*Polani* u. Mitarb., 1960)

g) männlicher Mongoloider mit 21/22 Translokation (46 Chr.), (*Fracearo, Kajser* u. *Lindsten,* 1960)

h) weibliche Mongoloide mit 21/22 Translokation (46 Chr.), (*Gustavson,* 1962)

i) männlicher Mongoloider mit 21/22 Translokation und Fragment (46 Chr.), (*Penrose, Ellis* u. *Delhanty,* 1960)

j) Mongolismus und Klinefelter-Syndrom (48 Chr.), (*Ford* u. Mitarb., 1959)

k) Mongolismus und 3 x-Syndrom (48 Chr.) (*Day* u. Mitarb., 1963)

l) Mongolismus und Turner-Syndrom (46 Chr.), (*van Wijck, Blankenborg* u. *Stolte,* 1964)

m) weibliche Mongoloide mit 13/15 Trisomie (48 Chr.), (*Becker, Burke* u. *Albert,* 1963)

n) männlicher Mongoloider mit langem Y Chromosom (47 Chr.), (*Bishop, Blank* u. *Hunter,* 1962)

o) Partieller Mongolismus (47 Chr.), (*Dent, Edwards* u. *Delhanty,* 1963)

p) weibliche Mongoloide mit 21/22 Translokation am langen Arm (47 Chr.), (*Richards, Stewart* u. *Sylvester,* 1965)

q) weibliche Mongoloide mit 13/14 Translokation (46 Chr.), (*Hustinx,* 1963)

Abb. 9

Bei *eineiigen Zwillingen* sind beide mongoloid. Mitgeteilte Ausnahmen (168, 668, 707) bedürfen ganz exakter Untersuchungen zur Feststellung der Ein- bzw. Zweieiigkeit, genauer Chromosomenuntersuchungen sowie entsprechender Interpretationen.

Bei *zweieiigen Zwillingen* ist in der Regel nur einer der beiden Partner mongoloid. Auch hier sind Ausnahmen, z. B. von *MacDonald* (430) anhand von 67 Zwillingsbeobachtungen mit Mongolismus, mitgeteilt worden. Er fand zweimal verschiedengeschlechtliche und somit sicher zweieiige mongoloide Zwillinge. Bei den zweieiigen Zwillingen gelten im Prinzip die gleichen Voraussetzungen wie bei Mehrlingsschwangerschaften mit mehr als 2 Kindern.

6. Mosaik-Mongolismus

Wir sprechen von einer Mosaik-Struktur, wenn man bei der zytologischen Untersuchung zwei oder mehr verschiedene Zellstämme mit unterschiedlicher Chromosomenzahl findet. Es muß hierbei eine „Non-Disjunction" bei mitotischen Zellteilungen angenommen werden. Mehr als 2 verschiedene Zellstämme sind sehr selten (674). Kommt es schon bei den ersten mitotischen Zellteilungen nach der Befruchtung zu einer „Non-Disjunction" des Chromosomenpaares 21 und ist somit der Anteil des Zellstamms mit 47 Chromosomen deutlich über 50 %, muß man ebenfalls mit dem Auftreten von Mongolismus rechnen (741).

Chaudhuri und *Chaudhuri* (96) berichteten über einen kleinen 4jährigen Hindu-Jungen, bei dem 59 % der Zellen eine Trisomie 21 aufwiesen, und die mongoloiden Zeichen nur unvollständig ausgebildet waren. Hier eine exakte Grenze zu ziehen, wann Mongolismus auftritt und wann nicht, ist sicher sehr schwer, zumal die Untersuchungsergebnisse bei verschiedenen Ausgangsmaterialien unterschiedlich sind. Vor allem Befunde im peripheren Blut können aktuale Veränderungen aufweisen und so pathologische Befunde bzw. eine Mosaik-Struktur vortäuschen. In jedem Fall von Mosaik-Verdacht sollten deshalb verschiedene Materialien zur Untersuchung herangezogen werden (511, 694, 738, 739 u. a.).

Wir selbst verfügen über eine eigene Beobachtung eines mongoloiden Jungen mit ganz überwiegend normalem Karyotyp in der Lymphozytenkultur, aber ausgeprägter G-Trisomie in der Fibroblastenkultur, die wir 1972 gemeinsam mit *Haberlandt* veröffentlichten (231). Hier handelte es sich u. E. um eine Mosaik-Struktur in den verschiedenen untersuchten Ge-

◀
Abb. 9 Zusammenstellung über die normalen Chromosomenbefunde, Translokations-Situation, Befunde bei Mongolismus sowie bei Kombination mit anderen Chromosomenaberrationen (modifiziert nach *Penrose* und *Smith* 511)

weben. Eine ähnliche Beobachtung stammt von *Zellweger* und Mitarb. (742).

Mosaik-Strukturen mit einem geringen Anteil von trisomen Zellen führen offenbar nicht zum Auftreten von Mongolismus, da hierbei die fehlerhafte genetische Information ausgeglichen werden kann. Daß auf diesem Weg erbliche Formen von Mongolismus entstehen können, ist nicht von der Hand zu weisen, wenn in Eierstock oder Hoden ein Mosaik mit einem gewissen Prozentsatz trisomer Zellen vorhanden ist (534). Über die Häufigkeit solcher Mosaik-Fälle ist man unterschiedlicher Ansicht. Um diese Frage exakter beantworten zu können, müßten sehr umfassende zytologische Untersuchungen in der breiten Öffentlichkeit durchgeführt werden. Bei dem Aufwand, den solche Untersuchungen mit sich bringen, wird das kaum möglich sein.

In diesem Zusammenhang möchten wir auf die sog. *„mongoloiden Stigmata"* kurz eingehen. Solche Einzelzeichen finden sich nicht nur in den Familien mit mongoloiden Kindern, sondern auch in der übrigen Bevölkerung. Ihre Deutung ist recht schwierig. Gleichzeitige Untersuchungen der sog. Dermatoglyphen, der Hand-, Finger- und Fußlinien (siehe dort), können hier, nach *Stoeckenius* (635, 636), vielleicht vorsichtige Stellungnahmen erleichtern. Weitere Literatur zu diesen Fragen findet sich in der Monographie von *Penrose und Smith* (511). Eine Überwertung dieser mongoloiden Stigmata ist sicher nicht angebracht.

In der *praktischen zytogenetischen Beratung* werden fragliche „Mosaik-Strukturen" und „mongoloide Stigmata" mit Recht weitgehend außer acht gelassen. Nur sehr vorsichtige und ausschließlich zytologisch orientierte Fachleute sprechen hier von einem erhöhten Risiko, das sie aber nicht klar abschätzen, festlegen oder gar beweisen können. Da von solchen Aussagen Lebensschicksale abhängen, möchten wir uns dafür aussprechen, sich hier zur seelischen Entlastung und zur Beruhigung von Eltern in unserem Sinne auszusprechen. Wie wir später noch im Kapitel über die Ätiologie des Mongolismus näher ausführen werden, können schon schwere seelische Belastungen zweifelsohne solche ungünstigen Auswirkungen nach sich ziehen.

Von weit größerem praktischen und nicht unerheblichen theoretischen Interesse ist die *Frage, ob Kinder mit Mosaik-Mongolismus* insgesamt *günstiger* im Hinblick auf somatische Gegebenheiten und psychisch-geistige Entwicklungstendenzen *abschneiden* als mongoloide Kinder mit durchgehender Trisomie 21, und ob unterschiedliche Entwicklungsverläufe bei verschieden hohem Anteil aneuploider Zellen mit 47 Chromosomen und Trisomie 21 im oben genannten Sinn festzustellen oder zu erwarten sind.

Mit *Reinwein* und Mitarb. (534) möchten wir aufgrund eigener Beobachtungen glauben, daß dies für die *körperliche Seite* zutrifft. Dies gilt vor allem für die Fälle, die einen hohen Anteil euploider Zellstämme haben.

Sie werden wahrscheinlich auch *in psychisch-geistiger Hinsicht* etwas bessere Voraussetzungen haben als Kinder mit durchgehender Trisomie 21, wofür Einzelbeobachtungen aus unserem Krankengut sprechen. *Finley* und Mitarb. (176) sowie *Greyerz-Gloor* und Mitarb. (224) konnten diese Zusammenhänge nicht bestätigen. Auch wir kennen Mosaik-Mongolismus-Fälle mit ungünstiger körperlicher und psychisch-geistiger Situation. Bei der kleinen Zahl von eindeutigen Mosaik-Fällen sollte man sich deshalb in der Elternberatung sicher mit großer Zurückhaltung äußern. Hinzu kommt, daß der Entwicklungsverlauf dieser Kinder von sehr vielen anderen Faktoren entscheidend mitbeeinflußt wird, auf die wir später noch näher einzugehen haben.

Ähnliche Auswirkungen in zytogenetischer und molekularbiologischer Hinsicht haben wir zu erwarten, wenn alle Zellen ein *Fragment eines überzähligen Chromosoms* beherbergen. Diese Situation finden wir z. B. bei den Translokationen (siehe dort). Bei freien Fragmenten ist die Herkunft schwer zu bestimmen. Stammt es von einem überzähligen Chromosom 21 und sind die Anteile des Fragments groß, wird man mehr oder weniger starke *Tendenzen zur mongoloiden Ausprägung* erwarten müssen.

Nach *Dent* und *Delhanty* (128) sind bei dem unterschiedlichen Angebot an genetisch wirksamer Fehlinformation kein typischer Mongolismus und kein einheitliches klinisches Bild zu erwarten. Offenbar können nicht nur Fragmente des Chromosoms 21 zu einer gewissen „*mongoloiden Stigmatisierung*“ führen. Dem Begriff „Paramongolismus“ von *Zellweger* und *Abbo* (741) bei solch unklaren und uneinheitlichen Fällen stehen wir skeptisch gegenüber, da er zu Fehlvorstellungen, speziell bei den Eltern, führen kann. Aus der Erfahrung mit Translokations-Situationen (siehe dort) wissen wir, daß Ausbalancierungen solcher zytologischer Fehlleistungen in einem erstaunlichen Ausmaß möglich sind, die dann mit einem ganz unauffälligen äußeren Erscheinungsbild verbunden sein können.

7. Erbliche Formen von Mongolismus

a) Kinder von Frauen mit Mongolismus

Bislang sind in der Weltliteratur noch kaum 20 Fälle beschrieben worden, wo bei einer mongoloiden Frau eine Schwangerschaft auftrat. Bei der Bedeutsamkeit dieses Ereignisses wären weitere Veröffentlichungen bei entsprechenden Beobachtungen sicher nicht unterblieben. Die Gründe für dieses extrem seltene Ereignis sind vielschichtig (738). Es sind aber letztlich alles Auswirkungen der eingehend beschriebenen genetischen Fehlinformation. Um Wiederholungen zu vermeiden, muß in diesem Zusammenhang auf die später folgenden Darstellungen „der Mongolismus – eine regressive „Fetalisationstendenz" im Sinne einer sog. „Neotenie auf genetischer Basis", „die psychisch-geistige Gesamtsituation des mongoloiden Kindes" und „Sexualität" verwiesen werden.

Wird eine mongoloide Frau schwanger, ist – wie nach den dargelegten zytologischen Befunden zu erwarten – die *Chance,* daß sie ein *gesundes oder* ein *mongoloides Kind* zur Welt bringt, *gleich groß* (194, 443, 535, 537). Bei der kleinen Zahl der bisherigen Beobachtungen sind gewisse Abweichungen von dieser Erwartung normal. Auf die Frage der Untersuchungen des Fruchtwassers während der Schwangerschaft, die auch hier prinzipiell möglich wäre, soll an anderer Stelle eingegangen werden. Theoretisch ist bei einer solchen genetischen Situation mit einer hohen Zahl von Abgängen zu rechnen.

Wir möchten auch gleich die *Situation beim mongoloiden Mann* in dieser Hinsicht besprechen. Diesen Punkt haben wir nicht extra aufgeführt, da bislang noch kein Fall bekannt wurde, bei dem ein mongoloider Mann zum Vater eines Kindes erklärt wurde. Offensichtlich sind mongoloide Männer *zeugungsunfähig. Stearns* und Mitarb. (629) untersuchten 21 männliche Mongoloide im Hinblick auf ihre Zeugungsfähigkeit. Sie kamen zu der Schlußfolgerung, daß alle untersuchten männlichen Mongoloiden als infertil, also zeugungsunfähig, anzusehen waren. Rund die Hälfte der Patienten war unfähig, einen Samenerguß zu produzieren. Bei 5 Patienten fanden sich, bei insgesamt kleiner Ejakulatmenge, 2,6–18,3 Millionen Spermien. Diese zeigten jedoch auffallend wenig Beweglichkeit und kamen, nach Ansicht der Autoren, für einen Zeugungsvorgang nicht in Betracht. Die Frage der Beweglichkeit solcher Spermien wird von manchen Autoren auch anders beurteilt, worauf schon hingewiesen wurde. Manche Laien verkennen die Tatsache, daß *Samenerguß nicht mit Zeugungsfähigkeit gleichzusetzen* ist.

Im Hinblick auf Erblichkeit ist somit der *Träger der mongoloiden Entwicklungshemmung völlig gegenstandslos.* Mit ihm erlischt diese Spielart eines menschlichen Seins, so, als hätte sie nie bestanden, eine ganze Familie in Spannung versetzt und in Atem gehalten. Der Wert dieser klaren und eindeutigen Aussage an die Eltern kann nicht hoch genug veranschlagt werden. Daß sie darüber hinaus eine große allgemeine eugenische Bedeutung hat, liegt auf der Hand. Auf diesen Fragenkomplex sind wir mit Vorbedacht auch im Rahmen der Fernseh-Serie „Unser Walter" (454), die im Zweiten Deutschen Fernsehen im Jahre 1974 ausgestrahlt wurde und in dem dazugehörigen Büchlein „Kampf um ein geistig behindertes Kind, z. B.: Mongolismus" (660) eingegangen, da hier vielfach völlig falsche Vorstellungen bestehen.

b) Elterliche Mosaik-Träger

Die Möglichkeit, daß der *Vater oder* die *Mutter mongoloider Kinder,* obwohl sie im äußeren Erscheinungsbild ganz unauffällig sind oder möglicherweise nur einige „mongoloide Stigmata" einschließlich veränderter Handlinien zeigen (siehe dort), Träger einer sog. Mosaik-Struktur von vorwiegend normalen Zellen mit 46 Chromosomen sowie einem kleinen Anteil pathologischer aneuploider Zellen mit 47 Chromosomen infolge Trisomie 21 sein können, wurde an gegebener Stelle (siehe dort) erwähnt.

Das gilt selbstverständlich im Prinzip auch gleichzeitig für *alle anderen Eltern,* die noch keine oder nur gesunde Kinder haben, was zu wenig bedacht wird.

Von den meisten Fachleuten auf diesem Gebiet wird der humangenetisch bedeutsame Anteil von Mosaik-Trägern innerhalb der Gesamtbevölkerung als ganz minimal angesehen (77, 738–742 u. a.).

Nach allen bislang gemachten Erfahrungen darf man somit *zusammenfassend* sagen, daß auch dieser Faktor in allgemeiner eugenischer Hinsicht als unbedeutsam und weitgehend unbedenklich angesehen werden kann, wenngleich nicht verkannt werden darf, daß er in ganz wenigen Einzelfällen eine erbliche individuelle Belastung darstellen kann. Es ist verständlich und zu begrüßen, daß dieser Faktor von den meisten zytogenetischen Beratungsstellen in praxi – von besonderen Fällen abgesehen – außer acht gelassen wird, da jede übertriebene Besorgnis ungünstige Auswirkungen der verschiedensten Art haben kann.

c) Gehäuftes Auftreten von Mongolismus in der engeren Familie oder der weiteren Verwandtschaft

Es ist nur zu gut verständlich, daß das mehrfache Auftreten von Mongolismus innerhalb einer Familie im engeren oder weiteren Sinn die von diesem Schicksal Betroffenen erregt, erschüttert und beängstigt. Außerdem hat dieses Ereignis den ärztlichen Forschergeist geweckt, auf den Plan gerufen und beflügelt.

Exakte Angaben über die Zahl der Fälle, bei denen *zwei oder gar mehrere mongoloide Kinder in einer Familie* gefunden werden, ohne daß hierfür eindeutige zytologische Befunde wie Mosaik- oder Translokations-Befunde bei den Eltern (siehe dort) verantwortlich gemacht werden können, lassen sich nicht machen. Ein großer Teil der früher mitgeteilten Fälle wurde noch gar nicht oder nicht ausreichend in zytologischer Hinsicht untersucht (48, 239). Um es nochmals klar zu sagen: wir meinen die Fälle, bei denen dieses Ereignis ohne zur Zeit nachweisbare zytologische Besonderheiten der Eltern innerhalb einer Familie mehrfach auftritt. Wir selbst verfügen in unserem Krankengut von rund 2000 mongoloiden Kindern über 4 derartige Beobachtungen, die eingehend zytologisch untersucht sind. Zwei Mütter waren aber bei der Geburt des 2. mongoloiden Kindes über 40 Jahre alt. Sie sind deshalb mit einem zusätzlichen, ätiologisch noch unklaren Faktor belastet, der für jüngere Mütter nicht gleichermaßen zutrifft (s. „Häufigkeit des Auftretens von Mongolismus" und „Ätiologie"). Die „Tendenz zum höheren Gebäralter" trifft sicher weitgehend auch für andere Beobachtungen dieser Art zu. Außerdem muß das Ereignis unter dem Blickwinkel der allgemeinen Erwartung für Mongolismus gesehen werden (siehe dort).

Gemessen an der großen Zahl von Fällen, wo nur ein mongoloides Kind innerhalb einer Familie auftritt, darf das uns beschäftigende Ereignis erfreulicherweise sicher als *extrem selten* angesehen werden (738-742). Gerade solche Fälle sollten jedoch dazu angetan sein, *Forschungen in jeder Richtung* – und nicht nur in zytologischer Hinsicht – anzusetzen.

Zytologische Besonderheiten konnten trotz aller Anstrengungen bei Familien *nicht nachgewiesen* werden, bei denen vermehrt Mongolismus beobachtet wurde. Auf die Frage der „mongoloiden Stigmata" sind wir an anderer Stelle schon eingegangen. Eine vermutete „individuelle Tendenz eines Elternteils zur Non-Disjunction" hat bislang keine zytologische Erklärung gefunden. *Zang* und *Back* (734) hoffen, daß verbesserte Untersuchungstechniken später einmal klarere Einsichten bringen werden.

U. E. sollten familiäre Häufungen von Mongolismus immer auch an die *Möglichkeit einer gleichermaßen vorhandenen ätiologischen Komponente* denken lassen, die gerade in dieser Familie zur „Non-Disjunction" Veranlassung gibt.

Schließlich müßte man das Problem noch *von der Gesamtpersönlichkeit der Eltern* her sehen und hierbei vor allem konstitutionelle, psychisch-geistige und soziologische Gesichtspunkte beachten. Bei *König* (364) stehen solche Überlegungen ganz im Mittelpunkt. Sie sind hier aber vielleicht etwas zu stark weltanschaulich geprägt, vereinfacht, verallgemeinert und überspitzt gezeichnet. Dieser Hinweis schließt die Bedeutung dieses Ansatzpunktes keineswegs aus. Er ist jedoch schwer zu fassen und schlecht zu beweisen.

Noch problematischer wird die Situation, wenn wir die gelegentlich beobachtete *Häufung von Mongolismus allein oder in Verbindung mit anderen Trisomien der Geschlechtschromosomen in der erweiterten Familie* mit heranziehen. Stammbäume dieser Art sind in der Fachliteratur aufgeführt (511, 739 u. a.). Im Prinzip gelten hier die gleichen Voraussetzungen, wie wir sie für die Familie im engeren Sinn besprochen haben.

Zusammenfassend möchten wir zu diesem Punkt sagen, daß er in allgemeiner eugenischer Hinsicht sicher ebenfalls nur eine ganz untergeordnete und sehr begrenzte Rolle spielt. Er wirft aber viele wichtige und interessante Probleme auf, die gerade hier gut zu studieren sind und deren Klärung von großer allgemeiner Bedeutung sein könnte.

d) Translokations-Mongolismus (partielle Trisomie 21 mit Translokation)

Besteht eine Verbindung zwischen einem größeren Teil eines Chromosoms mit einem Teil eines anderen Chromosoms und ist hieraus ein neues, ganzes und genetisch wirksames Formelement entstanden, sprechen wir von einer sog. *Translokation*. Das zytologische Ergebnis ist die Verringerung des Karyotyps – das Insgesamt der Chromosomen – um ein Formelement (n–1). Die bei der Verbindung übrigbleibenden Teile der beiden fusionierten Chromosomen gehen in der Regel verloren; sie verirren sich. Nur sehr selten vereinigen auch sie sich. Gleiche oder nicht gleiche Chromosomen können solche Verbindungen herstellen. Erfahrungsgemäß neigen sog. akrozentrische Chromosomen mit endständigem Centromer, bei denen die Einschnürung also ganz am Ende des Chromosoms liegt (s. Abb. 4), am leichtesten zu solchen Translokationen (522). Es sind dies die Chromosomen der Gruppe D (13–15) und der Gruppe G (21 und 22), wie man aus Tabelle 4 ersehen kann.

Wir haben deshalb *mit folgenden Translokationen zu rechnen:*

Tabelle 5 Häufigste Translokationen

Chromosomen	21/21	sog. G/G Translokation
Chromosomen	21/22	
Chromosomen	15/21	sog. D/G Translokation
Chromosomen	13–15/21	
Sehr seltene Translokationen		
Chromosomen	13–15/13–15	sog. D/D Translokation (Beobachtung *Zellweger* 1965)
Chromosomen	1/21	sog. A/G Translokation (Beobachtung *Kontras* und Mitarb. 1966)

Da die Chromosomen 21 und 22 sowie 13–15 grob morphologisch nicht voneinander unterschieden werden können – die Möglichkeit der Autoradiographie lassen wir hier außer acht – sprechen wir von G/G-, D/G-, D/D- und A/G-Translokationen. Obwohl ein Träger dieser Translokation einen deutlichen Verlust an genetischem Material hat – es fehlen ein Centromer, die Satelliten und die kurzen Arme zweier Chromosome –, ist er phänotypisch gesund. Wir bezeichnen diese Situation deshalb als eine sog. „*balancierte Translokation*“ (n–1).

Zur *Identifikation translocierter Chromosomen* werden heute die verschiedensten Färbeverfahren und autoradiographischen Untersuchungen herangezogen (40, 73, 473 u. a.).

Erfahrungsgemäß kommt es bei dieser Translokations-Situation eines der beiden Eltern viel häufiger als normalerweise zu weiteren zytogenetisch bedeutsamen Fehlsteuerungen in der nächsten Generation. Da das Chromosom 21 bei allen wichtigen Translokationen beteiligt ist (s. Tabelle 5), wundert es nicht, daß die sekundäre „Non-Disjunction" des so fixierten Chromosoms 21 eine häufige Folge einer derartigen Translokation darstellt. Hierdurch kann dann aus einer Translokations-Situation eines der Eltern *ein Translokations-Mongolismus mit partieller Trisomie 21 beim Kind* werden.

Die Abbildung einer solchen D/G-Translokation als Beispiel (s. Abb. 10) verdanken wir Frau *Stoeckenius*.

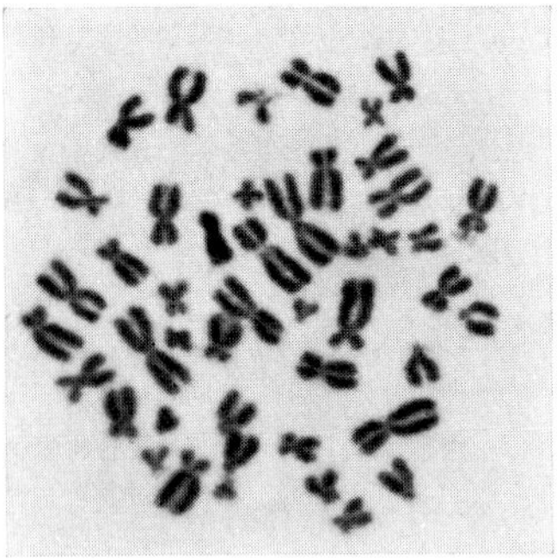

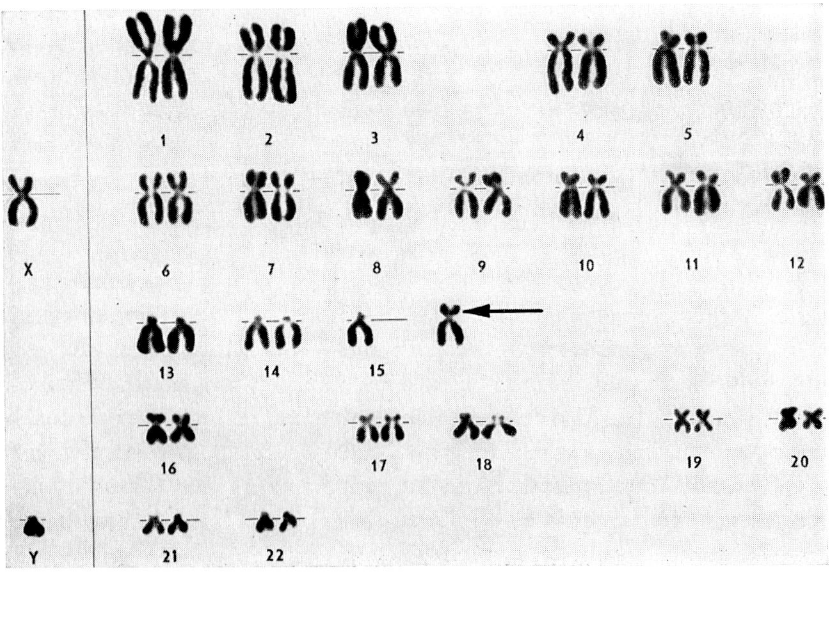

Abb. 10 Idiogramm und Karyogramm b. Translokations-Mongolismus mit D/G-Translokation (Beobachtung von *Stoeckenius*)

Die *Möglichkeiten zum Auftreten eines Translokations-Mongolismus* sind nicht bei allen Translokations-Situationen gleich groß (215, 515, 516, 738–742 u.v.a.m.). So tritt z. B. bei der Translokation 21/21 in 100 % dieses Ereignis ein (392), was in Abb. 11 schön zu sehen ist.

Neben mongoloiden Kindern und phänotypisch gesunden Translokationsträgern darf bei den anderen Translokations-Situationen auch mit gesunden Kindern gerechnet werden. Das genaue Verhältnis zu bestimmen, ist nicht möglich, da hier schwer abschätzbare individuelle Faktoren mit hereinspielen (739).

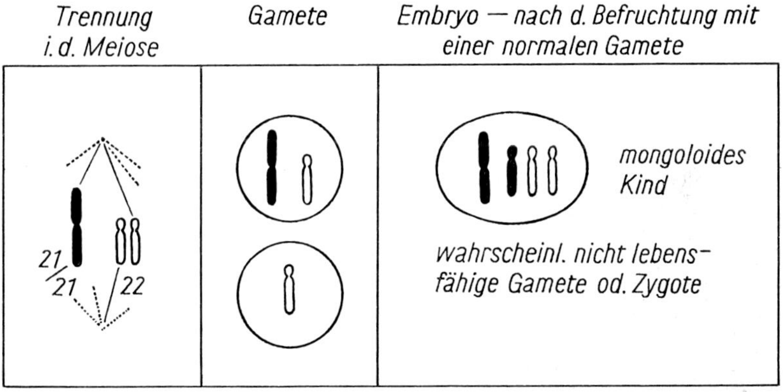

Abb. 11 Gameten- und Zygotenbildung bei 21/22-Translokation (modifiziert nach *Penrose* und *Smith* 511)

Die erste und bislang einzige Mitteilung, daß beim Vorhandensein einer partiellen Trisomie mit Translokation D/G nicht das Vollbild eines Mongolismus, sondern nur ein „Partial-Mongolismus" mit einem Intelligenzquotienten von rund 85 festzustellen war, stammt von *Finley* und Mitarb. (175). Leider wurde dabei keine Untersuchung zur genauen Bestimmung der Herkunft des Translokationsmaterials durchgeführt.

Alle bislang gemachten Erfahrungen sprechen dafür, daß sich mongoloide Kinder mit freier Trisomie 21 und partieller Trisomie 21 bei Translokationen weder im äußeren Erscheinungsbild noch im Hinblick auf die psychisch-geistige Entwicklung unterscheiden. Die oben erwähnte Arbeit könnte jedoch in Einzelfällen an Unterschiede denken lassen, nämlich dann, wenn die Ausbildung der Translokation – wahrscheinlich gilt dies nur für D/G-Translokationen – mit einem starken Verlust an genetischem Material des Chromosoms 21 verbunden und dadurch die genetische Fehlinformation nicht so durchschlagend ist wie sonst.

Von Interesse ist natürlich die *Frage, wie häufig* wir mit dem Auftreten solcher *Translokationen* zu rechnen haben. Es liegt nahe, zur Beantwortung dieser Frage primär zytologische Untersuchungen bei mongoloiden Kindern anzustellen und dann, wenn entsprechende Befunde erhoben werden, die Eltern in die Untersuchungen mit einzubeziehen. Neuere umfassendere Untersuchungsergebnisse zu dieser Frage liegen von *Pfeiffer* (516) sowie von *Wright* und Mitarb. (710) vor.

Praktisch alle Untersucher kamen dabei zu der *Feststellung,* daß das Auftreten einer partiellen Trisomie 21 mit Translokation D/G bzw. G/G sehr *stark vom Alter der Mutter abhängig* ist. Mongoloide Kinder mit diesen Befunden finden sich ungleich viel häufiger bei jungen als bei älteren Müttern (278, 515). Liegt eine *Translokation-Situation* bei einem *der* beiden *Eltern* vor, ist dies verständlich, da hier eine *ungünstige Erb-Situation* mit *hohem Risiko* gegeben ist.

U. W. haben erstmalig *Pfeiffer* und *Hahler* (518) darüber berichtet, daß man bei den partiellen Trisomien mit Translokation D/G und G/G beim mongoloiden Kind nur in einem kleinen Teil der Fälle die erwartete Translokations-Situation der Eltern, in den übrigen Fällen aber einen ganz normalen Karyotyp findet. Dieser hochinteressante Befund wurde von anderer Seite bestätigt. So beobachteten z. B. *Wright* und Mitarb. (710) bei 29 Fällen von Mongolismus mit partieller Trisomie 21 und Translokation G/G nur in 2 Fällen eine gleichzeitige Translokations-Situation der Eltern.

Diese Feststellungen haben eine hohe eugenische Bedeutung, da wir diese sog. *„Spontan-Translokations-Mongolismus-Fälle“* beim Kind selbstverständlich *nicht den erblichen Formen zurechnen* dürfen. Es ist hier, ohne genetische Voraussetzungen bei den Eltern nachweisen zu können, spontan beim Kind gleichzeitig zu einer Translokations-Situation und, wahrscheinlich hierdurch bedingt, zu einer Trisomie 21 gekommen. Da ein solches Ereignis ebenfalls fast ausschließlich bei jungen Müttern auftritt, darf man wohl auf *unterschiedliche ätiologische Gesichtspunkte* zwischen diesen Formen und der gewöhnlichen Trisomie 21 bei älteren Müttern schließen (siehe auch ätiologische Faktoren).

Aus diesen hier nur kurz mitgeteilten Untersuchungsergebnissen kommen wir für die *Praxis* zu der wichtigen *Schlußfolgerung,* daß man auf jeden Fall bei mongoloiden Kindern junger Eltern eine Chromosomenuntersuchung durchführen muß, um Klarheit über die Erb-Situation zu erhalten. Findet sich beim Kind ein Translokations-Mongolismus, müssen in die Untersuchung auch die Eltern und, falls vorhanden, die Geschwister mit einbezogen werden, um eindeutige Untersuchungsergebnisse für die Elternberatung zu erhalten.

Die *Bedeutung der partiellen Trisomie 21 mit Translokation D/G und G/G* ist somit in erbbiologischer Hinsicht weit geringer, als man das zunächst, nach dem Bekanntwerden der ersten Befunde, erwarten mußte.

Wright und Mitarb. (710) fanden in ihrem repräsentativen Krankengut von knapp 1400 mongoloiden Kindern nur etwa 2 % erbliche Formen bei Müttern unter 30 Jahren, bei älteren sogar nur 0,3 %.

Selbst für die *Fälle von mehrfachem Auftreten von Mongolismus* in einer Familie scheint die partielle Trisomie 21 mit Translokation nur eine umschriebene Rolle zu spielen. Nach *Soltan* und Mitarb. (588) trifft diese Situation nur für etwa ein Viertel der Fälle zu.

Wie schon kurz erwähnt, muß man speziell bei einer Translokations-Situation der Eltern *gehäuft mit Abgängen rechnen.* Auf die Frage der gehäuften Aborte bei Müttern mongoloider Kinder ganz allgemein werden wir noch gesondert eingehen (siehe dort).

Bei der *Besprechung der Verhütungsmöglichkeiten des Mongolismus* (siehe B, V) müssen die *pathogenetischen Gesichtspunkte* und die *Ergebnisse der Chromosomenuntersuchungen* natürlich sehr stark *berücksichtigt* werden (siehe dort).

8. Zusammenfassung der Pathogenese des Mongolismus

Wir wollen versuchen, am Schluß dieses Kapitels II nochmals kurz die *Bedeutung der zytogenetischen Befunde zusammenzufassen,* da hier viel Fachwissen zum Verständnis vorausgesetzt werden muß, das nicht allgemein erwartet werden darf.

Die Bedeutung der zytogenetischen Befunde sehen wir in erster Linie darin, daß die revolutionierenden Untersuchungsergebnisse *zum klaren Verständnis der Entstehungsweise des Mongolismus* beigetragen haben. Viele Fragen sind noch ungelöst. Es besteht jedoch die berechtigte Hoffnung, daß eine breitere Anwendung dieser Untersuchungsmethoden und verbesserte Untersuchungstechniken weitere Aufschlüsse bringen werden.

Dagegen konnten die zytologischen Untersuchungsergebnisse nur einen sehr *bescheidenen Beitrag zur Aufklärung der Entstehungsursache* leisten. Nur in höchstens 3 % der Fälle können wir nämlich, aufgrund unserer heutigen Kenntnisse, zytologisch nachweisbare Erbfaktoren als Ursache des Mongolismus annehmen. Neben einer Mosaik-Struktur sind Translokations-Situationen der Eltern Ausgangspunkt eines Mongolismus auf erblicher Basis. Bezeichnend für die Problematik der anstehenden Fragen sei der Hinweis, daß von *Hall* (235) sowie von *Predescu* und Mitarb. (525) über Fälle von Mongolismus mit ganz normalem Chromosomenbefund berichtet wurde. Hier müssen jedoch in jedem Fall zytologische Untersuchungen mit Fibroblastenkulturen gefordert werden.

Das „Mysterium Mongolismus" wird sich deshalb sicher nicht allein durch zytologische Untersuchungen endgültig lösen lassen. Es müssen u. E. vor allem mehr Anstrengungen gemacht werden, die Ätiologie des Mongolismus weiter zu erforschen. Über den Stand unseres Wissens auf diesem Gebiet soll im nächsten Kapitel berichtet werden.

III. Ätiologie des Mongolismus

1. Allgemeines

Wir wissen aus der täglichen Erfahrung mit Eltern mongoloider Kinder, daß sie sich mehr oder weniger ständig und zeitlebens, bewußt und unbewußt, offen zutage tretend und verdrängend, mit der bohrenden Frage auseinandersetzen und herumschlagen, weshalb gerade sie ein mongoloides Kind bekommen mußten. Dies betrifft in gleicher Weise junge Eltern, die im Vollgefühl ihrer jugendlichen Kraft und ihrer Zuneigung zueinander in freudiger Erwartung ihres Kindes waren und nun in dieses Schicksal hineingeworfen wurden, das sie vielfach noch gar nicht in seiner vollen Tragweite überschauen, wie ältere Eltern, die – nicht selten unbeabsichtigt, zufällig oder gar ungewollt – nochmals mit bangem Herzen einen Nachkömmling erwarteten und nun so hart und bitter enttäuscht wurden. Wer ständig mit solchen wechselnden Schicksalen konfrontiert wird, weiß, wieviel menschliche Nöte, Sorgen und Fragen hier einer Lösung und Beantwortung harren. Er erfährt auch, wie bewundernswert tapfer der allergrößte Teil dieser Eltern ihr Schicksal tragen und wie sehr das Bedürfnis der Eltern vorhanden ist, tätig in ihr Schicksal selbst mit einzugreifen.

Wie gerne würden wir deshalb den Eltern auf die Frage, weshalb gerade sie mit diesem Schicksal konfrontiert wurden, etwas *Stichhaltiges, Klärendes* und – am liebsten – *Befreiendes* sagen, wozu wir aber, leider, *heute* noch nicht oder *kaum* in der Lage sind.

Wir können den Eltern lediglich sagen, auf welchem Weg sich die verhängnisvolle Entwicklung mutmaßlich oder wahrscheinlich vollzogen hat, und daß wir in der Lage sind, diesen Weg eindeutig durch eine Chromosomenuntersuchung zu klären und bestätigen zu lassen.

Über die *Fragen der Entstehungsursachen* des Mongolismus – wir sprechen hier von der sog. *Ätiologie* – sind unsere Kenntnisse leider nur sehr *wenig weit vorangekommen.* Wir wollen in den folgenden Kapiteln versuchen, einen *Überblick über den heutigen Stand unseres Wissens* und unserer Vorstellungen *über die Ätiologie des Mongolismus* zu geben.

Auch hier werden wir zunächst wieder mit zytologischen Untersuchungsergebnissen konfrontiert, bei denen die *Pathogenese des Mongolismus gleichzeitig* die *Entstehungsursache* durch den Nachweis eindeutiger Erbfaktoren darstellt. Dies trifft *nur für wenige Fälle* zu.

Die Vielzahl der mitzuteilenden ätiologischen Vorstellungen läßt vermuten, daß keine der Thesen für sich eine Allgemeingültigkeit beanspruchen kann, sondern daß wahrscheinlich *mehrere ätiologische Faktoren gleichzeitig wirksam* sein werden (202, 291, 301, 371, 401, 402, 511, 739 u. v. a. m.)

Durch die Forschungen der letzten Jahre haben sich unsere Vorstellungen auch auf dem Gebiet des Zellstoffwechsels weiterentwickelt und gewandelt. Wie *Butenandt* (84) betont, sind wir *aus der traditionellen Zellularbiologie in die* komplizierte Welt der *Molekularbiologie vorgestoßen.* Diese molekularbiologischen Ansatzpunkte haben unsere Einsichten über die Wirkungsweise der vermuteten ätiologischen Faktoren verständlicher gemacht, was wir auch therapeutisch zu nutzen versuchen (siehe dort).

Man nimmt heute an, daß unterschiedliche ätiologische Faktoren ähnliche oder gleiche biochemische und molekularbiologische Prinzipien in Gang setzen, durch die eine genetische Fehlinformation bewirkt werden kann, die dann u. a. zum Auftreten des Mongolismus durch eine „Non-Disjunction" des Chromosoms 21 führt.

Schon früheste Beobachtungen sprechen dafür, daß für das Zustandekommen vieler Fälle von Mongolismus ein *endogener Faktor* mitberücksichtigt werden muß, den wir unter dem Aspekt *„Alter der Mutter"* abhandeln werden.

Bei der *Besprechung exogener ätiologischer Faktoren* bleiben *ältere Vorstellungen* und Theorien weitgehend *unberücksichtigt,* soweit sie durch die zytologischen Forschungsergebnisse als überholt anzusehen sind. Interessenten finden eine ausführliche Würdigung dieser älteren Hypothesen u. a. bei *Warkany* (686) und in der Monographie von *Zellweger* (739). Es wäre u. E. jedoch unberechtigt, würden wir diese älteren Vorstellungen einfach überheblich abtun oder belächeln, da wir heute auf vielen Gebieten über ein Wissen verfügen, das damals nicht vorhanden war. Bei der raschen Entwicklung der Forschung auf allen Gebieten werden auch die hier vorgetragenen Erkenntnisse – hoffentlich! – bald auf vielen Gebieten überholt sein. Wir sind schon heute nicht mehr in der Lage, die neuesten Erkenntnisse auf einem so umfassenden Gebiet, mit dem wir es hier zu tun haben, völlig zu überblicken. Unsere Abhandlung erhebt deshalb auch keinen Anspruch in dieser Hinsicht.

2. Die Erbfaktoren beim Mongolismus

Im vorstehenden Kapitel über die Pathogenese des Mongolismus sind wir ausführlich auf die Frage eingegangen, in welchen Fällen wir beim Zustandekommen des Mongolismus mit Erbfaktoren rechnen müssen. Um

Wiederholungen zu vermeiden, möchten wir auf das dort Gesagte verweisen. Wir wollen hier lediglich nochmals *übersichtlich* die Situationen aufführen, bei denen wir in ätiologischer Hinsicht sichere oder mutmaßliche *Erbfaktoren* anzunehmen haben:

a) Kinder von *Frauen mit Mongolismus:* Hier ist die Erwartung eines gesunden oder eines mongoloiden Kindes 1 : 1.
b) *Elterliche Mosaik-Träger:* über Einzelbeobachtungen sind wir hier noch nicht hinausgekommen. Breitere zytogenetische Untersuchungen könnten wahrscheinlich weitere Klärung bringen. Möglicherweise bestehen Beziehungen zu Punkt c. In Einzelfällen ist eine erbliche Belastung durch elterliche Mosaik-Strukturen anzunehmen oder nicht auszuschließen.
c) Gehäuftes Auftreten von *Mongolismus in der Familie oder in der Verwandtschaft:* in Einzelfällen sind elterliche Mosaik-Träger hierfür verantwortlich zu machen, was nachzuweisen ist. Zahlenmäßig ist dieser Anteil nicht groß. Unbekannte Faktoren überwiegen. Vielleicht bringen verbesserte Untersuchungsmöglichkeiten neue Erkenntnisse. Exogene Faktoren sind hier wahrscheinlich ätiologisch bedeutsam. Die Fragen der „mongoloiden Stigmata" bei Eltern oder Verwandten mongoloider Kinder sowie eine „familiäre Neigung zur Non-Disjunction" bedürfen noch der weiteren Klärung.
d) *Translokations-Mongolismus:* in 1–2 % der Fälle von Mongolismus führt eine Translokations-Situation des Vaters oder der Mutter zum Auftreten einer partiellen Trisomie 21 mit Translokation beim Kind. Die Häufigkeit dieses Ereignisses ist abhängig von der Art der Translokation sowie anderen schwer zu beurteilenden individuellen Faktoren. Der Translokations-Mongolismus ist in genetischer Hinsicht nur für familiäre Einzelsituationen von Bedeutung. Sporadisch auftretende Fälle von Translokations-Mongolismus beim Kind – „sog. Spontan-Translokations-Mongolismus-Fälle" – überwiegen. Sie haben mit Erblichkeit nichts zu tun.

3. Endogene Faktoren – Alter der Mutter

In Kapitel A haben wir auf die schon im letzten Jahrhundert bekannte Beobachtung hingewiesen, daß das *Gebäralter der Mutter* im Hinblick auf die Häufigkeit des Auftretens von Mongolismus offensichtlich eine *entscheidende Rolle* spielt. Es konnte gezeigt werden, daß $^2/_3$ der mongoloiden Kinder von Mütter über *30 Jahren* und nur $^1/_3$ von Müttern *unter 30 Jahren* geboren werden. Auf die allgemeine Bedeutung dieser Tatsache in eugenischer Sicht sind wir ebenfalls dort schon eingegangen. Diesen Sachverhalt haben praktisch alle Autoren immer wieder bestätigt (1, 46, 397, 506, 509, 510, 580, 645 u. v. a. m.).

Eine Beziehung zum Alter des Vaters scheint nicht zu bestehen. Vor kurzem hat *German* (204) die Hypothese aufgestellt, daß nicht das Gebäralter der Mutter, sondern der zu seltene Geschlechtsverkehr älter werdender Eltern mit allen damit verbundenen Folgen für Ei- und Samenzelle für das gehäufte Auftreten von Mongolismus in dieser Periode verantwortlich sei. Seine Ansicht wurde jedoch heftig bestritten.

Hier interessiert in erster Linie die *Frage, wie wir das Phänomen „Alter der Mutter" zu deuten haben.* Es waren in erster Linie *Benda* (42–45) sowie *Penrose* und *Smith* (511), die *2 unterschiedliche ätiologische Faktoren* für die Gruppe der jüngeren Mütter (bis 30) und die Gruppe der älteren Mütter (über 30 Jahre) angenommen haben.

Nach allen Beobachtungen und Untersuchungen zu schließen, wäre es u. E. doch besser, bei beiden Gruppen *gleiche ätiologische Faktoren zu vermuten,* die sich aber jeweils unterschiedlich stark auswirken. Wir möchten annehmen, daß diese ätiologischen Faktoren in jüngerem Alter offensichtlich nur dann den von uns als wesentlich erkannten schädigenden Einfluß auf den Zellstoffwechsel ausüben, wenn die Einwirkung sehr massiv ist bzw. ungünstige mütterliche Voraussetzungen in gesundheitlicher – und möglicherweise auch psychischer – Hinsicht gegeben sind. Wie bei anderen biologischen Abläufen, müssen wir eine *wechselseitige Beeinflussung äußerer Einwirkungen und innerer Gegebenheiten* annehmen. Es ist nur zu gut verständlich, daß mit Zunahme des Alters und der damit verbundenen Abnahme der biologischen Potenz, die individuell recht unterschiedlich ausgeprägt und bei der Eizelle zeitlich begrenzt ist, die endogene Seite sich verschlechtert. Diesen Sachverhalt könnten wir dafür verantwortlich machen, daß in der Gruppe der älteren Mütter schon bei geringerer Einwirkung äußerer Faktoren molekularbiologisch entscheidende Entgleisungen zustandekommen, wie wir sie beim Mongolismus kennen. Es handelt sich hier um einen ganz *allgemeingültigen Vorgang,* den wir auch bei anderen Chromosomenstörungen feststellen können (102, 508 u. a.).

Schließlich erscheint uns der Hinweis erwähnenswert, daß bei manchen Faktoren, die wir in ätiologischer Hinsicht für bedeutsam erachten, nicht sofort, sondern *oft erst* wesentlich *später, sichtbare Auswirkungen* zu erwarten sind. Das gilt für die Viren, noch mehr aber für die Frage der Bedeutung ionisierender Strahlen, die eine Kumulationstendenz zeigen. Es wäre somit aus dieser Sicht verständlich, weshalb Mütter mit höherem Gebäralter mehr mongoloide Kinder zur Welt bringen als junge Mütter.

Wir möchten deshalb nicht annehmen, daß eine generelle *ovarielle Involution* bzw. eine *„Abnahme der generativen Kraft"*, wie dies *König*

(364) vermutete, dieses Phänomen allein erklärt, von dem hier die Rede ist. Dafür liegt der Schnittpunkt zwischen den 2 herausgestellten Gruppen u. E. viel zu niedrig (zwischen 30 und 35 Jahren, s. Abb. 2). Gegen diese Auslegung sprechen auch die Erfahrungen über die psychische Struktur der Mütter mongoloider Kinder und ihre Stellung innerhalb der Familie, wie sie von *König* (364) selbst anschaulich beschrieben wurden. Hierzu möchten wir bei der Besprechung der Mütter mongoloider Kinder noch etwas mehr sagen und verweisen deshalb auf dort.

In unserer Elternberatung lassen wir diese Frage möglichst etwas in den Hintergrund treten, da wir aus der Erfahrung wissen, daß hierdurch seelische Belastungen der verschiedensten Art auftreten können, die wir in therapeutischer Hinsicht nicht wünschen. Damit wollen wir diesen Punkt abschließen und uns nun der Besprechung der exogenen ätiologischen Faktoren zuwenden.

4. Exogene ätiologische Faktoren

a) Ionisierende Strahlen

Die Auswirkung ionisierender Strahlen auf die genetischen Vorgänge exakt festzustellen und zu bestimmen, ist außerordentlich schwierig. Daß hier *Zusammenhänge bestehen,* darf heute als gesichert angesehen werden (165). Die Dosis der Einzel- und der Gesamtmenge ionisierender Strahlen ist bedeutsam für die Auswirkungen, da alle Strahlen im Körper gespeichert werden. Wir sprechen hier von einer sog. Kumulation. Solche Vorgänge lassen sich viel besser außerhalb des Körpers an Hand von Zellkulturen studieren (440). Ihre Auswirkungen im Körper sind schwerer ablesbar. Zytologische Untersuchungen nach Strahlenbelastungen lassen, bei genügend hoher Dosierung, alle nur denkbaren Formen von Chromosomenstörungen erkennen.

Es ist deshalb gut verständlich, daß *Uchida* und *Curtis* (671) diesem ätiologischen Faktor eine entscheidende Bedeutung im Hinblick auf die Entstehung einer „Non-Disjunction" beim Mongolismus zugeschrieben haben. Zur Klärung dieser Frage sind wir vielfach auf Befragungen über zurückliegende Vorgänge angewiesen. Wir sprechen hier von anamnestischen Erhebungen; ihr Aussagewert ist immer etwas fraglich. Eine derartige Untersuchung wurde z. B. von *Sigler* und Mitarb. (580) an Hand einer repräsentativen Gruppe von „Familienpaaren" mongoloider und nicht-mongoloider Kinder angestellt. Hierbei fand sich für Röntgen-Therapie, Röntgen-Durchleuchtungen und berufliche Exposition eine deutliche und statistisch zu sichernde Belastung bei den Eltern mongoloider Kinder, während bei Röntgen-Aufnahmen der Unterschied nicht signifikant war. Interessanterweise lagen die Strahlenbelastungen oft schon viele Jahre zurück, ein Punkt, auf den wir vorhin schon hinwiesen. Das ist der Grund, weshalb man hier u. E. sehr schwer zu einer Beweisführung im negativen oder positiven Sinn kommen wird. Außerdem sind die Untersuchungen oft mit affektiven Einstellungen vorbelastet und deshalb nur bedingt stichhaltig.

Uchida und Mitarb. konnten 1968 (672) ihre frühere retrospektive anamnestische Erhebung aus dem Jahr 1961 durch eine sehr sorgfältig prospektive Untersuchung über das erhöhte Risiko einer „Non-Disjunction" bei nachfolgender Schwangerschaft nach einer Strahlenbelastung erhärten. Es wurden von ihnen 972 Kinder, die nach einer Strahlenexposition der Mütter konzipiert wurden, mit einer Gruppe von ebenfalls 972 Kindern verglichen, bei denen die Mütter vor der Konzeption keiner Strahlenbelastung ausgesetzt waren. In der „Bestrahlungsgruppe" fanden sich 11 Fälle von Chromosomenaberrationen, in der „Vergleichsgruppe" dagegen nur 1 derartiges Kind.

In welchen Ausmaßen hier z. T. gedacht wird, mögen die Zahlenangaben von *Traut* (665) zeigen. Er stellte aufgrund statistischer Berechnungen die Behauptung auf, daß die Zunahme der sowieso gegebenen strahlenbedingten Mutationen um $^{1}/_{100}$ bei 1 Million Geburten (etwa jährliche Geburtenzahl in der Bundesrepublik) 2000 zusätzliche genetisch Tote (Abgänge, Todgeburten, Chromosomenstörungen mit Unvermögen der Fortpflanzung) zur Folge habe.

b) Mutagene Chemikalien

Mit Recht betont *Vogel* (679) daß es noch viel schwieriger ist, die Bedeutung der genetischen Mutationen durch Chemikalien abzuschätzen. Daß hier Zusammenhänge bestehen, legen die Untersuchungen und Beobachtungen bei Tumoren nahe. Nach solchen Beeinflussungen kann es auf jeden Fall zu Geschwülsten mit Chromosomenstörungen im Tumorgewebe kommen. Von außerordentlichem Interesse sind dabei die Studien an einer besonderen Geschwulstart, dem *Meningeom* der Hirnhäute. Hier liegt nämlich, nach den Untersuchungen von *Janz* und *Singer* (736, 737) zu schließen, eine mitotische *„Non-Disjunction" des Chromosomens* 21 im Tumorgewebe vor. Im Gegensatz zum Mongolismus kommt es bei dieser Tumorart nicht zu einer Trisomie, sondern zu einer Monosomie 21, die man beim lebendgeborenen Menschen bislang nur ganz selten beobachten konnte (*Thorburn* u. *Johnson* (659).

Auch im Hinblick auf die Auswirkungen solcher Chromosomenstörungen scheint uns der *Vergleich zwischen der Monosomie 21 beim Meningeom und der Trisomie 21 beim Mongolismus* von höchstem biologischem Interesse zu sein, da es durch eine Monosomie 21 zu einem umschriebenen wilden Krebswachstum mit ständigen Zellteilungsvorgängen und bei der Trisomie 21 des Mongolismus zu einer allgemeinen, entwicklungshemmenden, regressiven „Fetalisationstendenz“ (siehe später) kommt. Solche Vergleiche sind zum Verständnis der biologischen Abläufe von weitreichender Bedeutung. In diesem Licht müssen vielleicht auch die deutlich überzufälligen *Beziehungen zwischen Mongolismus und angeborener Leukämie* gesehen werden (s. dort), wobei möglicherweise progressive (Leukämie) und regressive (Mongolismus) Tendenzen gleichzeitig wirksam sind.

c) Genetische Beeinflussungen durch Viren

Die ursächliche *Entstehung verschiedener Krebsgeschwülste* auf dem Boden genetischer Entgleisungen durch Virusbefall kann heute als gesichert angesehen werden. Die Verleihung des Nobel-Preises für 1975 macht das deutlich. Gerade in den letzten Jahren haben Vorstellungen über die immer wieder gelegentlich diskutierte *Entstehung des Mongolismus durch Viren* (248 u. a.) durch interessante Beobachtungen neuen Auftrieb erhalten.

Während zunächst mehr das *Röteln-Virus* (72) und das *Masern-Virus* (489, 490) im Mittelpunkt der Überlegungen standen, trat in letzter Zeit das *Hepatitis-Virus* ganz stark in das Blickfeld der epidemiologischen Betrachtungen beim Mongolismus. Schon früheren Untersuchern waren immer wieder örtliche und jahreszeitliche Häufungen beim Mongolismus aufgefallen (520), für die sie keine richtige Erklärung finden konnten. Die Beobachtungen im Rahmen einer ausgedehnten Hepatitis-Epidemie in Viktoria, Australien, durch *Stoller* und *Collmann* (641) sowie durch *Collmann* und Mitarb. (101), die *Stoller* (640) in einer erschöpfenden und breit angelegten Arbeit zusammengefaßt hat, legen es – nach Ansicht dieser Autoren – nahe, daß das Hepatitis-Virus zu Chromosomenstörungen der verschiedensten Art führen kann, was von anderen Autoren noch bezweifelt wird. Neben gehäuften Aborten bei den Müttern, verschiedensten Mißbildungen des Zentralnervensystems bei den Kindern und einer Zunahme von Krebs wurden vor allem deutliche Häufungen von Mongolismus an Orten mit Hepatitis-Virus-Befall beobachtet. Keineswegs regelmäßig waren die Mütter der Kinder selbst an Gelbsucht erkrankt. Der Hinweis, daß bei dieser zusätzlichen Belastung vor allem Mütter im vorgeschrittenen Gebäralter mongoloide Kinder zur Welt brachten, unterstreicht das vorher Gesagte.

Solche sog. *katamnestischen Untersuchungen*, bei denen wir die Patienten nach einer nachgewiesenen Erkrankung weiterverfolgen, haben den *Vorteil*, daß wir die als ätiologisch bedeutsam erachtete Ausgangssituation klar überschauen können. So wurden z. B. auch die Zusammenhänge zwischen Röteln-Viren und einer schädigenden Beeinflussung der werdenden Frucht im Sinne einer sog. Rötelnembryopathie entdeckt.

Von Wichtigkeit scheint die Beobachtung zu sein, daß vor allem *Viren mit langer Einwirkungszeit genetisch bedeutsame Beeinflussungen* darstellen können. Man weiß heute sehr genau, daß die verschiedensten Viren in den Zellstoffwechsel eingreifen (737), wobei es offensichtlich in erster Linie zu einer Beeinflussung der ganz spezifischen Ribonucleinsäure- und der Desoxyribonucleinsäure-Synthese kommt. Viren dieser Art können so eine sehr lange Zeit den Zellstoffwechsel beeinflussen. Es ist dabei keineswegs notwendig, daß es zu einer nach außen hin sichtbaren „Erkrankung" im Sinne einer Infektionskrankheit kommt, obwohl innerhalb des Zellstoffwechsels so lebensentscheidende Veränderungen ablaufen. Wir lernen immer mehr Virusarten kennen, die zu solchen Einwirkungen imstande sind. *Vivell* (677) hat vor einiger Zeit auf diese grundlegenden Erkenntnisse hingewiesen, die s. E. die bisherige Infektionslehre sowie unsere Vorstellungen über Krebsentstehung (135) und Virus-Zellbeziehungen auf das Nachhaltigste verändern werden. Man kann anfügen, daß hiervon möglicherweise auch die Forschung um die Ätiologie des Mongolismus – wenigstens für einige Fälle – entscheidend profitieren wird.

d) Immunbiologische Faktoren

Viele Beobachtungen sprechen dafür, daß auch immunbiologische Faktoren eine Bedeutung für den Zellstoffwechsel haben.

Schon früh haben *Haubold* und Mitarb. (244–256) die *Beziehungen zwischen mütterlichen Schilddrüsenerkrankungen und Mongolismus* erkannt. Ihre Beobachtungen konnten auch von anderer Seite bestätigt werden (42–45, 99, 158, 739 u. a.).

In der Regel handelt es sich hierbei um eine *Dysfunktion der Schilddrüse* und weniger um eindeutige Unter- bzw. Überfunktionen. Häufig wird eine mehr oder weniger deutliche *Struma* sichtbar. Es liegen auch viele Arbeiten über den Nachweis von *Schilddrüsen-Antikörpern* bei Müttern mongoloider Kinder vor, die als ätiologisch bedeutsam angesehen werden (82, 173, 174, 449, 625, 675). Mit Recht betont *Hill* (280), daß hier Grundumsatz- und Jodbestimmungen nicht weiterhelfen, da das Vorhandensein von Schilddrüsen-Antikörpern keineswegs an eine gleichzeitig bestehende klinisch sichtbare Schilddrüsenerkrankung geknüpft zu sein braucht.

Nach *Massimo* und Mitarb. (442) lassen sich bei Trägern einer Chromosomenstörung signifikant *höhere Werte der Immunglobuline* im Vergleich zur Norm finden. Nach Ansicht der Autoren sprechen solche Befunde für das Vorliegen von immunbiologischen Störungen, die zum Auftreten von Chromosomenabweichungen prädisponieren.

e) Vitaminmangelzustände

Zum regulären Ablauf der Zellvorgänge ist u. a. das ausreichende Vorhandensein von Vitaminen, Mineralsalzen und Spurenelementen Grundvoraussetzung. Viele tierexperimentelle Untersuchungsergebnisse zeigen, daß sich, vor allem durch Vitamin A-Mangel, schwerste Veränderungen und Schädigungen – speziell des ZNS – hervorrufen lassen. Daß man auf diese Weise Chromosomenstörungen bewirken kann, ist u. W. noch nicht nachgewiesen. U. E. könnte man eher damit rechnen, daß *durch* eine *Mangelsituation dieser Art* die *Voraussetzungen zum Auftreten einer* solchen *Chromosomenstörung vermehrt* geschaffen werden.

Nach den Untersuchungen von *Klebanow* (354), *Stefko* (630) und *Stieve* (634) u. a. kommt es hierbei in Extremsituationen offenbar zu einer Involution der Geschlechtsorgane. Interessanterweise kann man auch mit Überdosierungen von Vitamin A ähnliche Veränderungen setzen wie durch einen Mangel an Vitamin A. Vor allem *Haubold* (245–256) – dort auch weitere Literatur – sowie *Sobel* (585) haben sich eingehend mit diesen Fragen beschäftigt. *Schmid* (609) hat vor kurzem über den Vitamin B-Status bei mongoloiden Kindern berichtet. Wir werden ihnen im therapeutischen Teil wiederbegegnen (siehe Basistherapie).

Die *Bedeutung chronischer Infektherde* für biologische Vorgänge ist heute unbestritten. Sie können nicht nur zu einer Beeinträchtigung des Allgemeinbefindens, sondern auch zu einer entscheidenden Störung vieler biologischer Abläufe, speziell hormoneller Vorgänge, führen (217, 302, 330, 564 u. a.). Auch hier muß auf die vielseitigen Untersuchungen der Forschergruppe um *Haubold* (245–256) hingewiesen werden.

5. *Zusammenfassung der Ätiologie des Mongolismus*

Es wurde versucht, die *Vielseitigkeit ätiologischer Faktoren* herauszustellen. Eine große Zahl äußerer Beeinflussungen der molekularbiologisch funktionierenden und zu verstehenden Zellvorgänge konnte aufgezeigt werden.

Vieles auf diesem Gebiet *beruht* bislang *auf praktischen Erfahrungen.* Sie allein genügen nicht. Durch *exakte wissenschaftliche Untersuchungen* in den vorgezeigten Richtungen müßten sie auf eine *breitere Ebene* gestellt werden. Nur so könnten aus vermuteten, individuell beobachteten, angenommenen, naheliegenden, sich im täglichen Umgang mit diesen Kindern und ihren Eltern immer wieder bestätigenden Zusammenhängen exakt nachweisbare, beweisbare und damit gesicherte Tatsachen werden.

Da höchstens *3 bis 5 %* *aller Fälle von Mongolismus erblich bedingt* sind, darf sich die *wissenschaftliche Forschung nicht allein auf zytologische Untersuchungen konzentrieren.* Die *Klärung der Ätiologie des Mongolismus* hat *vorrangige Bedeutung,* da sie von großer individueller und auch von sehr starker allgemeiner Bedeutung aus sozialer Sicht ist.

Neben endogenen Faktoren sind wir auf eine größere Zahl exogener ätiologischer Faktoren eingegangen. Es wurde die Vermutung geäußert, daß als *ätiologisch wirksames Prinzip beim Mongolismus* neben äußeren Einwirkungen der verschiedensten Art individuell unterschiedliche Gegebenheiten angenommen werden müssen, die in einem ständigen Wechselspiel gegenseitiger Beeinflussung stehen.

Als interessante Betrachtung zu den angeschnittenen Fragen möchten wir auf die Arbeit von *Vogel* (679) hinweisen, da sie eindrucksvoll die augenblickliche Situation auf diesem Gebiet darstellt.

Im letzten Abschnitt dieses Kapitels wollen wir uns mit dem Erscheinungsbild des Mongolismus beschäftigen, bevor wir uns dann der Besprechung des mongoloiden Kindes zuwenden.

IV. Das „Erscheinungsbild des Mongolismus“

1. Der Mongolismus – ein Ganzheitsproblem

Jede biologische Entwicklung ist ein Ganzheitsproblem. Das Wesen der Ganzheit erklärt sich nicht im Sinne einer Summe durch Addition genbedingter Eigenschaften. Nach *Livingston* (415) muß sie als eine funktionelle Integration verstanden werden, wobei es zu einer ständigen stufenweisen Aktivierung latenter noch ruhender Gene (sog. Kryptotyp nach *Saller* (563, 564) durch bereits aktivierte Gene im Laufe der Eigenentwicklung – wir sprechen hier von Ontogenese – kommt. Diese Vorstellung macht es verständlich, weshalb schädigende Einflüsse, vom Zeitpunkt der Insultsetzung abhängig, unterschiedliche Normabweichungen zur Folge haben. Dies geht aus Abb. 12 hervor, die wir, modifiziert, der Arbeit von *Kalb* (330) entnommen haben.

Beim Mongolismus erfolgt die Beeinflussung der genetischen Strukturen durch das überzählige Chromosom 21 sehr früh, in der Regel schon vor der Befruchtung, im Ablauf der Reifeteilungen, oder, wie wir gehört haben, direkt bei den ersten mitotischen Zellteilungen nach der Befruchtung. Der frühe Zeitpunkt und die Massivität der fehlerhaften genetischen Information machen es verständlich, daß die Auswirkungen so durchgrei-

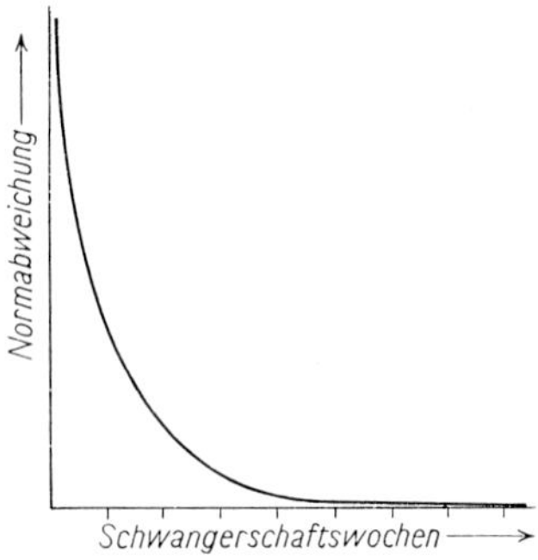

Abb. 12 Abhängigkeit der Normabweichung vom Zeitpunkt der Insultsetzung (modifiziert nach *Kalb* 330)

fend sind. Es entsteht hierdurch gewissermaßen *„ein neuer Typ Mensch"*, der den eigentlichen, durch die Aszendenz geplanten und genotypisch präformierten Phänotyp, also das, was wir im äußeren Erscheinungsbild erfassen können, mehr oder weniger auflöst, umsetzt und eliminiert (330). Dieser neue Phänotyp verschleiert unterschiedlich stark die intrafamiliäre Verwandtschaft und führt statt dessen *zu einer verblüffenden extrafamiliären Ähnlichkeit aller mongoloiden Menschen*, die auch über konstitutionelle, kulturelle und rassische Schranken hinwegreicht.

Es darf heute als gesichertes Erfahrungsgut angesehen werden, daß alle mongoloiden Menschen auf der Welt diese phänomenologischen Gemeinsamkeiten zeigen, auch wenn sie individuell unterschiedlich stark und in der Einzelsymptomatik variabel ausgeprägt sind. Die individuellen Variationen und der unterschiedliche Grad der Ausprägung des Mongolismus sind offenbar weit weniger Ausdruck des stammesgeschichtlich – also phylogenetisch – präformierten Genotyps dieses Individuums oder seiner kulturellen und rassischen Herkunft. Sie können viel mehr durch Art und Massivität der fehlerhaften genetischen Information erklärt werden.

Während *Penrose* (506–510) annimmt, die Diagnose Mongolismus lasse sich durch eine Summierung unspezifischer Einzelsymptome stellen, betont *König* (364) mit Recht, daß die Symptome das mongoloide Kind zwar kennzeichnen, aber nicht konstituieren. Wir möchten hier *König* wörtlich zitieren, da seine Definition in diesem Punkt ganz unsere Auffassung trifft.

So schreibt *König* auf Seite 40 in seinem Buch: „Ein mongoloides Kind ist eine in sich geschlossene psycho-somatische Einheit, die jedermann, der einige dieser Kinder gesehen hat, auch wiedererkennt. Dieses Wieder-Erkennen ist aber nicht das Resultat einer Addition beobachteter und registrierter Einzelsymptome, sondern ein Erkenntnisprozeß, der darin besteht, daß das erstmalige Erfassen des Gestalt-Eindruckes sich immer wieder neu vollziehen läßt. Nicht die Merkmale werden wiedererkannt, sondern die mir einsichtig gewordene „Gestalt" des Mongolismus; sie wird so wiedererkannt, wie ich einen Freund wiedererkenne, den ich Tage oder Monate oder Jahre nicht gesehen habe.“

Diese Definition deckt sich mit modernen psychologischen Erkenntnissen über den prägenden Einfluß von individuell bedeutsamen Erkenntnis- und Erlebnisprozessen, die im Hirn engrammatisiert werden, vielfach dann nicht mehr bewußt sind, bei passender Gelegenheit oder oft ganz ungewollt (Traum u. a.) und unpassend sofort wieder als Ganzes zur Verfügung stehen (415). Am deutlichsten zeigt sich das bei den individualpsychologisch so bedeutsamen und stark prägenden Eindrücken der frühen Kindheitsperiode (595).

Diese Erkenntnis schließt selbstverständlich nicht aus, daß wir heute alle uns zur Verfügung stehenden Möglichkeiten der Einzelerfassung bestimmter Befunde, wie sie zuletzt von *Schuch* und *Schmid* (623) mitgeteilt wurden, als Beweisführung heranziehen, um in zweifelhaften Fällen die Diagnose Mongolismus zu sichern oder Einteilungskriterien mongoloider Kinder zu treffen. Davon wird noch im einzelnen zu sprechen sein (siehe somatische Befunde).

2. Der Mongolismus in struktur- und gestaltpsychologischer Sicht

Die extrafamiliären Gemeinsamkeiten mongoloider Menschen beschränken sich nicht auf das äußere Erscheinungsbild. Sie betreffen vielmehr das „Insgesamt“ dieser Menschen. Wir wollen das durch einige Gedankengänge der *Gestalt- und Strukturpsychologie* belegen, wobei vor allem auf die Monographie von *Metzger* (452) verwiesen werden kann. Für Interessenten möchten wir außerdem auf unsere fachlich orientierte Monographie „Psychodiagnostik des organisch hirngeschädigten Kindes“ (713) verweisen. Wir haben dort mehr über den *Einfluß* der Gestalt- und Strukturpsychologie *auf die Psychopathologie* geschrieben und auch reichlich Spezialliteratur aufgeführt.

Die Erkenntnisse und Einsichten dieser Forschungsrichtung sind u. E. vor allem *aus psychologischer und heilpädagogischer Sicht von großer Tragweite*. Wir werden ihnen bei der Besprechung dieser Fragenkomplexe deshalb immer wieder begegnen.

Jede *Gestalt* hebt sich unterschiedlich stark und deutlich von ihrem *Hintergrund* ab. Die Gestalt wird mehr oder weniger intuitiv *als Ganzes erfaßt* oder im Laufe der Zeit erkannt und erfahren. Wir unterscheiden *3 Arten von Gestaltmerkmalen:* das strukturelle Gefüge, die Gestaltqualitäten und die Wesenseigenschaften der Gestalt.

Übertragen auf unser Problem kann daraus gefolgert werden: *nur das „Insgesamt“ des äußeren Erscheinungsbildes* sowie *der* übrigen *Gestalt-*

qualitäten und Wesenseigenschaften verhelfen uns *zu einem* verbesserten und vertieften *Verständnis des* „Mongolismus" bzw. des *„mongoloiden So-Seins"* und heben diese Kinder von anderen Schwachsinnsformen eindeutig ab (323, 467, 716).

Der *Gestaltungsprozeß,* den wir zu leisten haben, erfolgt stufenweise *(„Prägnanzstufe")* mit dem *Ziel einer möglichst optimalen „Prägnanz".* Hierunter wird die „gute", „ausgezeichnete" und „sinnvolle" Gestalt verstanden, bei der Struktur, Qualität und Wesen die beste und reinste Verwirklichung bieten. Die Gestaltung steht unter einem *„Prägnanzdruck"* bzw. einer *„Prägnanztendenz".* Hierunter verstehen wir die eigentliche Intention des Hinführens, als den dynamischen Prozeß zur Erreichung einer möglichst optimalen „Prägnanz". Es besteht keine grundsätzliche Alternative zwischen „ungestaltet" und „gestaltet". Alle situativ und individuell unterschiedlichen Übergänge, Variationen und Endpunkte sind denkbar. Keinesfalls zeigen alle 3 Gestaltqualitäten immer die gleiche „Prägnanzstufe". Wir kennen diese Einsicht aus dem täglichen Leben zur Genüge. Sie machen das *„Insgesamt" jeder Persönlichkeit* aus.

Die *Gestaltgesetze* der *„Differenzierung"* – als der ins Einzelne gehenden Tendenz – und der *„Integration"* – als der Tendenz zum gesamthaften Überblick – gelten nach Katz (338) für alle psychisch-geistigen und biologischen Abläufe.

Nach *Metzger* (452) vollzieht sich jede physische und psychisch-geistige Entwicklung im Neben- und Nacheinander einfacher Gestalten. Sie gliedern und differenzieren sich immer weiter auf und verlieren dadurch ihre Omnipotenz (Allgemeingültigkeit). Gleichzeitig integrieren sie sich zu immer höheren, umfassenderen und „reicheren" Gestalten als *Ausdruck der gesamthaften kindlichen Entwicklung zur menschlichen Reifung.*

Jede *Gestaltänderung* durch innere oder äußere Faktoren führt zu einer gesamthaften Gestaltbeeinflussung im Sinne einer *„Gestaltverzerrung",* eines *„Gestaltwandels"* oder gar eines völligen *„Gestaltzerfalls".* Je intensiver und je frühzeitiger diese Richtungsänderung erfolgt, desto nachhaltiger ist die gesamthafte Gestaltbeeinflussung. Dies trifft z. B. für den Mongolismus zu, worauf ja schon mehrfach hingewiesen wurde.

Durch die Untersuchungen von *Köhler* (361) konnte nachgewiesen werden, daß Naturvorgänge und psychisch-geistige Bereiche den gleichen Gesetzen folgen („Isomorphismus" von *Köhler*). Er konnte auch beweisen, daß jeder Sinnesreiz mit einem Gesamtprozeß beantwortet wird (Widerlegung der Konstanzannahme).

Vor allem *Conrad* (106) verstand es, die Erkenntnisse der Struktur- und Gestaltpsychologie für den Gesamtbereich der Psychopathologie fruchtbar zu machen. Alle Interessenten müssen wir auf seine überaus interessanten Arbeiten verweisen.

Conrad unterscheidet zunächst den sogenannten *„Formwandel“*, der dem veränderten morphologischen Substrat entspricht. Im Falle des Mongolismus ist dieser „Formwandel“ durch das überzählige Chromosom 21 bzw. die im Kapitel über die Pathogenese des Mongolismus beschriebenen Chromosomenveränderungen eindeutig bestimmt.

Jeder „Formwandel“ führt zu einem *„Funktionswandel“* als Ausdruck der durch den „Formwandel“ gestörten Funktionen. Für unsere Fragestellung heißt dies: die morphologische Gegebenheit des überschüssigen genetischen Materials (n + 1) muß zu einer gesamthaften Störung der Chromosomenfunktionen führen. Mit diesem Hinweis berühren wir die Frage, welche funktionellen, biochemischen oder molekularbiologisch zu interpretierenden Funktionsänderungen durch den oben erwähnten „Formwandel“ ausgelöst und in Gang gesetzt werden.

Nach *Conrad* führt jeder „Form- und Funktionswandel“ zu einem *„Strukturwandel“* als einer Veränderung der „Gesamtgestalt“. Der „Strukturwandel“ ist *beim mongoloiden Kind* so hochgradig und durchgehend, daß hieraus quasi eine „ganz *neue Art Mensch-Sein*“ entstanden ist. Hierüber wollen wir im nächsten Kapitel noch mehr sagen.

Jeder „Strukturwandel“ äußert sich, nach *Conrad*, in einem *„Gestaltwandel“* als den veränderten Leistungen dieses organischen Gefüges. Nur diese sichtbar veränderten Leistungen mongoloider Kinder können wir, abgesehen vom äußeren Erscheinungsbild, erfassen. Sie machen uns den „Strukturwandel der mongoloiden Kinder“ in praktisch allen Bereichen offensichtlich. Dem „Gestaltwandel“ der mongoloiden Kinder werden wir deshalb bei der Besprechung des mongoloiden Kindes immer wieder begegnen.

Jede schwere Störung der Gestalt führt, nach *Conrad*, zu einem sog. *„protopathischen Gestaltwandel“*. Hierbei kommt es zu einer Störung der integrativen Gestaltfunktionen, einer sog. *„Desintegration“*. Wir verstehen darunter das Unvermögen einer übergeordneten gesamthaften Betrachtung, die bei mongoloiden Kindern, speziell im abstrakten Denkbereich, so extrem stark ausgeprägt ist.

Außerdem führt der Abbau der differentialen Gestaltfunktionen zu einer sog. *„Entdifferenzierung“*. Hierbei heben sich die Gestalten nicht genug von ihrem Hintergrund ab. Sie bleiben unbestimmt, verschwommen und undeutlich. Auch diese Erkenntnisse sind uns aus dem praktischen Umgang mit mongoloiden Kindern sehr gut bekannt und werden uns deshalb später noch mehr beschäftigen.

An vielen Stellen haben wir immer wieder darauf hingewiesen, daß die Art des „Form-, Funktions- und Strukturwandels“ *bei mongoloiden Kindern* dafür verantwortlich ist, daß sich deren *„Gestaltwandel“* sehr deutlich von den Gestaltstörungen bei Kindern mit erworbenen frühkindlichen

Hirnschädigungen abhebt, was auch durch die Untersuchungsergebnisse von *Johnson* und *Abelson* (323) wie von *Moore* und Mitarb. (467) deutlich wird. Dieser Hinweis ist uns ein ganz besonderes Anliegen. Hierauf sind wir in einer gesonderten Arbeit (716) und in unserer Monographie (713) speziell eingegangen. Vereinfacht kann festgehalten werden: der Gestaltwandel bei den organisch hirngeschädigten Kindern ist als Ausdruck des gestörten „Form-, Funktions- und Strukturwandels" sehr viel bunter und uneinheitlicher, wobei das Bild sehr stark vom Zeitpunkt, der Schwere und der Lokalisation der Hirnschädigung geprägt wird. Im Vergleich dazu folgen die Gestaltstörungen bei mongoloiden Kindern viel mehr dem Gesetz der durchgehenden Gestalt, da es sich hier nicht um eine sekundäre Gestaltstörung einer zuvor intakten Anlage, sondern um eine primäre Änderung schon zum Zeitpunkt der Vereinigung der Ei- und Samenzelle handelt, die zu einer *„neuen Art Mensch-Sein"* und zu einer zwar geänderten, aber letztlich doch sehr „harmonischen und gleichförmigen Gesamtgestalt" geführt hat, die wir bei allen mongoloiden Kindern nachweisen können.

3. Der Mongolismus – eine regressive „Fetalisationstendenz" im Sinne einer sog. „Neotenie" auf genetischer Basis

Nach dem Gesagten ist es verständlich, daß wir es als *falsch* empfinden, *die mongoloiden Kinder als* nur in ihrer Entwicklung mehr oder weniger stark *zurückgebliebene „Normalkinder" zu betrachten.* Diese Definition würde der besonderen Art ihres „Mensch-Seins" nicht gerecht. Die Umschreibung ihres „So-Seins" als „ontogenetische Regression" ist sicher gleichermaßen verfehlt wie die Beschreibung von *Shuttleworth* (578, 579) als „unfinished", also „unfertig".

Die Auslegung einer „Neotenie" durch *König* (364) ist in dieser Form sicher auch nicht richtig, da die Verursachung von ihm, bei Unkenntnis der Chromosomenbefunde, in eine zu späte Entwicklungsphase, nämlich die frühe Embryonalzeit, gelegt wurde. Ansonsten hat *König* die Einmaligkeit der gesamthaften Veränderungen des mongoloiden Kindes klar gesehen und auch sehr anschaulich beschrieben. Wir möchten dies, zum besseren Verständnis für alle, nochmals durch ein wörtliches Zitat seines Buches (Seite 74) veranschaulichen: „Aus allem hier Vorgebrachten wird offenbar, daß es sich beim Mongolismus keinesfalls um eine Summe von Einzelsymptomen handelt, die durch einen genetischen Hokuspokus zusammengewürfelt wurden und in Erscheinung treten, sondern daß hier der Gesamtmensch als einheitliches Gebilde ergriffen wird und, sozusagen durch und durch, in allen Teilen ein mongoloides Wesen ist. Nicht weil eine Drüse ihre Funktion versagt oder ein Organ (z. B. das Hirn, Anmerkung von uns) pathologisch zu reagieren beginnt, das sind schon die Folgen, nicht aber die Ursachen.“

Überaus schwierig scheint somit die Beantwortung der Frage, wie wir uns *das Zustandekommen* des ausführlich beschriebenen einmaligen und gesamthaften *„So-Seins“ der mongoloiden Kinder* vorstellen sollen. Das einzige, was wir mit Sicherheit kennen, ist das morphologische Substrat beim Mongolismus, der „Formwandel“ im Sinne einer Chromosomenaberration (siehe zytogenetische Befunde). Was hat er aber zu bedeuten? Wie sollen wir ihn in seinen Auswirkungen erklären? Welche Vorgänge werden durch die fehlerhafte und überschießende genetische Information ausgelöst und wie sollen wir uns den daraus resultierenden „Funktions-, Struktur- und Gestaltwandel“ vorstellen?

Es hat nicht an Deutungen der verschiedensten Art gemangelt, die hier aufzuführen nur verwirren würde. Sicher ist es kein Zufall, daß mit dem Bekanntwerden der zytogenetischen Befunde das Rätseln um solche Fragen merklich nachgelassen hat oder sogar ganz verstummt ist. Man glaubt offenbar vielfach, mit diesen Befunden des Rätsels Lösung gefunden zu haben, eine Vorstellung, die wir in dieser Form nicht teilen können.

Es sei uns ein Vergleich mit der Situation bei der Leukämie, einer schweren, vielfach zum Tode führenden Blutkrankheit, und beim Krebsleiden erlaubt. Auch hier kennen wir vielfach lediglich das morphologische Substrat und rätseln um die Ursachen der Entstehung. Niemand käme auf den Gedanken, dies zu verkennen und nicht alle Anstrengungen zu machen, in noch unbekannte Bereiche vorzustoßen. Dabei sind wir hier nicht gezwungen, uns um das Zustandekommen eines gesamthaften „Gestaltwandels“ Gedanken zu machen, wie dies beim Mongolismus der Fall ist.

Noch angebrachter wäre deshalb ein Vergleich mit den endogenen Psychosen, z. B. der Schizophrenie, da hier nach *Petrilowitsch* (514) ebenfalls ein gesamthafter „Gestaltwandel“ der Persönlichkeit vorliegt.

Die von *Kalb* (330) vertretene *anthropologische Deutung* geht auf die sog. „Fetalisationstheorie“ von *Bolk* (69) und *Hilzheimer* (281) zurück. Sie stützt sich auf vergleichende Untersuchungen an Föten von Menschen und Menschenaffen. *Kalb* versucht, dieses Prinzip der „Fetalisation“ auf die Entstehung des Mongolismus zu übertragen, indem er das mongoloide Kind als „geschlechtsreif gewordenen Menschenfötus“ und damit – im übertragenen Sinn – als eine sog. „Neotenie“ bezeichnet. Unter dem biologischen Begriff „Neotenie“ wird eine Geschlechtsreife im Larvenstadium (z. B. der Axolotl) verstanden.

Da der Begriff „geschlechtsreif“ irreführend sein könnte, würden wir, in Abwandlung von *Kalb, das mongoloide Kind als lebensfähig gewordenen Menschenfötus* bezeichnen.

Die von *Kalb* angeführten Vergleiche hinsichtlich der gemeinsamen Abstammung von Menschenaffen und Menschen weisen auf gleiche biologische Prinzipien hin. Sie haben nichts mit atavistischen Tendenzen – also eine Art Rückfall des Menschen auf die Stufe des Menschenaffen – im Sinne von *Crookshank* (114) zu tun.

Interessant in diesem Zusammenhang sind die mitgeteilten *zytologischen Vergleichsuntersuchungen an Menschen und Menschenaffen* durch *Haberlandt* (230). Es fand sich dabei eine sehr enge Stammesverwandtschaft zwischen den afrikanischen Menschenaffen (Gorilla und Schimpansen) und dem Menschen. Die asiatischen Großaffen (Orang-Utang und Gibbon) stehen dagegen, nach zytologischen Merkmalen beurteilt, etwas abseits. Die Gemeinsamkeiten erstrecken sich auf Zellzahl (Menschenaffen 48, Mensch 46) sowie morphologische Struktur der einzelnen Chromosomen.

Diese Untersuchungsergebnisse werden in ihrer humangenetischen Bedeutung dadurch unterstrichen, daß es *Pieper* und *McClure* (Notizen, DÄ 45, 3142, 1969) vom Yerkes-Primaten-Forschungszentrum der Emory-Universität in Atlanta *erstmals* gelungen ist, bei einer jetzt 1jähr. Schimpansin einen *Fall von tierischem Mongolismus* nachzuweisen und genau zytologisch zu untersuchen. Neben den typischen Merkmalen der mongoloiden Reifungshemmung mit zusätzlichem angeborenem Herzfehler fand man eine Trisomie im Bereich der Autosomenpaare 22 oder 23. Die Forscher hofften, die Schimpansin durch sorgfältige Pflege zur fortpflanzungsfähigen Reife mit der Möglichkeit der Nachkommenschaft zu bringen, was für die klinische und genetische Erforschung des Mongolismus-Syndroms natürlich von unschätzbarem Wert gewesen wäre. Unseres Wissens ist dieses Vorhaben mißlungen, da die Schimpansin verstarb.

Turpin und *Lejeune* (669) haben auf bemerkenswerte Ähnlichkeiten der Handlinien zwischen Menschen und niederen Affen hingewiesen.

Im *Pflanzenreich* hat *Lejeune* (394) das „Geworden-Sein" trisomer Pflanzen als eine „regressive Mutation" gedeutet.

Mit der *Konzeption des Mongolismus als einer genetisch bedingten, regressiven, auf einer Fetalisationstendenz beruhenden „Neotenie"* lassen sich alle Erscheinungen des „Form-, Funktions-, Struktur- und Gestaltwandels" mongoloider Kinder auf physischem und psychisch-geistigem Gebiet gut verstehen und zwanglos erklären. Dies wird sich in allen Bereichen vor Augen führen lassen. Auf ähnlichen Erkenntnissen fußt die Definition des Mongolismus von *Benda* (42–45) als einer sog. „kongenitalen Akromikrie".

Durch die Fetalisationstendenz werden fötale Merkmale bei mongoloiden Kindern stabilisiert und fixiert. Sie bestimmt die Grenze des zu Erreichenden in therapeutischer Hinsicht. Diese Einsicht schließt u. E. die psychisch-geistige Entwicklung und das physische Weiterwachsen mongoloider Kinder in den so festgelegten Bahnen selbstverständlich nicht aus. Alle Erfahrungen sprechen vielmehr mit Nachdruck dafür, daß man den *Entwicklungsgang* dieser Kinder *durch geeignete und umfassende Maßnahmen* wesentlich *unterstützen und fördern* kann, wovon in Kapitel D noch ausführlich gesprochen werden soll.

4. Zusammenfassung über das „Erscheinungsbild des Mongolismus“

Nach diesem etwas schwierigen und vielleicht nicht leicht zu verstehenden Kapitel wollen wir das Gesagte nochmals kurz *zusammenfassen.*

Im ersten Abschnitt kam es uns darauf an, die Notwendigkeit und den Vorteil einer gesamthaften Betrachtung des Mongolismus herauszustellen. Wir haben dafür die Begriffe der „gemeinsamen Gestalt“ und der „Ganzheit“ eingeführt. Sie sind in allen Bereichen anwendbar.

Zum besseren Verständnis des Mongolismus und des mongoloiden Kindes wurden im zweiten Abschnitt diese beiden Begriffe gestaltpsychologisch interpretiert und erläutert. In Anlehnung an die anthropologische Deutung des Mongolismus durch *Kalb* kamen wir zur Konzeption, den Mongolismus – in übertragenem Sinn – als eine genetisch bedingte, regressive, auf einer Fetalisationstendenz beruhenden „Neotenie“ – also eine „besondere Art Mensch-Sein“ aufzufassen. Hierdurch lassen sich u. E. alle Erscheinungen des Mongolismus gut verstehen und zwanglos erklären.

Um allen Mißverständnissen zu begegnen, wollen wir hier ausdrücklich betonen, daß mit dieser Konzeption und Definition, die wir auch etwas abgeändert haben („besondere“ anstatt „neue“), das diesen Kindern mögliche, für sie charakteristische und sie bestimmende „Mensch-Geworden-Sein“ im anthropologischen Sinn von uns nie bezweifelt oder in Frage gestellt wurde. Wir hoffen, hiermit der leisen Kritik von *Speck* (591) auf Seite 30 seines Buches ausreichend entgegnet zu haben, was auch im persönlichen Gespräch erfolgte. Uns geht es ausschließlich um eine Klarstellung und *Kennzeichnung des mongoloiden „So-Seins“ im Rahmen ihres „Mensch-Seins“.*

Mit dieser Zusammenfassung möchten wir unsere Darstellung über den Mongolismus beschließen. *In den folgenden Kapiteln* soll nun *das mongoloide Kind* ganz in den Mittelpunkt rücken. Im ersten Kapitel werden wir die physische und psychisch-geistige Situation des mongoloiden Kindes besprechen, bevor wir auf die wechselseitigen Beziehungen zu Familie und Umwelt eingehen. Im zweiten Kapitel soll uns eingehend die koordinierte Betreuung des mongoloiden Kindes beschäftigen. Im letzten Kapitel wollen wir eine Schlußbetrachtung in sozial-prognostischer Sicht anstellen.

C. Das mongoloide Kind und seine Umwelt

I. Das mongoloide Kind als Gesamtgestalt

Wie gerade betont, wird es unser Anliegen sein, das zuvor für die Darstellung des Mongolismus für notwendig und richtig Erachtete nun auf die Besprechung des mongoloiden Kindes zu übertragen. Die *Begriffe der „gemeinsamen Gestalt“* und der *„Ganzheit“* werden uns deshalb auch hier *richtungsweisend* sein.

Es wird sich zeigen lassen, daß uns das besondere „So-Sein“ des mongoloiden Kindes mit seinem gesamthaften „Struktur- und Gestaltswandel“ in allen Bereichen gegenübertritt, sei es auf physischem und psychisch-geistigem Gebiet oder im Hinblick auf seine Umweltbeziehungen.

Über die *Schwierigkeit unseres Anliegens* sind wir uns durchaus im klaren. In gestaltpsychologischer Sicht ist es nämlich absolut verständlich, wenn *Zellweger* (739) in diesem Zusammenhang das sofortige Einspringen des intuitiv gesamthaft Erfaßten erwähnt, aber gleichzeitig die Schwierigkeit betont, das so Erfaßte darzustellen.

Die *Beschreibung der Einzelsymptome* auf physischem oder psychisch-geistigem Gebiet ist deshalb der allgemein übliche Weg, der jedoch u. E. – wie erläutert – an ganz entscheidenden und wesentlichen Fragen vorbeigeht. Die Gesamtschau kann u. E. nicht durch das Aufführen der Einzelsymptome ersetzt werden. Wir sind sogar der Meinung, daß auf diese Weise die „Gesamtschau“ nur verlorengehen kann. Die Summe der Einzelsymptome macht auf jeden Fall nicht das Ganze aus. Das Einzelne hat nur die Möglichkeit, das zuvor erfahrene Ganze näher zu beschreiben, zu kennzeichnen und zu bestätigen oder – wiederum nur über einen gesamthaften Prozeß – abzulehnen (vgl. Kap. B, IV).

Mit *König* (364) sind wir von der in sich geschlossenen *psychosomatischen Einheit des mongoloiden Kindes* im Sinne einer „Gesamtgestalt“ überzeugt. Zur Darstellung des Ganzen und zur näheren Kennzeichnung bleibt uns aber kein anderer Weg, als diese Einheit in *ihre beiden Einzelbereiche aufzugliedern* und erst in einem anschließenden Abschnitt wieder zusammenzuführen. Wir werden jedoch bemüht sein, bei der Einzeldarstellung immer wieder auf das Ganze hinzuweisen.

Wir gehen dabei den unüblichen Weg, indem wir *zunächst die psychisch-geistige Gesamtsituation* und *dann erst das „Insgesamt des körperlichen Strukturwandels“* der mongoloiden Kinder, dargestellt an uns wichtig erscheinenden Einzelbeispielen, besprechen.

Es würde dem *Anliegen unserer Darstellung* widersprechen, wenn wir alle Befunde auf körperlichem oder psychisch-geistigem Gebiet im einzelnen darlegen oder ihr Vorkommen in Prozentzahlen angeben. Anspruch auf Vollständigkeit wird von uns auch in keiner Weise erhoben.

Wir müssen hier auf die überaus reichliche Fachliteratur, vor allem auf die monographischen Darstellungen (44, 511, 739 u. a.) verweisen. Einzelsymptome können wir nur so weit besprechen, wie es uns für die Kennzeichnung des Ganzen, für die Diagnostik des mongoloiden Kindes oder als Ansatzpunkt möglicher therapeutischer Maßnahmen dienlich erscheint.

II. Die psychisch-geistige Gesamtsituation des mongoloiden Kindes

Die *gesamthaft geänderte psychisch-geistige Struktur* dieser Kinder finden wir in allen Einzelbereichen. Überall läßt sich die „besondere Art Mensch-Seins" der mongoloiden Kinder nachweisen, gekennzeichnet durch die ungenügende Ausgestaltung. Diese Situation kennzeichnet auch der Begriff der sog. „angeborenen Akromikrie", also das Ausbleiben einer feineren Ausdifferenzierung der Spitzen, den *Benda* (42–44) für den Mongolismus – wenn auch mehr in somatischer Hinsicht – gewählt hat.

In *gestaltpsychologischer Sicht* würden wir sagen: Die Gestaltwerdung ist auf der Stufe der „*Vorgestalt*" stehengeblieben: alles ist noch amorph, unbestimmt, vage, ungegliedert, konturhaft, wenig strukturiert und recht diffus. *Es fehlt diesen Kindern der geistige Prägnanzdruck,* um aus dem Stadium einer „Kollektivation", in der „Figur" und „Grund" noch zu sehr verschmolzen sind, in den Bereich einer gegliederten und differenzierten „Endgestalt" vorzustoßen. Sie lassen somit die so entscheidende *psychisch-geistige Ausdifferenzierung* vermissen, die das „normale Mensch-Sein" üblicherweise ausmacht: Phantasie und Weltoffenheit, das Übergeordnete und die durchgehende Linie, die Führung und das Zusammenspiel sowie die Möglichkeit der Umsteuerung und der Kontrolle (199). Diese Einsichten lassen sich auf alle nur denkbaren Bereiche übertragen, von denen wir nur einige beispielhaft aufführen wollen.

Wir werden dies zunächst für den *Gestaltprozeß der Motorik* tun. Die Motorik des mongoloiden Kindes ist gekennzeichnet durch alle nur möglichen Grade eines *Hypotonus,* der alle motorischen Abläufe mitbestimmt. Nach *Fishler* und Mitarb. (179) sowie *McIntire* und *Dutsch* (448) sind das Ausmaß des Hypotonus und die „Prägnanzstufe" der motorischen Abläufe in der Regel Maßstab für die Schwere des gesamthaften Gestaltwandels.

Der *Bewegungsablauf der Willkürmotorik* des mongoloiden Kindes bleibt *lange* auf ganz einfachen *Vorgestalten* stehen: er ist unbestimmt, zufällig, ungeordnet, überschießend, ungesteuert und er ist verhältnismäßig spät auf ein vorgestelltes Ziel ausgerichtet.

Es folgt *dann das Stadium des Tuns*, das lange Zeit ein *„Sich-Erleben“* und ein bloßes *Agieren* bleibt, bis hieraus *Handlungen* im Sinne einer Zielsetzung und einer bewußten objektgebundenen Stellungnahme werden.

Wie schwer fällt es mongoloiden Kindern, ihre Handlungen unter eine geistige Kontrolle zu bekommen, sie zu einem phantasievollen, übergeordneten, durchgehenden und gestalteten *Spiel* zu nutzen, um hieraus neue Umwelterfahrungen zu gewinnen (*Wunderlich* 711, 712).

Der Ablauf der Motorik bleibt bei allen mongoloiden Kindern mehr oder weniger *„vorgestaltet“*. Sie wird nicht „normal“ ausdifferenziert. Die gesamte Willkürmotorik behält hierdurch ihr Gepräge, in Haltung, Bewegung, Gang, Sprache und Mimik.

Es ist uns ein besonderes Anliegen, darauf hinzuweisen, daß u. E. *alle mongoloiden Kinder* mehr oder weniger ausgeprägte *Störungen der motorischen Funktionen* mit entsprechenden umschriebenen und allgemeinen Behinderungen zeigen. Dieser Sachverhalt ist in versorgungsrechtlicher Hinsicht von entscheidender Bedeutung, worauf am Ende des Buches nochmals eingegangen werden soll.

Gerade die letzten Beispiele zeigen die enge *Verflechtung* und gegenseitige Entsprechung *zwischen Motorik und psychisch-geistiger Situation* dieser Kinder. Wir wollen es am *Beispiel der Mimik* vor Augen führen, indem wir Abbildungen von Zwillingen vorweisen, bei denen nur der eine der beiden mongoloid, der andere aber gesund ist. Blick, Mimik, Gestik und Handlung der Kinder sind gleichgerichtete Ausdrucksphänomene eines „normalen“ und eines gesamthaft geänderten mongoloiden „Mensch-Seins“ (Abb. 13 a und b).

Als nächstes *Beispiel* wollen wir die *Sprache* wählen. Noch deutlicher als bei der Motorik ist hier die Tendenz zur ungenügenden Ausdifferenzierung und zum Verharren auf „Vorgestalten“. Es bestehen dabei engste *Verflechtungen zwischen psychisch-geistiger Situation und Motorik*, die den individuell unterschiedlichen Grad der Sprachbehinderung kennzeichnen. Es ist deshalb verständlich, daß gerade hier, abgesehen von der Intelligenz, die Behinderung der mongoloiden Kinder am stärksten ausgeprägt ist. Der vorhin geschilderte Gestaltwandel der psychomotorischen Entwicklung hat gleichermaßen Einfluß auf Sprache und psychisch-geistige Entwicklung, was wir in therapeutischer Hinsicht durch krankengymnastische Maßnahmen zu beeinflussen suchen (siehe dort).

Sprache sowie Sprachentwicklung als psychisch-geistige Ausdrucksphänomene sind gleichermaßen nur vorgestaltet. So ist die Sprache vielfach rauh, tief und unmelodisch. Das gesprochene Wort ist oft unklar, unbestimmt, vage, verstümmelt und unstrukturiert. Der Sprachfluß ist vielfach gehemmt und oft abgehackt.

Die ungenügende „Prägnanz“ wird noch deutlicher bei höheren Gestal-

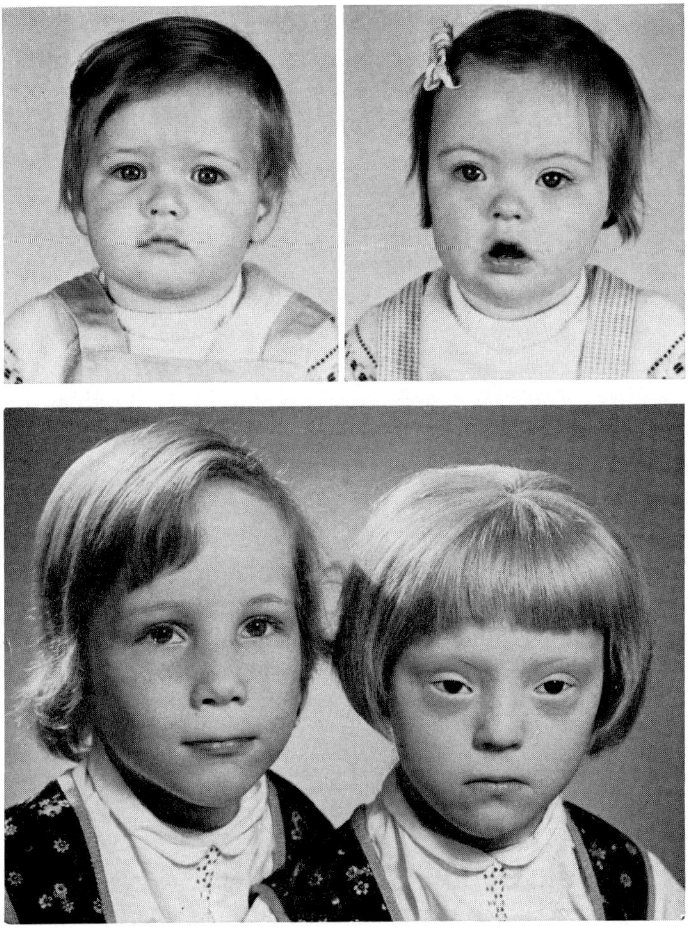

Abb. 13 a u. b Zwillingsschwestern (links: gesund, rechts: mongoloid) (eigene Beobachtungen)

ten, z. B. der *Satzbildung. Der geistige Inhalt des Gesprochenen* weist alle Differenzierungsgrade einer Gestaltung vom Sagen über das Nennen zum Reden auf (364). Gespräch und Gedankenaustausch als soziales und psychisch-geistiges Bindeglied von Mensch zu Mensch bleiben leider vielen mongoloiden Kindern verschlossen. Diese Situation hat natürlich ihre morphologischen Entsprechungen in der Hirnstruktur. Sie ist aber nicht dadurch bedingt.

Ausgehend von der Beobachtung, daß mongoloide Kinder, als Zeichen ihrer Indifferenz, eine nur sehr unvollkommene Händigkeitsentwicklung haben (*Wunderlich* 713) und hier ganz offensichtlich Beziehungen zur Sprachentwicklung bestehen, sind wir bemüht, durch gezielte gymnastische Übungen im Sinne von *Delacato* (126) sowie *Kiphard* (344–350) eine Verbesserung der Sprachentwicklung zu erreichen. Davon soll im therapeutischen Teil noch mehr gesagt werden.

Wir haben versucht, das Unvermögen mongoloider Kinder, zu differenzierten „Ganzgestalten" vorzudringen, an zwei Beispielen verständlich zu machen. Es konnte sich hierbei nur um gezielte Einblicke in einen gesamthaften Gestaltprozeß handeln, um Prinzipielles aufzuzeigen. Ohne eine *Stellungnahme zur intellektuellen Situation* mongoloider Kinder wäre der Einblick jedoch sicher unvollkommen, da die deutliche geistige Beeinträchtigung die schwerste Belastung dieser Kinder und ihrer Eltern darstellt.

Das *Unvermögen* der mongoloiden Kinder, *abstrakt denken zu können,* wird nach dem Vorhergesagten einsichtig und verständlich. Aufrechter Gang, Sprache und Intelligenz sind kennzeichnend für die Entwicklung zum menschlichen „So-Sein". Hierfür hat der Mensch viele andere biologische Mängel in Kauf nehmen müssen. Auf dem Weg zur Intelligenz ist das mongoloide Kind am deutlichsten stehengeblieben bzw. am wenigsten vorangekommen. Die höchste *„Prägnanzstufe"*, das *abstrakte Denkvermögen,* kann es nicht erreichen. Diese Welt mit ihren Enthüllungen, Offenbarungen, Weitblicken und Abgründen ist ihm verschlossen. Es hat deshalb keinen wirklichen Bezug zum eigenen „So-Sein" und kann sich selbst nicht abstrakt vorstellen. Es kann nicht über sich selbst reflektieren. Beim mongoloiden Kind bestimmt *nicht „abstraktes", sondern „konkretes Verhalten"* im Sinne von *Goldstein* (218) sowie *Wellek* (697) die psychisch-geistigen Grundeinstellungen. Dieses konkrete Verhalten ist bestimmend für die psychisch-geistige Situation des mongoloiden Kindes. Es läßt sich in allen Bereichen nachweisen. Hiervon sind alle weiteren Besonderheiten in psychisch-geistiger Hinsicht ableitbar, auf die wir hier nicht näher eingehen können. Es muß in diesem Punkt auf die vielfachen Beschreibungen anderer Autoren verwiesen werden, die wir schon genannt haben oder noch nennen werden. Uns kam es viel mehr auf die Darstellung und Erklärung der Grundphänomene an.

Es ist typisch für die Gestalt des mongoloiden „So-Seins", daß *von den drei Gestaltqualitäten* – „Struktur", „Qualität" und „Wesen" – die *Struktur am meisten* von der regressiven Tendenz *betroffen* ist. Dies hat wahrscheinlich seine Begründung im „Formwandel" des genetischen Materials und wird offensichtlich im Unvermögen, abstrakt denken zu können.

Mit allem Nachdruck möchten wir uns hier nochmals gegen die isolierte Betrachtung oder gar Beurteilung des mongoloiden Kindes unter dem Blickwinkel der Intelligenz aussprechen. Wir würden dadurch der Gesamtpersönlichkeit der mongoloiden Kinder in keiner Weise gerecht. In qualitativer und wesensmäßiger Hinsicht erreichen mongoloide Kinder oft ein recht beachtliches Niveau, besonders dann, wenn die Umweltsituationen entsprechend sind (704) und die Kinder unter einer ständigen gesamthaften Betreuung stehen. Davon wird im therapeutischen Teil noch ausführlich die Rede sein.

Bislang wurde nur „vom mongoloiden Kind“ oder „von den mongoloiden Kindern“ gesprochen, gerade so, als ob es hier nicht ganz *erhebliche individuelle Unterschiede* geben würde. Wir haben das absichtlich getan, um die allgemeinen Gesetzmäßigkeiten besser darstellen zu können.

Im Hinblick auf die Intelligenz bzw. das abstrakte Denkvermögen sind die aufgezeigten Grenzen praktisch für alle mongoloiden Kinder richtungsweisend und bestimmend.

Diese Tatsache schließt aber keineswegs aus, daß mongoloide Kinder *auf* vielen *anderen Gebieten* ganz *erfreuliche Leistungen* und Fähigkeiten entwickeln können. Besonders gilt das Gesagte z. B. für die *Merkfähigkeit,* bei der viele mongoloide Kinder Beachtliches aufzuweisen vermögen. Durch eine koordinierte Betreuung kann man die Fähigkeiten solcher Kinder ausbauen. Das hat einen positiven Einfluß auf das Leistungsniveau und die gesamte Persönlichkeitsentwicklung. Den Kindern wird dadurch gleichzeitig zu einer erheblichen Verbesserung ihrer sozialen Stellung verholfen. Nichts wäre verhängnisvoller, als die Barriere im abstrakten Denkbereich und den Grad der intellektuellen Minderung maßgebend für unseren Einsatz bei diesen Kindern werden zu lassen (*Köttgen* 368, *Wunderlich* 715–725).

Viele Autoren haben schon darauf hingewiesen, daß möglichst frühzeitig mit den Bemühungen um die mongoloiden Kinder begonnen werden muß, da die regressive Tendenz mit zunehmendem Alter immer deutlicher wird und verlorener Boden schwer wieder zurückzugewinnen ist. Davon wird später im therapeutischen Teil noch zu sprechen sein. Dort werden wir noch näher auf die individuell recht unterschiedlichen Entwicklungsverläufe mongoloider Kinder eingehen, da sie in einem sehr hohen Maß von zusätzlichen Faktoren abhängig sind, die wir hier nur angeschnitten haben.

III. Somatische — körperliche Befunde beim Mongolismus

1. Einleitung

Im ersten Kapitel dieses Abschnitts sprachen wir davon, daß wir von der Vielzahl der somatischen Befunde beim Mongolismus hier nur diejenigen beispielhaft aufführen und besprechen wollen, die uns zur Darstellung des Ganzen oder in diagnostischer bzw. therapeutischer Hinsicht wesentlich erscheinen. Manche Punkte werden wir deshalb erst im therapeutischen Teil besprechen.

2. Geburtssituation des mongoloiden Kindes

Mongoloide Kinder werden im Durchschnitt vor dem sonst üblichen *Geburtstermin* geboren (302, 408). Wir müssen bei diesem Ereignis unterscheiden zwischen gesunden, aber zu früh geborenen Kindern (Frühgeburten im eigentlichen Sinn), pränatal – also schon im Mutterleib – vorgeschädigten und deshalb zu früh geborenen Kindern und schließlich solchen, bei denen die Gestations- oder Tragdauer aus endogenen Gründen kürzer ist (319). Zur letzten Gruppe gehören wahrscheinlich die meisten mongoloiden Kinder. Der hohe Anteil von zu früh geborenen mongoloiden Kindern (60–70 %) läßt auf eine genetisch bedingte Gesetzmäßigkeit schließen (415). Im Durchschnitt ist der Geburtstermin dieser Kinder etwa um 2–3 Wochen vorverlagert.

Das *Geburtsgewicht* liegt dementsprechend auch deutlich unter dem normalen Altersdurchschnitt (nach unseren Feststellungen rund 400 g). Akzelerationstendenzen der derzeit geborenen Kinder (351) müssen bei solchen Angaben mitberücksichtigt werden.

Die zu geringe *Körpergröße* mongoloider Kinder – sie beträgt in unserem Material im Durchschnitt 49 cm – ist nach dem Obengesagten verständlich. Die schon hier offensichtliche, präformierte Tendenz zur Untermaßigkeit wird uns später im therapeutischen Teil wieder beschäftigen.

Exakte Angaben über den *Kopfumfang* waren in unserem Material schwer zu erhalten. Die später so charakteristische Brachycephalie – oder Kurzköpfigkeit – ist hier offenbar noch wenig ausgeprägt (548). Sie wird mit zunehmendem Alter durch die ungenügende Hirn- und die genetisch bestimmte Schädelentwicklung viel deutlicher (42–45, 549 u. a.). Nach *Colon* (104) beträgt die Zahl der Hirnnervenzellen nur die Hälfte im Vergleich zur Norm. Erfahrungsgemäß sind Schädelmessungen in der Praxis recht schwierig. Nach *Schmid* (606–608) sowie *Wechselberg* und *Wessely* (689) können hier Röntgenkontrollen hilfreich sein. Man sollte jedoch an die hohe Belastung mit ionisierenden Strahlen denken, zumal der Aussagewert der Schädelmessungen unseres Erachtens gering ist. Auf diese Fragen werden wir im therapeutischen Teil (siehe Behandlung mit Frisch- und Trockenzellen) noch zurückkommen.

3. Extremitäten

Kurze plumpe Hände und Finger bzw. Füße und Zehen (Akromikrie von *Benda* 42–45), sog. 4-Finger-Linie, zu kurzer und meist etwas gebogener 5. Finger infolge Verkürzung der Mittelphalanx (Brachymesophalangie V und Klinodaktylie), weiter Abstand zwischen erster und zweiter Zehe und pathologische Furchenbildung am Fuß sind häufige, wohlbekannte und oft beschriebene Symptome beim Mongolismus. Es wurde schon betont, daß ihnen keine Beweiskraft zukommt. Sie können im Einzelfall höchstens hinweisend sein. Interessanterweise fanden *Baumann* und *Zdansky* (32) bei 182 Neugeborenen mit zerebralen Bewegungsstörungen weit mehr Vier-Fingerlinien als bei einer normalen Vergleichsgruppe. Sie sehen deshalb die Vierfingerlinie als Index für eine ganz frühe Schädigung an, die unseres Erachtens in den frühesten Stadien der Fruchtentwicklung liegen müßte. Auch wir haben solche Beobachtungen machen können.

4. Dermatoglyphen

Das *Studium der Hautleisten an Hand und Fuß* – wir sprechen hier von sog. Dermatoglyphen – erfordert Spezialkenntnisse. Die diagnostische Bedeutung dieser Befunde wird von vielen Fachleuten sehr hoch eingeschätzt (122, 225, 511, 523). Ihr Aussagewert ist den röntgenologisch festzustellenden pathologischen Beckenwinkelmaßen (siehe dort) gleichzusetzen und bedeutet zudem, nach *Stoeckenius* (636), keine zusätzliche Belastung mit ionisierenden Strahlen.

Ein hoher axialer Triradius t' oder t", unterbrochene oder Perlschnurleisten und Leistendysplasien am Hypothenar sowie tibiale Bogen an beiden Großzehenregionen (A^t), sprechen mit weitgehender Sicherheit für die Diagnose Mongolismus.

Deckers und Mitarb. (122) fanden bei richtiger Auswahl der Dermatoglyphen 97 % Treffsicherheit ihrer Aussage. *Greyerz-Gloor* und Mitarb. (225) konnten mit 7 Merkmalen eine exakte Trennung von „mongoloid" und „gesund" erreichen. Interessierte können weitere Einzelheiten aus der Monographie von *Hirsch* (283) entnehmen. Wir selbst verfügen nicht über eigene Erfahrungen auf diesem Gebiet.

5. Mongolismus und Mißbildungen

a) Duodenalstenose

Die frühzeitige Erkennung einer anatomisch bedingten Behinderung der Darmpassage im Bereich des Zwölffingerdarms – wir sprechen hier von einer sog. *Duodenalstenose* – ist von großer Wichtigkeit. Die weit überzufällige Kombination zwischen Mongolismus und Duodenalstenose ist vielfach beobachtet worden. Sie kann auch aus unserem Krankengut bestätigt werden. Nach *Bodian* und Mitarb. (63) sowie *Louw* (420) entfallen rund $^1/_3$ der operierten Fälle von Duodenalstenose auf mongoloide Kinder. Nur eine rechtzeitige Operation kann hier Abhilfe schaffen. Die Indikation für die Operation muß wie bei jedem anderen gesunden Kind gestellt werden. Eine wissentliche Unterlassung der Operation würde für alle Beteiligten eine nicht tragbare seelische und moralische Belastung bedeuten.

Bachmann und *Pfeiffer* (27) berichten über eine überzufällige *Häufung anderer Darmverschlüsse* bei mongoloiden Kindern, z. B. *Analstenosen* (Verschluß im Bereich des Afters). Ihre Beobachtungen werden von *Kučeva* (384) bestätigt. Wir haben diese Kombination in unserem Krankengut nur ganz selten gesehen. Auch hier ist selbstverständlich ein operatives Vorgehen notwendig.

b) Herzfehler

Fehlbildungen des Herzens oder der großen Gefäße sind beim Mongolismus die *häufigste Form aller zu beobachtenden Mißbildungen.* Die Zahlenangaben über die Häufigkeit des Vorkommens schwanken zwischen 7 (*Comby* 105) und 70 % (*Engler* 161, 162). Lebensalter, Intensität der Untersuchungen sowie Art des Patientenmaterials sind dafür verantwortlich zu machen (226, 329, 717). Exakte Angaben hierüber wären nur von Entbindungsstationen zu erhalten, da erfahrungsgemäß mongoloide Kinder mit zusätzlichem angeborenen Herzfehler eine hohe Sterbequote haben und in erster Linie für die verhältnismäßig hohe Sterblichkeit mongoloider Kinder in der Neugeburtsperiode verantwortlich zu machen sind (siehe Lebenserwartungen). In dieser Phase ist jedoch der Nachweis eines angeborenen Herzfehlers gelegentlich schwierig.

Wir selbst fanden *bei unseren mongoloiden Kindern,* die vorzugsweise im häuslichen Milieu leben, bei sorgfältiger klinischer Untersuchung zwischen 20 (sichere) und 30 % (wahrscheinliche oder mutmaßliche) angeborene Herzfehler. Nicht in allen Fällen haben wir die Diagnose in Spezial-Herzabteilungen bestätigen lassen. Wir wollen deshalb keine Angaben über die Art der verschiedenen Fehlbildungen machen. Zur Frage der *Art der Herzfehler* bei mongoloiden Kindern äußerten sich u. a. *Cullum* und *Liebman* (118). Als häufigste Herzfehler fanden sie: Ventrikel- und Vorhof-Septumdefekte, AV-Kanal und Fallotsche Tetralogie, was auch durch die Untersuchungen von *Nouaille* und *Gauthier* (495) weitgehend bestätigt wird. *Cullum* und *Liebman* geben an, daß Herzfehler bei Mongolismus etwa zwanzigmal häufiger nachweisbar ist, als man dies normalerweise annehmen müsse. Diese Fragen können hier nur kurz berührt werden. Im übrigen möchten wir auf die Fachliteratur verweisen.

Die *Prognose* – das ist die Vorhersage im Hinblick auf die Lebenserwartung – ist abhängig von der Art des Herzfehlers und von der Intensität der therapeutischen Maßnahmen. Viele mongoloiden Kinder, sind durch den zusatzlichen angeborenen Herzfehler zunächst wenig behindert. Trotzdem möchten wir glauben, daß die Kinder einer ständigen fachärztlichen Betreuung bedürfen, um den rechtzeitigen Zeitpunkt für eventuell notwendig werdende operative Maßnahmen nicht zu verabsäumen (52). Dies setzt jedoch voraus, daß man in den Spezialabteilungen alle hier notwendigen Untersuchungen inkl. Herzkatheter durchführt und die mongoloiden Kinder nicht anders betrachtet wie alle anderen „normalen" Kinder. Über diese Fragen werden wir im therapeutischen Teil noch mehr zu sagen haben (siehe dort).

c) Andere Mißbildungen

Im Vergleich zu sonstigen Trisomien sind andere Mißbildungen beim Mongolismus selten. *Schönenberg* und *Pfeiffer* (617) berichteten z. B. über einen Fall von gleichzeitigen Gliedmaßenfehlbildungen.

6. *Kombination von Mongolismus mit Chondrodystrophie oder Hypothyreose*

Wir selbst verfügen über die Beobachtung eines Jungen mit der *Kombination von Mongolismus und Chondrodystrophie*, wobei sich mongoloide und chondrodystrophische Stigmata ausgleichen oder potenzieren.

Bei *Zellweger* (739) sind Fälle einer *Kombination von Mongolismus und Hypothyreose* aufgeführt.

Beide Kombinationen sind höchstens in differentialdiagnostischer Hinsicht von Interesse. Eine überzufällige Häufung besteht bei beiden im Hinblick auf Mongolismus nicht.

7. *Mongolismus und Alopecia areata*

Vor einiger Zeit haben wir (*Wunderlich* und *Braun-Falco* 727) über eine *Kombination von Mongolismus und Alopecia areata* bei insgesamt 13 Patienten berichtet. Es handelt sich bei der Alopecia areata um einen kreisrunden, umschriebenen Haarausfall der Kopfhaare, der an einer oder

– meistens – mehreren Stellen auftritt. Bei ungünstigen Verlaufsformen, die nicht selten sind, führt diese Entwicklung bis zum völligen Haarausfall, Verlust der Augenbrauen und der Augenwimpern (Abb. 14 a). Gleichzeitige Nagelveränderungen sind seltener. Gelegentlich besteht zusätzlich eine sog. Vitiligo – ein umschriebener Pigmentverlust der Haut.

Wir haben den Eindruck, daß hier eine überzufällige Häufung besteht. Seit unserer ersten Mitteilung haben wir weitere Beobachtungen dieser Art machen können. Bei rund 180 mongoloiden Kindern, vorwiegend im Säuglings- oder Kleinkindesalter, sah *Stoeckenius* (636) dreimal eine Alopecia areata.

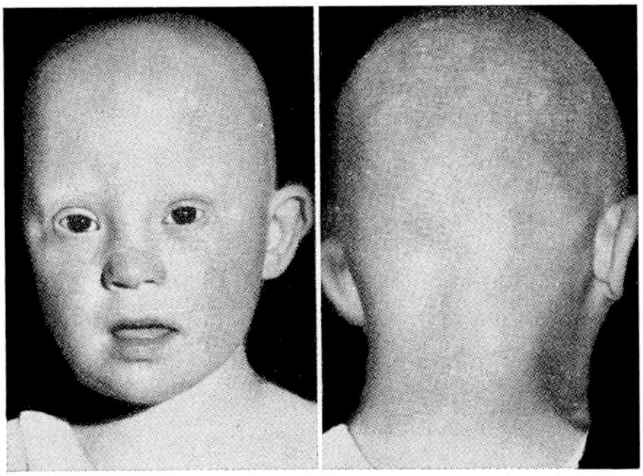

Abb. 14 a Mongoloider Junge mit Alopecia areata (eigene Beobachtung)

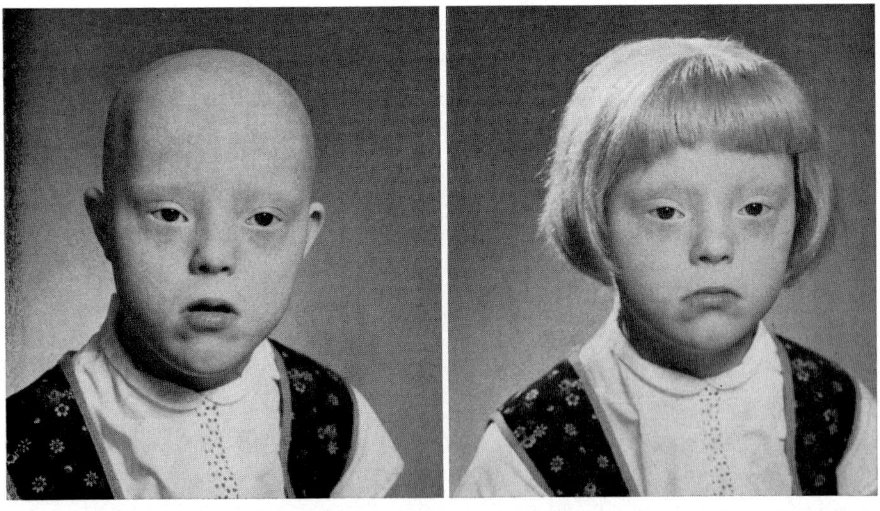

Abb. 14 b Mongoloides Mädchen mit Alopecia areata. Links ohne, rechts mit Perücke (eigene Beobachtung)

Auf das Grundleiden ausgerichtete Maßnahmen sind uns *nicht bekannt*. Wir haben deshalb im therapeutischen Teil diese Frage nicht angeschnitten. Neben dem Versuch, den Haarwuchs der Kinder medikamentös zu beeinflussen, stehen hier *Palliativmaßnahmen* – Linderungsmaßnahmen – im Vordergrund. Aufgrund unserer Erfahrungen ist es z. B. aus sozialprognostischer Sicht unerläßlich, den äußeren Aspekt der Kinder durch die ärztliche Verordnung einer *Perücke* zu verbessern, was wir durch Bilder eines mongoloiden Kindes unserer Praxis eindringlich vor Augen führen möchten (Abb. 14 b).

8. Mongolismus und Leukämie bzw. Krebs

Ein Zusammenhang zwischen Mongolismus und Leukämie ist zweifelsohne vorhanden. Dies gilt in erster Linie für die sog. angeborene Leukämie. Das Vorkommen von angeborener Leukämie beim Mongolismus ist 3- bis 9mal häufiger, als es der Norm entspricht.

Bei den sog. *kongenitalen* (angeborenen) *Leukämien* handelt es sich, nach den Untersuchungen von *Rosner* und *Lee* (554), meistens um myeloische Leukämien. Bei älteren Kindern überwiegen Lymphoblasten-Leukämien. *Chaptal* und Mitarb. (95) haben auch auf andere Formen von Blutveränderungen bei mongoloiden Kindern hingewiesen und durch vier Fallbeschreibungen dargelegt.

Es wäre von größter Wichtigkeit, die Frage zu klären, ob hier Besonderheiten in ätiologischer (383, 484), pathogenetischer (59, 265, 324), biochemischer oder molekularbiologischer Hinsicht bestehen, da sich hieran therapeutische Hoffnungen knüpfen. Auch wir verfügen über ähnliche Beobachtungen.

Auf die *Zusammenhänge zwischen Mongolismus und Krebs* sind wir in Kapitel B schon eingegangen (736, 737). Diese Fragen haben hohes allgemeinbiologisches Interesse.

9. Mongolismus und Beckenveränderungen

Vor allem bei ganz jungen mongoloiden Kindern zeigen die Beckenschaufeln eine sehr charakteristische ausladende Form. Hierdurch kommt es zu einer Abflachung der Beckenwinkelmaße, speziell des sog. Acetabulum- und Iliumwinkels. Hieraus bestimmen wir den sog. *Ilium-Index*. Er errechnet sich wie folgt:

$$\frac{2 \times \text{Ilium-} + 2 \times \text{Pfannendachwinkel}}{2}$$

Normalerweise ist der Ilium-Index bei der Geburt im Durchschnitt 81 Grad, bei mongoloiden Kindern 50 bis 60 Grad. Besser als viele Worte kann das eine Abbildung verständlich machen, die wir der Arbeit von *Zellweger* (739) entnommen haben (s. Abb. 15).

Die wichtigsten Feststellungen hierzu verdanken wir *Caffey* und *Ross* (86, 87). Ihre Befunde wurden zunächst von *Kaufmann* und *Pelargonio* (340) und später auch von anderen Autoren bestätigt (129, 491, 603, 627), aber auch z. T. abgelehnt (616). *Kaufmann* und *Taillard* (341) machten auf die Seltenheit der Kombination von Mongolismus und angeborener Hüftgelenksluxation aufmerksam, was wir bestätigen können. Nach dem Obengesagten nimmt das nicht wunder.

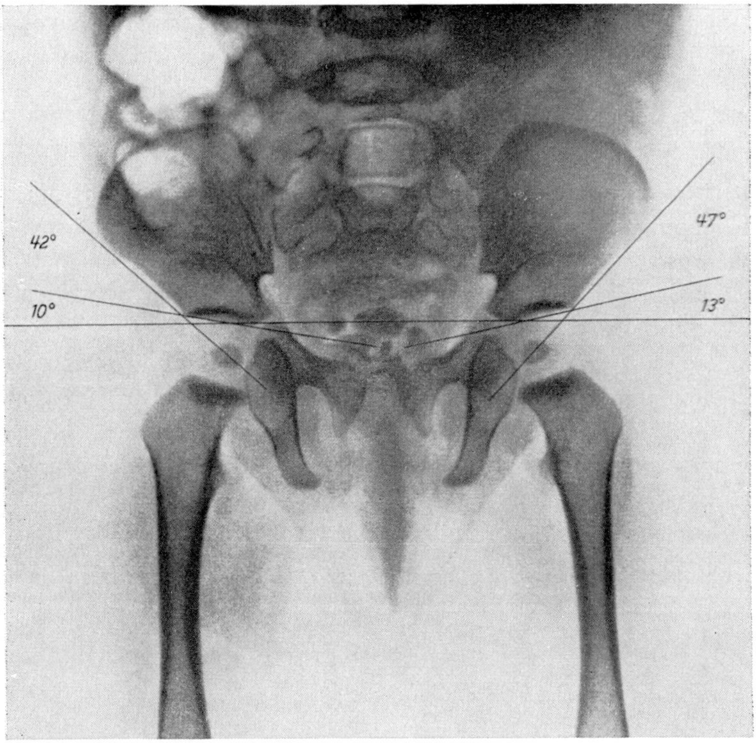

Abb. 15 Acetabulum- und Iliumwinkel bei Mongolismus (nach *Zellweger*) (739)

Diese Befunde haben nur im ersten Lebensjahr eine Bedeutung, wenn Angehörige oder Ärzte Zweifel an der Diagnose haben und das Ergebnis der Chromosomenuntersuchung noch nicht vorliegt. Nach unseren Erfahrungen zu schließen, sind sie allgemein zu wenig bekannt.

Vor einer kritiklosen und unnötigen Anwendung solcher Röntgenuntersuchungen möchten wir warnen. Studien über Hautleisten können gleiche diagnostische Aussagen machen (siehe dort).

10. Mongolismus-EEG-Befund und Hirnstruktur

Levinson und Mitarb. (408) berichten, daß wir bei mongoloiden Kindern im jüngeren Alter in der Regel einen normalen EEG-Befund erwarten können. Nach den Untersuchungen von *Jacob* (315) fehlt später vielfach die normalerweise aus dem EEG-Befund ablesbare volle Reifungstendenz des Hirns, was bei der Hirnstruktur mongoloider Kinder, um deren Erforschung sich speziell *Benda* (44) verdient gemacht hat, verständlich ist. In diesen Befunden wird der *Form- und Funktionswandel der mongoloiden Kinder* offensichtlich.

Dummermuth (146) sowie *Gibbs* und Mitarb. (206) sprechen sich für die *Seltenheit einer Kombination von Mongolismus und Epilepsie* aus, was wir aufgrund unserer eigenen Erfahrungen weitgehend bestätigen möchten. Immer wieder sieht man bei mongoloiden Kindern jedoch nicht nur eindeutige Krampfanfälle oder sogar ein chronisches Krampfleiden, sondern vor allem auch pathologische EEG-Befunde, ohne daß es immer zum Auftreten manifester Krampfanfälle zu kommen braucht, was durch die Untersuchungen von *Levinson* und *Bigler* (407) bestätigt wird.

Diese Beobachtungen leiten über zu der gleich zu besprechenden Frage, inwieweit bei mongoloiden Kindern möglicherweise auch zusätzliche frühkindliche Hirnschädigungen eingetreten sind, was wir bei unseren Beratungen und Untersuchungen zweifelsohne zu beachten haben. Neben der Möglichkeit der Durchführung von EEG-Ableitungen können zur Beantwortung dieser Frage auch psychologische Testuntersuchungen herangezogen werden, worüber gleich noch mehr zu sagen sein wird.

11. Frage zusätzlicher frühkindlicher Hirnschädigungen

Schon im Kapitel B und in dem soeben besprochenen Abschnitt haben wir darauf hingewiesen, daß wir *bei mongoloiden und frühkindlich hirngeschädigten Kindern* im Prinzip grundsätzlich *andere strukturelle Gegebenheiten* zu erwarten haben.

Die *Frage*, wie häufig bei mongoloiden Kindern mit *zusätzlichen frühkindlichen Hirnschädigungen* zu rechnen ist, wird von den verschiedensten Autoren unterschiedlich beantwortet. Hier muß bedacht werden, daß mongoloide Kinder in der Regel zu früh und auch untergewichtig geboren werden (siehe Geburtssituation). Damit steigt das Risiko, daß unter der

Geburt Hirnschädigungen eintreten, die den weiteren Ablauf der Entwicklung maßgeblich beeinflussen. Aus grundsätzlichen und praktischen Überlegungen wäre es wünschenswert, die hier anstehenden Fragen durch gezielt durchzuführende EEG-Ableitungen und durch die Ergebnisse psychologischer Testuntersuchungen abzuklären (713, 723), um die beiden grundsätzlich unterschiedlichen Gegebenheiten voneinander trennen und entsprechende therapeutische Maßnahmen einleiten zu können. In diesem Punkt können wir *Rett* (543, 544) nicht zustimmen, der die mongoloiden Kindern den hirngeschädigten Kindern zuordnet. Auch *Forti* und *Pocobelli* (188) nehmen zu dieser Frage Stellung.

12. Sonstige somatische Befunde

Hsia und Mitarb. (292) berichten über die *veränderten Enzymaktivitäten in den Blutzellen* mongoloider Kinder. Inwieweit hier Beziehungen zu der schon mitgeteilten Kombination Mongolismus und kongenitale Leukämie bestehen, läßt sich schwer sagen.

Miller und Mitarb. (457) nehmen zur Frage der verminderten Immunglobuline bei mongoloiden Neugeborenen Stellung. Diese Befunde gleichen sich später weitgehend aus.

Takayma und Mitarb. (642) nehmen an, daß aufgrund neuerer Stoffwechseluntersuchungen ein Zusammenhang zwischen *Diabetes melitus* (Zuckerkrankheit) und Mongolismus besteht, was sie durch eine Fallbeschreibung belegen. Ihre Annahme wird durch die Untersuchung von *Jeremiah* und Mitarb. (311) bestätigt. Auch wir haben ähnliche Beobachtungen machen können. Inwieweit wirklich eine Häufung besteht, wagen wir nicht zu entscheiden.

IV. Kurze psychosomatische Gesamtbetrachtung des mongoloiden Kindes als Zusammenfassung

Wir konnten in Kapitel II die Gründe aufzeigen, weshalb es außerordentlich schwierig ist, die physische und psychisch-geistige Situation des mongoloiden Kindes aus der gesamthaften Betrachtung herauszunehmen. Dies liegt darin begründet, daß die Vielzahl der physischen Gegebenheiten, die wir in Kapitel III beispielhaft erwähnten, und die psychisch-geistige Situation dieser Kinder den gleichen genetisch bedingten Gesetzen der „regressiven Fetalisationstendenz“ gehorchen und somit auf das engste im Sinne eines psychosomatischen Geschehens miteinander verknüpft sind. Wir haben das an den Einzelbeispielen der Motorik, mit dem im Säuglingsalter ganz im Vordergrund stehenden Hypotonus und der Sprache vor Augen geführt.

Die Bedeutung der Einzelbefunde auf körperlichem und psychisch-geistigem Gebiet sehen wir weniger darin, die „Diagnose Mongolismus" zu stellen oder das Verständnis des „mongoloiden So-Seins" zu vertiefen. Wir glauben vielmehr, daß die *Einzelbefunde auf somatischem Gebiet* uns wichtige Hinweise für ärztliche therapeutische Ansatzpunkte geben können, wovon gleich im therapeutischen Teil noch mehr zu sagen sein wird.

Die *Einzelbefunde auf psychisch-geistigem Gebiet* sollten dazu angetan sein, entsprechende psychologische, sprachtherapeutische und vor allem heilpädagogische Maßnahmen einzuleiten und kontinuierlich durchzuführen.

Von diesen beiden Ansatzpunkten auf körperlichem und psychisch-geistigem Gebiet, die im Sinne einer psychosomatischen Gesamtbetrachtung eng ineinandergreifen und sich sinnvoll ergänzen sollten, hängt u. E. entscheidend die weitere Entwicklung der mongoloiden Kinder und ihre Sozialprognose ab, was wir noch ausführlich besprechen werden.

Zuvor wollen wir jedoch noch einige Ausführungen zur Umwelt des mongoloiden Kindes machen, wobei uns vor allem die Elternsituation beschäftigen wird.

V. Die Umwelt des mongoloiden Kindes

1. Die Mutter des mongoloiden Kindes

a) Allgemeines

Schon mehrfach war von den leiblichen Beziehungen zwischen mongoloiden Kindern und ihren Müttern die Rede. So haben wir vor allem von der Frage der Beziehung zwischen Gebäralter der Mutter und Häufigkeit des Auftretens von Mongolismus (Kapitel A, II) gesprochen.

Im Verlauf dieses Kapitels wollen wir uns mit den psychischen, seelischen und zwischenmenschlichen Beziehungen zwischen der Mutter und ihrem mongoloiden Kind beschäftigen. Diese Frage ist speziell von *König* (364) aufgegriffen und herausgestellt worden.

Bevor wir dies tun, wollen wir im nächsten Abschnitt nochmals einen vorwiegend somatischen Gesichtspunkt anschneiden, nämlich die Frage nach der Abortneigung von Müttern mongoloider Kinder. Bei der Besprechung der ätiologischen und pathogenetischen Fragen hatten wir diesen Punkt schon mehrfach anklingen lassen, ohne ihn ausführlicher zu besprechen. Wir wollen jetzt in erster Linie die Häufigkeit des Ereignisses im Vergleich zu anderen Müttern ohne mongoloide Kinder zahlenmäßig festhalten. Im Hinblick auf ätiologische und pathogenetische Fragen müssen wir den Leser auf die entsprechenden Kapitel unserer Darstellung verweisen.

Es soll hier auch noch kurz auf die Schwangerschaft beim mongoloiden Kind selbst eingegangen werden.

b) Abortneigung von Müttern mongoloider Kinder – Schwangerschaft beim mongoloiden Kind

Das Ereignis vorangegangener oder folgender Aborte bei Müttern mongoloider Kinder soll, wie schon erwähnt, zunächst im Hinblick auf seine Häufigkeit im Vergleich zu anderen Müttern ohne mongoloide Kinder untersucht werden. Der Einfachheit halber unterscheiden wir nicht zwischen Aborten (bis zum 3. Schwangerschaftsmonat) und Fehlgeburten (nach dem 3. Schwangerschaftsmonat), sondern sprechen von Aborten im übergeordneten Rahmen. Gleichzeitig interessiert uns die Frage, wann die Aborte im zeitlichen Bezug zum mongoloiden Kind und zu anderen gesunden Kindern dieser Mütter auftraten. Ätiologische und pathologische Fragen sollen kurz am Schluß dieser Betrachtung angeschlossen werden.

Am Vorliegen einer *erhöhten Abortneigung* von Müttern mongoloider Kinder besteht kein Zweifel. Exakte Zahlenangaben sind schwer zu machen, da die mütterlichen Aussagen begreiflicherweise nicht sicher zu verwerten sind.

Zusammenfassend kann zu den *Untersuchungsergebnissen anderer Autoren* (44, 107, 302, 582) gesagt werden: Das Verhältnis ist etwa 3 : 1 zu Lasten der Mütter mit mongoloiden Kindern. Am höchsten sind die Abortzahlen in der Zeit zwischen dem letzten gesunden Kind und der Geburt des mongoloiden Kindes. Dies wird bei längerem Zeitabstand zwischen den beiden Ereignissen deutlicher. Häufig sieht man auch vorangegangene Aborte bei noch verhältnismäßig jungen Müttern, die ihr mongoloides Kind als erstes Kind bekommen haben.

Daß *Lawton* und Mitarb. (392) bei einer balancierten Translokations-Situation bei einem der beiden Eltern recht häufig Fruchtabgänge beobachtet haben, ist nach den mitgeteilten zytogenetischen Gegebenheiten zu erwarten und hat uns hier nur am Rande zu beschäftigen.

Die Angaben anderer Autoren decken sich mit unseren *eigenen Erfahrungen*, speziell im Hinblick auf Mütter mit einem vorangegangenen gesunden und einem nachfolgenden mongoloiden Kind. Wir hören nicht selten, daß gerade in dieser Zeit Regelstörungen der verschiedensten Art auftraten, die mit der Geburt des mongoloiden Kindes wieder verschwanden. Man hat dabei fast den Eindruck, als normalisiere sich das biologische Geschehen mit der Fehlleistung wieder. Nicht selten fühlen sich die Mütter in dieser Zeit körperlich, gesundheitlich oder psychisch gar nicht wohl. Sie können in der Regel nicht angeben, was den Zustand bedingt oder verursacht hat. Solche Hinweise sind natürlich mit Vorsicht zu werten, da das bewußte und unbewußte Kausalitätsbedürfnis mit hereinspielt, die Geburt des mongoloiden Kindes verständlich und verstehbar zu machen.

Insgesamt ist die Zahl der Aborte vor dem mongoloiden Kind größer als später. Das kann vielerlei Gründe haben. So werden wir z. B. gleich von der Tatsache sprechen, daß nach der Geburt eines mongoloiden Kindes ganz offensichtlich sehr viel weniger weitere Kinder zur Welt kommen, als man das sonst von Familien erwarten würde, die in der gleichen biologischen Situation (Alter der Mutter u. a.) stehen. Es darf deshalb angenommen werden, daß die Zahl der Konzeptionen nach einem solchen Ereignis geringer ist als zuvor, was sich auch auf die Häufigkeit der Aborte auswirken muß.

Das schockierende Ereignis der Geburt eines kranken Kindes, das man ja gleich oder bald als solches erkannte, ist für viele Eltern, trotz unseres Hinweises auf eine „nicht erbliche Form im Sinne einer freien Trisomie 21" und unseres Zuspruchs, nicht einfach zu überwinden. Das ist gut verständlich, da eine Konfrontation mit einem Schicksal immer zu anderen Einstellungen zwingt, als wenn man unvoreingenommen und unwissend der gleichen Situation ausgesetzt ist.

Diese Konstellation kann durchaus im Rahmen unserer Elternberatungen eine Indikation dafür abgeben, solchen Eltern zu raten, im Falle einer neuerlichen Schwangerschaft eine Amniozentese – Entnahme von Fruchtwasser – und eine sofort daran anschließende zytologische Untersuchung des Fruchtwassers vornehmen zu lassen (517, 662). Schon hier sei angeführt, daß wir uns keinesfalls leichtfertig dazu entschließen, Eltern zur Amniozentese zu raten. Wegen der Wichtigkeit der Fragestellung werden wir im therapeutischen Teil noch gesondert dazu Stellung nehmen.

Aus der Sicht des mongoloiden Kindes und seiner Eltern wäre es jedoch wünschenswert, daß das mongoloide Kind nicht allein aufwächst. Auch hierzu möchten wir später noch mehr sagen. Dieser Hinweis unterstreicht die Notwendigkeit einer differenzierten Elternberatung in einer solchen Situation.

Mit Recht betonen *Benda* (44) sowie *Cowie* und *Slater* (110), daß die Abortneigung von Müttern mongoloider Kinder auch unter dem *Blickwinkel „Alter der Mutter"* gesehen werden muß, da sich hier möglicherweise gleiche ätiologische und pathogenetische Gesichtspunkte auftun.

Der Hinweis von *Beolchini* und Mitarb. (47), daß die Aborthäufigkeit mit zunehmendem Gebäralter der Mutter abnimmt, ist biologisch und psychologisch gut verständlich. Die Zahl der gewünschten und unerwünschten Schwangerschaften folgt dem gleichen Trend.

Wir kommen zu der *zusammenfassenden Feststellung*, daß das Zustandekommen von Mongolismus und die Frage der Aborthäufigkeit sicher in vielen Fällen unter den gleichen ätiologischen und pathogenetischen Prinzipien gesehen werden müssen. Mütter von Kindern mit anderen Chromosomenstörungen haben nämlich die gleichen Bezugssysteme, z. B. „erhöhte Abortneigung" oder „Häufigkeit des Auftretens und Alter der Mutter".

Bei der Abortneigung haben wir es somit offensichtlich mit einem *„biologischen Reinigungsprozeß"* zu tun. Es nimmt deshalb nicht wunder, daß *Carr* (90), *Citoler* und Mitarb. (98), *Hall* und *Källen* (236) sowie *Szulman* (599) bei zytologisch untersuchtem Abortmaterial in einem hohen Prozentsatz Chromosomenaberrationen nachgewiesen haben. Nach *Pfeiffer* und *Majewski* (519) sowie *Cenani* und *Pfeiffer* (93) haben wir in rund 20–25 % mit solchen Chromosomenstörungen zu rechnen. Die dabei beobachteten Chromosomenabweichungen können vielfach nie in vivo – also lebend – beobachtet werden. *Citoler* und Mitarb. (98) berichten z. B. über vorwiegend tetraploide Zellstämme – Zellstämme mit vierfachem Chromosomensatz – Befunde, die wir sonst nur im Pflanzenreich und bei ganz niederen Tieren finden. Die Untersuchungsergebnisse von *Hahnemann* (234) sprechen dafür, daß bei induzierten – also behördlich genehmigten – Schwangerschaftsunterbrechungen vor allem bei älteren Schwangeren, fast in 10 % der Fälle Chromosomenaberrationen gefunden werden.

Lenz (401–404) nimmt eine Häufigkeit von rund 40 000 Aborten mit Chromosomenstörungen im Jahr in Deutschland an. Mit diesen Zahlen wird das Ausmaß der „biologischen Selbstreinigung" deutlich gemacht. Auch *Lenz* betont, daß es sich hierbei fast ausschließlich um nicht lebensfähige Früchte auf dem Boden neu entstandener Chromosomenstörungen handelt, während Aborte durch erblich bedingte Translokations-Situationen der Eltern oder Chromosomenaberrationen, die wir auch im lebenden Zustand beobachten, zahlenmäßig ganz zurücktreten. Mit diesem Hinweis möchten wir eine sicher nicht berechtigte Angst der Eltern mindern oder, noch besser, überwinden helfen, die vor solchen Fragestellungen stehen.

Verhältnismäßig oft erhalten wir von Müttern mongoloider Kinder die Angabe, daß es in den ersten Wochen der Schwangerschaft, bis etwa zum dritten Schwangerschaftsmonat hin, immer wieder zum Auftreten von *Blutungen aus dem Uterus* gekommen ist. Diese Beobachtungen werden von anderen Autoren (44 u. a.) bestätigt, von anderen nicht erwähnt oder abgelehnt. Man könnte diesen Vorgang als „verhinderten Selbstreinigungsprozeß" bezeichnen, an dem ärztliches Tun vielfach mitbeteiligt ist. Ärzte sollten u. E. in einer derartigen Situation solche Ausblicke nicht völlig verdrängen, sondern bei Beratungen von Müttern anschneiden, bevor mit allen zu Gebote stehenden Möglichkeiten versucht wird, den drohenden Abort zu verhindern.

Die *Blutung als solche* hat nach *Mau* und *Netter* (444) *keinen schädigenden Einfluß* auf die weitere Entwicklung des Kindes. Sie ist somit lediglich als *Zeichen* dafür zu werten, daß irgend ein *mütterlicher oder kindlicher Störfaktor* vorliegt.

c) Die psychische Struktur der Mütter von mongoloiden Kindern

Mit der psychischen Struktur der Mütter mongoloider Kinder hat sich vor allem *König* (364) beschäftigt. Die von ihm herausgestellte „spezifische psychische Struktur“ und die hier vertretenen Verallgemeinerungen können wir aufgrund unserer Erfahrungen nicht teilen. Interessenten an seinen Gedanken müssen wir auf das Buch von König selbst verweisen. Wenn man zur anstehenden Frage überhaupt verallgemeinernd Stellung nehmen will, muß man sicher auch hier eine Alterseinteilung treffen, da begreiflicherweise die Voraussetzungen bei jüngeren Müttern nicht die gleichen sind wie bei älteren.

Selbstverständlich stellen wir uns im Rahmen unserer biographischen und biologischen Erhebungen im Rahmen der Elternberatungen die Frage, warum gerade diese Eltern – man muß selbstverständlich den Vater in solche Überlegungen miteinbeziehen – zu einem ganz bestimmten Zeitpunkt vom Schicksal getroffen wurden, ein mongoloides Kind zu bekommen. In manchen Fällen werden wir zu gewissen Vorstellungen oder nur Mutmaßungen gelangen und die Gesichtspunkte im Rahmen des Gesprächs mit den Eltern anklingen lassen. Verbindliche Aussagen können wir jedoch nicht treffen. Eine Beweiskraft ist solchen Überlegungen abzusprechen.

Man darf nicht verkennen, daß unsere Beobachtungen und Überlegungen erst nach einem erfolgten Ereignis, nämlich der Geburt des mongoloiden Kindes, einsetzen und die Eltern, die uns nunmehr entgegentreten, von einem schweren und für sie zunächst gar nicht verstehbaren Schicksalsschlag getroffen wurden. Auf jeden Fall sind die Eltern nach einem solchen Ereignis nicht mehr diejenigen, die sie zuvor waren. Verallgemeinernd dürfen wir über die Eltern, die mit ihren Kindern zu uns in die Praxis kommen, sagen, daß sie durch das Schicksal, das sie getroffen hat, vielfach reifer, „menschlicher“ und „tiefer“ geworden sind. Sie haben gelernt, gemeinsam ein Schicksal zu tragen. Die Eltern sind daran gewachsen. Sie konnten hierdurch physische und psychische Kräfte mobilisieren, die ihnen sonst wahrscheinlich gar nicht zur Verfügung gestanden hätten. Natürlich wird es auch Eltern geben, die an einem solchen Schicksal scheitern und es nie völlig überwinden oder gar meistern können. Andere Eltern weichen der Konfrontation aus, indem sie ihr mongoloides Kind möglichst schnell und ohne vorher Beziehungen zu ihm herzustellen, in eine Heimsituation geben, wozu sie leider nicht selten von ärztlicher Seite noch ermuntert oder gar aufgefordert werden.

In jedem Fall sollten wir im Rahmen unserer fachlichen Beratungen die Eltern darin unterstützen, daß sie einen für sie möglichen optimalen Weg gehen lernen, da hiervon entscheidend die weitere Entwicklung ihres Kindes abhängt.

2. Der Vater des mongoloiden Kindes

Auch hier hat *König* (364) versucht, Gesetzmäßigkeiten herauszustellen, die wir in dieser Form nicht übernehmen können. Wir finden es verständlich und psychologisch erklärbar, daß der Vater nach der Geburt eines mongoloiden Kindes etwas mehr in den Hintergrund tritt, als das üblicherweise im Rahmen der familiären Situation der Fall ist. Er ist es ja in erster Linie, der sich ein geistig überdurchschnittlich veranlagtes Kind erhofft und wünscht, um sich so mit ihm identifizieren zu können. Kann er das nicht – wie z. B. beim mongoloiden Kind –, ist er mehr „enttäuscht“ als die Mutter, bei der das mongoloide Kind – wenn vorhanden – in der Regel mütterliche Instinkte wachruft oder anspricht. Es ist deshalb verständlich, daß sie nach diesem Ereignis mehr solche Züge annimmt, die in etwa dem entsprechen, was *König* gemeint hat. Dagegen ist der Bezug des Vaters zum behinderten Kind manchmal etwas unsicher. Er weiß oft nicht so recht, wie er es ansprechen soll. Das besagt nicht, daß er – wenn er einmal „ja“ gesagt hat – nicht alles tut, um seinem Kind zu helfen. So ist es für uns in der Praxis immer wieder erfreulich zu sehen, daß, fast immer, nicht nur die Mütter, sondern auch die Väter mit dem kranken Kind zu uns kommen. Ja, wir haben nicht wenige Fälle, wo die Väter sogar allein mit ihren Kindern den Weg zu uns finden.

3. Stellung des mongoloiden Kindes innerhalb der Familie

Vieles, was hier zu sagen wäre, wird im therapeutischen Teil zur Sprache kommen, da wir nicht nur statistische oder wissenschaftliche Feststellungen treffen, sondern gleichzeitig Ratschläge an Eltern geben wollen, die sich auf unsere Einstellungen, Kenntnisse und Erfahrungen gründen. Überschneidungen lassen sich deshalb nicht vermeiden.

Zwei uns *wichtig* erscheinende *Grundsätze* sollen jedoch schon hier vorgebracht werden.

Zunächst: jedes mongoloide Kind sollte, wenn irgend möglich, lange im Elternhaus bleiben.

Und weiter: wenn die Voraussetzungen gegeben sind, sollte das mongoloide Kind nicht allein in einer Familie aufwachsen.

Beide Grundsätze nehmen einen wichtigen Platz im Rahmen unserer Beratungen mit den Eltern mongoloider Kinder ein. Sie werden dort noch näher besprochen.

Wir möchten jetzt einige *statistische Ergebnisse* vorweisen, um die Notwendigkeit und Problematik unseres zweiten Grundsatzes erkennen zu lassen. Die folgenden Tabellen 6–9 und Abbildungen 16–18 haben wir aus der Monographie von *Benda* (44) übernommen, da er sich sehr eingehend mit solchen Fragen beschäftigte und seine Ergebnisse mit unseren Beobachtungen übereinstimmen. Die angestellten Vergleichsuntersuchungen zwischen Familien mit mongoloiden und Familien mit andersartig geistig behinderten Kindern zeigen, wie stark die Familien mit mongoloiden Kindern von der allgemeinen Erwartung abweichen. Das gilt vor allem für die uns hier interessierende Frage der nachfolgenden Geschwister, die bei Familien mit mongoloiden Kindern ganz stark in den Hintergrund tritt. Schon bei der Gruppe der jüngeren Mütter ist der Trend sehr deutlich zu erkennen, was schlecht durch biologische Fakten erklärt werden kann. Er wird bei den älteren Müttern noch deutlicher. Das ist verständlich, da hier die Gefahren im Hinblick auf ein weiteres mongoloides Kind größer sind als bei jüngeren Müttern.
Dabei würden wir uns, im Interesse der mongoloiden Kinder und ihrer Eltern, wünschen, daß hier ein Wandel eintritt. Erfahrungsgemäß wach-

Tabelle 6 Häufigkeit von Geschwistern vor und nach der Geburt eines mongoloiden Kindes (modifiziert nach *Benda* 44)

	Mongoloide	Geschwister vor Geburt des mongoloiden Kindes	Geschwister nach Geburt des mongoloiden Kindes	insgesamt	
Benda					
erwartet	255 (21,6 %)	462 (39,1 %)	462 (39,1 %)	1179	100 %
beobachtet	255 (21,6 %)	776 (65,8 %)	148 (12,5 %)	1179	100 %
Lahdensuu					
erwartet	174 (23,9 %)	276 (38,0 %)	276 (38,0 %)	726	100 %
beobachtet	174 (23,9 %)	480 (66,1 %)	72 (9,9 %)	726	100 %

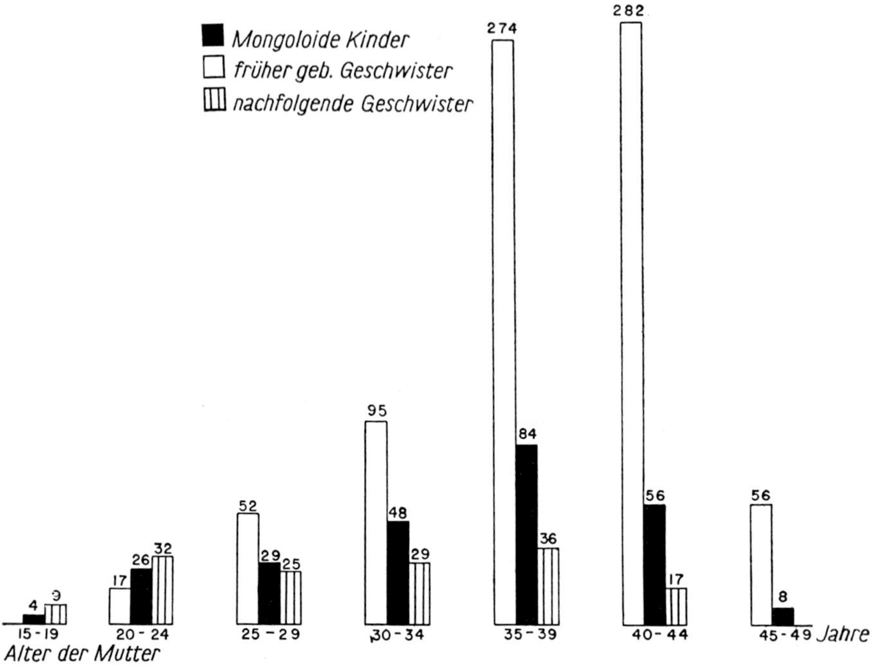

Abb. 16 Geschwisterzahl vor und nach der Geburt eines mongoloiden Kindes (modifiziert nach *Benda* 44)

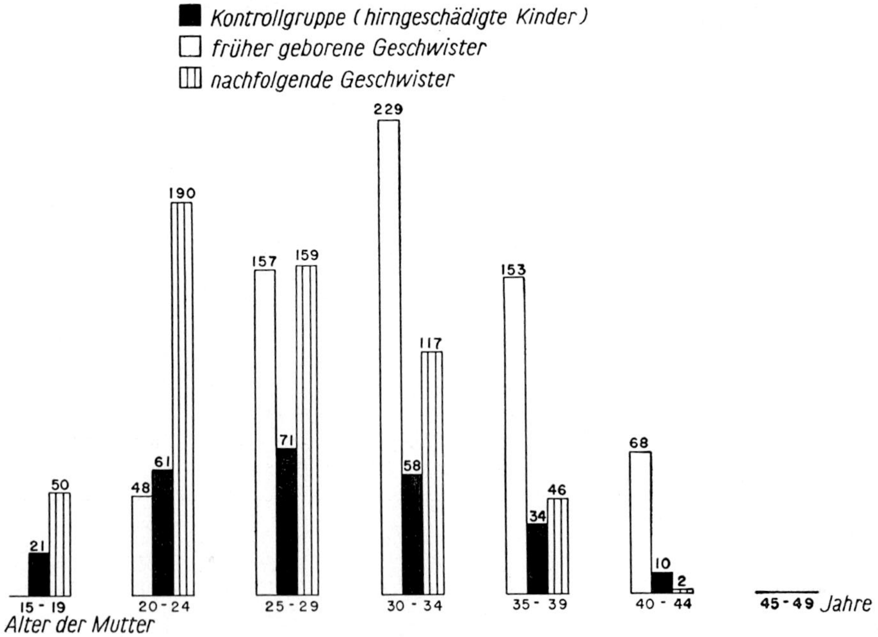

Abb. 17 Geschwisterzahl vor und nach der Geburt eines andersartig geistig behinderten Kindes als Kontrolle (modifiziert nach *Benda* 44)

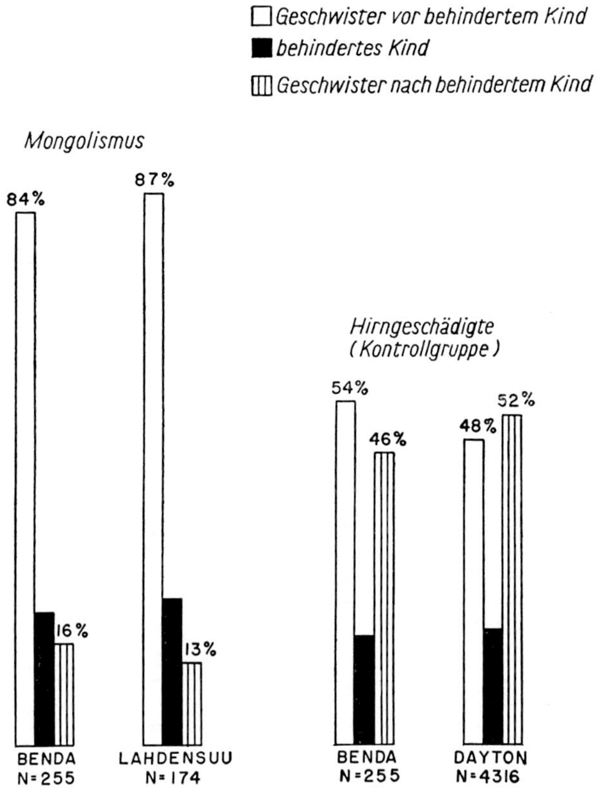

Abb. 18 Prozentuale Häufigkeit von Geschwistern vor und nach der Geburt eines mongoloiden und eines andersartig geistig behinderten Kindes als Kontrolle (modifiziert nach *Benda* 44)

Tabelle 7 Häufigkeit von Geschwistern vor und nach der Geburt eines andersartig geistig behinderten Kindes als Kontrolle (modifiziert nach *Benda* 44)

	Hirngeschädigte Kinder (Kontrollgruppe)	Geschwister vor Geburt des behinderten Kindes	Geschwister nach Geburt des behinderten Kindes	insgesamt
Benda				
erwartet	255 (17,2 %)	609,5 (41,3 %)	609,5 (41,3 %)	1 474 100 %
beobachtet	255 (17,2 %)	655 (44,4 %)	564 (38,2 %)	1 474 100 %
Dayton				
erwartet	4316 (18,8 %)	9293 (40,5 %)	9293 (40,5 %)	22 903 100 %
beobachtet	4316 (18,8 %)	8999 (39,2 %)	9588 (41,8 %)	22 903 100 %

Tabelle 8 Geburtenfolge mongoloider Kinder innerhalb ihrer Familien (modifiziert nach *Benda* 44)

Wrentham state school

Geburtenfolge der mongoloiden Kinder	Anzahl der Kinder in der Familie															des mongoloiden Kindes
	1	2	3	4	5	6	7	8	9	10	11	12	13	14	15	
1	20	12	8	1	3	—	—	—	—	—	—	—	—	—	—	44
2	—	40	9	4	1	—	—	1	—	—	—	—	—	—	—	55
3	—	—	33	9	4	2	1	—	—	—	—	—	—	—	—	49
4	—	—	—	—	20	5	1	—	—	—	—	—	—	—	—	26
5	—	—	—	—	11	4	—	—	—	—	—	—	—	—	—	15
6	—	—	—	—	—	7	5	1	—	—	—	—	—	—	—	13
7	—	—	—	—	—	—	7	5	—	1	—	—	—	—	—	13
8	—	—	—	—	—	—	—	5	6	1	1	—	—	1	—	14
9	—	—	—	—	—	—	—	—	6	3	—	—	—	—	—	9
10	—	—	—	—	—	—	—	—	—	5	—	1	—	—	—	6
11	—	—	—	—	—	—	—	—	—	—	5	1	1	—	—	7
12	—	—	—	—	—	—	—	—	—	—	—	1	1	—	—	2
13	—	—	—	—	—	—	—	—	—	—	—	—	1	—	—	1
14	—	—	—	—	—	—	—	—	—	—	—	—	—	—	—	—
15	—	—	—	—	—	—	—	—	—	—	—	—	—	—	1	1
	20	104	150	136	120	84	91	96	108	100	66	36	39	14	15	255

Gesamtzahl der Kinder in diesen Familien 1179.

Sakari Lahdensuu

Geburtenfolge des mongoloiden Kindes	Anzahl der Kinder in der Familie													Gesamtzahl der mongoloiden Kinder
	1	2	3	4	5	6	7	8	9	10	11	12	13	
1	36	11	2	1	1	—	—	—	—	—	—	—	—	51
2	—	18	4	1	2	1	—	—	—	—	—	—	—	26
3	—	—	14	3	2	—	—	1	—	—	—	—	—	20
4	—	—	—	20	—	2	—	—	—	—	—	—	—	22
5	—	—	—	—	9	—	—	1	—	—	—	—	—	10
6	—	—	—	—	—	8	1	1	1	—	—	—	—	11
7	—	—	—	—	—	—	12	2	1	1	—	—	—	16
8	—	—	—	—	—	—	—	5	—	—	—	—	—	5
9	—	—	—	—	—	—	—	—	4	—	—	—	—	4
10	—	—	—	—	—	—	—	—	—	2	1	—	—	3
11	—	—	—	—	—	—	—	—	—	—	3	1	—	4
12	—	—	—	—	—	—	—	—	—	—	—	1	—	1
13	—	—	—	—	—	—	—	—	—	—	—	—	1	1
	36	58	60	100	70	66	91	80	54	30	44	24	13	174

Gesamtzahl der geborenen Kinder 776.

Tabelle 9 Beziehung zwischen Alter der Mutter und Geburtenzahl vor und nach der Geburt eines mongoloiden Kindes (modifiziert nach *Benda* 44)

Altersgruppen der Mütter	Zahl der Mütter	kein Kind	1 Kind	2 Kinder	3 oder mehr Kinder	Gesamtzahl der Kinder
	vor Geburt des mongoloiden Kindes					
15–19	4	4	0	0	0 (0 Kinder)	0
20–24	26	14	10	0	2 (7 Kinder)	17
25–29	29	4	9	10	6 (23 Kinder)	52
30–34	48	8	14	18	9 (45 Kinder)	95
35–39	84	9	18	14	43 (228 Kinder)	274
40–44	56	5	4	7	40 (264 Kinder)	282
45–49	8	0	0	0	8 (56 Kinder)	56
Insgesamt	255	44	55	49	108 (623 Kinder)	776
	nach Geburt des mongoloiden Kindes					
15–19	4	1	1	0	2 (8 Kinder)	9
20–24	26	8	9	7	2 (9 Kinder)	32
25–29	29	16	5	5	3 (10 Kinder)	25
30–34	48	31	11	3	3 (12 Kinder)	29
35–39	84	57	21	4	2 (7 Kinder)	36
40–44	56	41	13	2	0 (0 Kinder)	17
45–49	8	8	0	0	0 (0 Kinder)	0
Insgesamt	255	162	60	21	12 (46 Kinder)	148

sen nämlich mongoloide Kinder im Verband mit jüngeren gesunden Kindern besser auf, als wenn sie Einzelkinder oder Nachkömmlinge bleiben. Der Kontakt mit den vorangehenden gesunden Geschwistern wird hierdurch ebenfalls wesentlich erleichtert. Die Rolle der gesunden Geschwister veranschaulicht mit Nachdruck die Abbildung, die wir als Leitmotiv unseres Buches herausgestellt haben (Abb. 1 am Anfang).

Die Gründe zu eruieren, weshalb die Situation bei Familien mit mongoloiden Kindern so ist, wird im Einzelfall nicht leicht sein. Endogene, exogene und vor allem psychische Faktoren (Angst vor Wiederholung des Schicksals!) spielen mit individueller Ausprägung herein. Sie, im Rahmen des Möglichen, abzubauen, muß Gegenstand unserer Elternberatungen sein (siehe dort).

Im Rahmen unserer Darstellung können wir diese Fragen nur kurz andeuten. Vieles Wesentliche und uns wichtig Erscheinende wurde überhaupt nicht erwähnt. Es kam uns in erster Linie darauf an, einige Gedanken vorzutragen, die zum eigenen Denken anregen möchten. Im übrigen werden wir ihnen im jetzt folgenden Kapitel über die Betreuung des mongoloiden Kindes und seiner Eltern auf Schritt und Tritt wiederbegegnen.

D. Die Betreuung des mongoloiden Kindes und seiner Familie

I. Ärztliche Betreuung

1. Zielsetzung dieser Betreuung

Wenn wir in den folgenden Kapiteln von der Betreuung des mongoloiden Kindes sprechen wollen, so müssen wir, mit *Ross* (556, 557 deutsche Ausg.), ganz zwangsläufig und unabdingbar die übrigen Familienmitglieder mit einbeziehen. Um es ganz klar zu sagen: *eine isolierte Betreuung des mongoloiden Kindes,* eine künstliche Herausnahme des behinderten Kindes aus dem gesamthaften Bezug der Familie und seiner weiteren Umwelt, ist ganz *unmöglich.* Die Familie ist ein sich ständig wechselnder Organismus, der in lebendigem Austausch mit der Gesellschaft steht, in der sie lebt (555). Die Familie kann man, in gestaltpsychologischer Sicht, als eine geschlossene Gestalt und, in soziologischer Hinsicht, als kleinste Gruppe bezeichnen. Zwischen den einzelnen Mitgliedern dieser Familie bestehen dynamische Wechselbeziehungen. Ebenso ist die Familie mit anderen Familien in ein umfassenderes soziales Beziehungsfeld als offenes System hineingestellt (41). *Asperger* (7) spricht in diesem Zusammenhang vom so wichtigen Spannungsfeld der Umwelt und Mitwelt.

Jede entscheidende Änderung dieser dynamischen Wechselbeziehungen innerhalb der größeren oder der kleineren Gruppe muß zwangsläufig nachhaltige Störungen der übrigen Beziehungsfiguren auslösen (410). Die Diskrepanz zwischen zugedachter, erwarteter und erhoffter Rolle durch die Eltern sowie effektivem „So-Sein" und wirklichem Vermögen ist beim geistig behinderten Kind besonders groß. Die vielschichtigen Möglichkeiten elterlicher Einstellungen zum Kind treten hier besonders kraß in Erscheinung und führen zu wechselseitigen Beeinflussungen (594).

In erster Linie wird von den gesamthaften Störungen innerhalb der Familie gesprochen werden, die durch das mongoloide Kind bedingt sind, sowie von den Möglichkeiten, hier helfend einzugreifen. Die übergeordneten soziologischen Fragen sollen im letzten Kapitel aufgegriffen werden.

Mit den vielschichtigen *Umwandlungen unserer sozialen Strukturen* im Laufe der letzten Jahrzehnte: der Aufgabe der Großfamilien, dem Trend zur Isolierung, der Überbewertung des Intellekts und des Verlusts am Gemüthaften (66), dem Lösen von religiösen Bindungen und der Tendenz zur Glaubenslosigkeit, hat sich die menschliche Problematik für die Eltern eines geistig behinderten Kindes erheblich vermehrt. Hierauf haben auch *Asperger* (6–8), *Harbauer* (242), *Harbauer* und Mitarb. (243) sowie

Rett (539, 543, 544) immer wieder hingewiesen. In der ärztlichen Betreuung des mongoloiden Kindes haben wir uns deshalb zunächst ganz entscheidend mit den vielfältigen und vielschichtigen Problemen der Eltern zu beschäftigen. Nur wenn es uns gelingt, hier hilfreich einzugreifen, werden wir positive Auswirkungen auf das mongoloide Kind selbst erwarten können. Von der Notwendigkeit einer Umstrukturierung ärztlicher Vorstellungen und Zielsetzungen wird im nächsten Abschnitt noch mehr zu sagen sein.

Die *Notwendigkeit eines Umdenkens* gilt in gleicher Weise für die Eltern mongoloider Kinder im Hinblick auf die Art und Weise, den Ansatzpunkt und die angestrebten Ziele unserer Betreuung ihrer Kinder.

Normalerweise dürfen die Angehörigen vom Arzt erwarten, daß er ein Leiden in seinen Ursachen erkennt, sowie durch entsprechende und allgemein übliche ärztliche Maßnahmen – am besten und eindrucksvollsten durch eine Operation, notfalls durch Injektionen oder Medikamente – die Ursachen oder ihre Auswirkungen beseitigt und so das Leiden direkt angeht und irgendwann heilt.

Wenn *Angehörige von mongoloiden Kindern* mit derartigen Vorstellungen, Erwartungen und Hoffnungen unsere ärztliche Hilfe suchen, sehen sie sich früher oder später enttäuscht. Solche Voraussetzungen mögen sonst in der Regel richtig, angebracht und sinnvoll sein. Hier können wir sie auf jeden Fall nicht erfüllen. Diese Feststellung gilt nicht für das mongoloide Kind allein, sondern mehr oder weniger für alle Situationen, bei denen man gerne von sog. „Zuständen" und nicht von „Krankheiten" spricht. Daß es darüber hinaus auch Krankheiten gibt, bei denen solche Erwartungen nicht angebracht sind, sei nur am Rande vermerkt. Bei der ärztlichen Betreuung dieser Patienten werden nur nicht die gleichen Konsequenzen gezogen, wie wir sie bei mongoloiden Kindern oder anderen geistig behinderten Kindern zu sehen gewohnt sind. Dabei benötigen gerade sie und ihre Familien unserer richtig verstandenen ärztlichen Betreuung so dringend. Wenn wir sie ihnen versagen oder vorenthalten, hat das erhebliche Konsequenzen, nicht zuletzt in heilpädagogischer und soziologischer Hinsicht, wovon noch später zu sprechen sein wird.

Es ist deshalb sehr zu begrüßen, daß der *„Krankheitsbegriff im Sinne der RVO"* im Laufe der letzten Jahre eine *zunehmende Wandlung* erfahren hat und hoffentlich immer mehr die Notwendigkeit einer fachärztlichen Betreuung dieser Kinder mit allen damit verbundenen Konsequenzen miteinbezieht.

Doch nun wieder zurück zum mongoloiden Kind und seinen Angehörigen. Die von uns als unabdingbar und notwendig erachtete ärztliche Betreuung verlangt von uns, den Eltern dieser Kinder die für sie nur sehr schwer faßbare, kaum begreifliche, sie zutiefst treffende und für sie so schwer annehmbare Tatsache klar zu sagen, daß wir bislang *keine Möglichkeit* haben, mit ärztlichen Maßnahmen die Pathogenese des Mongolismus, die Trisomie 21, *wieder rückgängig zu machen oder zu ändern.* Trotz aller unserer Bemühungen wird ihr Kind ein Chromosom zuviel behalten und dadurch ein mongoloides Kind bleiben, wie wir es im vorangegangenen Kapitel beschrieben haben. *Dies ist* jedoch nur die eine – *negative – Seite unserer Bilanz,* die wir den Angehörigen mongoloider Kinder vorzuweisen haben.

Wir müssen ihnen zwar sagen, daß wir den *Mongolismus nicht heilen* können. Auf der anderen Seite dürfen wir ihnen *aber* sehr wohl die tröstliche und ermutigende Zusicherung geben, daß wir ganz zweifelsohne in der Lage sind, ihr *mongoloides Kind mit nachhaltigem und dauerhaftem Erfolg ärztlich zu betreuen und zu behandeln.* Die ärztliche Betreuung umfaßt die ganze Famile und schließt alle Bereiche mit ein, denen sich eine solche Familie mit einem derartigen Schicksal gegenübergestellt sieht. Wird eine ärztliche Betreuung so verstanden, ist sie, nach unseren jahrelangen Erfahrungen zu schließen, dazu angetan, die in dem Kind ruhenden Möglichkeiten optimal zur Entfaltung und zur Entwicklung zu bringen, um so eine beglückende „*Lebenserfülltheit*" des Kindes zu bewirken.

Gleichzeitig *verhelfen wir den Angehörigen zu einer positiven Bewältigung ihres Schicksals.* Dieser Umstrukturierungsprozeß der Eltern wird nicht von heute auf morgen gelingen. Nur eine langfristige und dauerhafte Bindung zwischen Arzt und Eltern kann hier zum Ziel führen. Rückschläge und Enttäuschungen sind nicht selten, zumal die Eltern vielfachen Beeinflussungen ausgesetzt sind, die entweder falsche Hoffnungen wecken oder zu vorübergehender Resignation führen können. Diesen Sachverhalt und diese Grundhaltung haben wir in unseren Arbeiten und Vorträgen (720–725) immer wieder zum Ausdruck gebracht. Es ist deshalb für mich sehr schwer verständlich, daß wir mit unseren ärztlichen Bemühungen, speziell von anderen Fachleuten, Behörden oder Kostenträgern, immer wieder falsch verstanden, verkannt oder sogar unter einer ganz einseitigen und gar nicht zutreffenden Einstufung in therapeutischer Sicht (siehe zytoplasmatische Therapie) gesehen und abgelehnt werden. Dies kann u. E. nur darauf beruhen, daß man sich nicht oder nur bedingt der Mühe unterzieht, sich mit den hier vorgetragenen Gedankengängen auseinanderzusetzen. Wir können nur hoffen, daß hier eine zunehmende Wandlung eintritt, was unsere ärztliche Betreuung dieser Kinder sehr erleichtern würde.

Wenn wir in unserer Darstellung die *ärztliche Betreuung* des mongoloiden Kindes und seiner Familie in den *Mittelpunkt* stellen, hat das mehrere Gründe. Unsere Einstellung leitet sich aus der *Struktur der eigenen* ärztlichen Tätigkeit in einer freien *Praxis* ab, die wir im Vorwort umrissen haben. Diese Voraussetzungen geben uns die Möglichkeit, die Notwendigkeit weiterer ärztlicher Fachbeurteilungen erkennen und deren Ansatzpunkt bzw. Aussagewert richtig einschätzen zu können. Wir sind so in der Lage, die Einzelaussage für das Ganze nutzbar zu machen, das Ganze durch das Einzelne zu erklären und verständlicher zu machen. Die Vorteile solcher Möglichkeiten für die Angehörigen liegen auf der Hand.

Gleichzeitig werden hierdurch die Voraussetzungen für eine *sinnvolle Koordination* der verschiedenen Fachberater auf ärztlichem Sektor verbessert, da das umschriebene Facharteil allein wenig Aussagewert besitzt. Begreiflicher- und sinnvollerweise wird die *Betreuung durch den Facharzt,* der in diesem Rahmen eine gesamthafte hausärztliche Tätigkeit ausübt, *anders* aufgebaut und *ausgerichtet* sein als die in der Regel vorwiegend gezielt fachlich orientierte und auf Beantwortung von Einzelfragen abzielende Aussage einer *Institution.* Übernimmt eine Institution die Aufgabe einer gesamthaften Dauerbetreuung mongoloider Kinder, muß sie die damit verbundenen Aufgaben erfüllen, wie sie für den in der Praxis tätigen Arzt gelten.

Aus unserer Sicht ist es deshalb nicht oder nur bedingt verständlich, weshalb in unserem Fachbereich immer nur die *Belange der Institution* angesprochen und ins Auge gefaßt werden, der Ruf nach Neugründungen solcher Institutionen ständig zu hören ist (*Förster* 181) und den Institutionen im Hinblick auf die Abrechnungsmöglichkeiten ihrer Leistungen ganz andere Voraussetzungen geboten werden als dem in der freien ärztlichen Tätigkeit arbeitenden Fachkollegen. Wir fühlen uns berechtigt und aufgerufen, diesen Sachverhalt auch hier ganz offen und deutlich auszusprechen, wobei wir bemüht sind, sachlich zu bleiben und keine unberechtigten Emotionen aufkommen zu lassen. Es wird von uns darüberhinaus der Standpunkt vertreten, daß die *fachärztliche Tätigkeit im Rahmen einer freien Arztpraxis weit rentabler* zu gestalten ist, als dies im Rahmen einer Institution der Fall sein kann.

Es wäre zu wünschen, daß die Institution eine Ergänzung und eine Erweiterung unserer freiberuflichen Tätigkeit darstellt und daß sich hier keine Alternative zu unseren Ungunsten auftut.

Die Institution mit wechselnder Besetzung kann der Rolle einer Koordinationsstelle der ärztlichen Betreuung des mongoloiden Kindes und seiner Angehörigen u. E. nicht voll gerecht werden. Zum augenblicklichen Zeitpunkt der Entwicklung sehen wir deshalb die Aufgabe der Institution hier weniger in dieser Richtung, als vielmehr in einer Klärung wichtiger Einzelfragen oder entscheidender Zusammenhänge auf höherer Ebene. Beide – freiberuflich tätiger *Facharzt und Institution* – sind aufeinander angewiesen und sollten sich *sinnvoll ergänzen.*

Jeder Partner hat somit bei der gesamthaften Betreuung solcher Kinder und ihrer Angehörigen ihm eigene formale, strukturelle und funktionale Voraussetzungen. Sie sind bestimmend für den äußeren Rahmen der ärztlichen Betreuung, sowie kennzeichnend für Art und Inhalt der zu machenden Aussagen. Beide erfüllen eine für das „Insgesamt" unbedingt notwendige umschriebene Funktion, die eine Bereitschaft zur Beschränkung und zur Koordination erfordert. Ohne diese beiden Voraussetzungen kann die Einzelfunktion für das Ganze nicht dienlich sein, sondern nur stören.

Die *Koordinationsstelle* für eine sinnvolle ärztliche Betreuung sollte u. E. unbedingt *der hausärztlich tätige Facharzt* sein. Er kann die unerläßlichen, engen menschlichen Beziehungen zwischen Eltern und Arzt am besten herstellen, aufrechterhalten und festigen. Ohne sie ist eine ärztliche Betreuung des mongoloiden Kindes und seiner Angehörigen in dieser Form nicht möglich und nicht sinnvoll. Sie erfordert einen ständigen und lebendigen Kontakt zwischen Eltern und Arzt, der u. E. am besten auf dieser Ebene – und nur bei langjähriger Betreuung – gewährleistet ist. Eine einmalige Vorstellung oder „Durchuntersuchung" vermag nichts auszurichten, wo eine *fachgerechte Langzeitbetreuung* unumgänglich ist.

Ein derartiger Anspruch stellt begreiflicherweise *hohe Anforderungen an den Arzt.* Von ihm wäre zu fordern: menschliche Qualität, Bereitschaft zur Koordination, menschliches Verständnis und Wärme, Kenntnisse, nicht nur auf seinem eigenen Spezialgebiet, sondern auch in anderen Bereichen, die hier von Wichtigkeit sind, Objektivität, Ehrlichkeit, Sicherheit, allgemeine Bildung, Fähigkeit zur Gesprächsführung und Kenntnisse auf soziologischem Gebiet. Es werden von ihm außerdem ein Wissen um die psychischen Strukturen der Betroffenen, ein verstehendes „Sich-Einfühlen-Können" in deren Psyche, ein „Mobilisieren selbst erlebter vergleichbarer innerer Zustände" (*Bach* 19), sowie eine bejahende Grundhaltung zu diesen Problemen verlangt (6–8, 228, 241, 242, 367, 368, 425—429, 492, 539, 543, 544 u. v. a. m.). Diese Ideal-Voraussetzungen sind sicher nur selten gegeben. Sie sollten aber angestrebt werden. Daß solche Maßstäbe die Möglichkeiten des „gewöhnlichen" Haus- und des Kinderarztes in der Regel übersteigen, ist verständlich, zumal die Betreuung des geistig behinderten Kindes einen sehr großen Zeitaufwand erfordert. Um eine spezielle Ausrichtung der Praxis auf diese Probleme wird man deshalb, auf die Dauer gesehen, nicht herumkommen.

Solange wir allerdings den nicht zu ändernden „Zustand Mongolismus" anstatt die „ärztliche Betreuung des mongoloiden Kindes" als Zielpunkt wählen und das Bemühen um diese Kinder in maßgeblichen Lehrbüchern der Kinderheilkunde gar nicht erwähnt oder als „Scharlatanerie" bezeichnet wird wie z. B. bei *Fanconi* und *Wallgren* (169), ist keine entscheidende Änderung zu erwarten. Hierdurch werden den Angehörigen solcher Kinder zusätzliche Belastungen auferlegt, die nicht notwendig sind und zu ändern wären (siehe auch soziologischer Teil).

Die *ausschließliche naturwissenschaftliche Ausbildung und Ausrichtung der Ärzte* erschwert das Umdenken und Umgestalten unserer ärztlichen Betreuung auf diesem Gebiet sehr erheblich. Man hat, ganz generell, nicht den Eindruck, daß hier zunehmende naturwissenschaftliche Erkenntnisse zu einer grundsätzlichen Verbesserung der Situation beitragen. Die „numerus clausus Auslese" unserer Medizinstudenten und die damit verbundene Selektion wird diesen Umstand sicher auch nicht verbessern. So sind wir zwar durch die Entdeckung der Pathogenese des Mongolismus dem „Erscheinungsbild Mongolismus" ein Stück näher gekommen. Das davon betroffene mongoloide Kind und seine Eltern haben davon aber nur wenig profitiert. Ja, man hat sogar den Eindruck, daß durch die pathogenetischen Erkenntnisse vielfach die sowieso nicht sehr große Initiative in ärztlich-betreuender Hinsicht eine weitere Einbuße erlitten hat, da – fälschlicherweise! – das „Nicht-Ändern-Können genetischer Strukturen" mit dem Unvermögen einer sinnvollen, dies berücksichtigenden und darauf aufbauenden ärztlichen Betreuung eines mongoloiden Kindes und seiner Familie gleichgesetzt wird.

Im Rahmen unserer eigenen ärztlichen Tätigkeit versuchen wir, die Bereitschaft zur Koordination, zur Beschränkung und zum Dienen für das Ganze dadurch zu dokumentieren, daß wir *unsere eigenen Fachbeurteilungen* in schriftlicher Form allen Haus- und Fachärzten, die mit dem Kind zu tun haben, sowie den *Eltern* selbst *zugänglich* machen. Wir tun das auch dann, wenn Haus- oder Fachärzte die Vorstellung des Kindes bei uns nicht veranlaßten. Es soll dadurch erreicht werden, daß unsere Beurteilung ein lebendiges Glied im Rahmen der gesamthaften Betreuung solcher Kinder und ihrer Angehörigen wird. Die Aushändigung des Berichtes an die Eltern zwingt uns zu einer uns möglichen und von uns als notwendig erachteten Ehrlichkeit der Aussage, die – gleichwohl subjektiv – um eine Objektivität bemüht ist.

Wir glauben auch nicht, daß zytogenetische Beratungsstellen – von Einzelfällen abgesehen – eine derartig allgemeine, umfassende, breitbasige und langfristige Betreuung mongoloider Kinder und ihrer Eltern übernehmen können. Wenn es nicht um „Mongolismus", sondern um „das mongoloide Kind" geht, wird das, in der Regel, von Einsichtigen nicht bestritten (*Stoeckenius* 636). Eine humangenetische Beratung (421) ist u. E. auf jeden Fall noch keine umfassende Beratung von Eltern mongoloider Kinder. Wir halten es auch für bedauerlich, wenn in der relativ neuen, richtungsweisenden kleinen Broschüre für den Alltagsgebrauch auf diesem Gebiet der ärztlichen Tätigkeit von *Fuhrmann* und *Vogel* (195) noch von „mongoloider Idiotie" gesprochen wird.

Das bislang Gesagte ist nur ein Grund, weshalb wir die ärztliche Tätigkeit in den Mittelpunkt unserer Betrachtung einer Betreuung des mongoloiden Kindes und seiner Angehörigen stellen.

Ein *weiterer,* ganz entscheidender *Gesichtspunkt* erscheint uns die Erfahrung, daß die Eltern mit einem mongoloiden Kind *zunächst* fast ausschließlich mit dem *Arzt* konfrontiert sind. Andere Fachleute werden erst später zu Rate gezogen. Da wir Ärzte, in der Regel, als erste wesentliche Beziehungsfiguren der Eltern in einer derartigen Situation auf den Plan treten, sind unser Einfluß und unsere Einstellung zu diesen Fragen so entscheidend und vielfach dauerhaft prägend für die Beziehung der Eltern zu ihren geistig behinderten Kindern. Dieser verantwortungsvollen Stellung können wir nicht ausweichen und sie im Sinne einer sog. „Verdrängung" auf andere Instanzen übertragen. Die Tatsache, daß wir – auch heute noch – solchen Problemen vielfach so ablehnend und widerwillig gegenüberstehen und uns so gerne auf unsere naturwissenschaftlichen Bereiche zurückziehen, ist oft der sichtbare Ausdruck einer Verdrängung von Aggressionen gegen diese Kinder, die in unserer Gesellschaft noch tief verwurzelt sind. Es ist noch gar nicht so lange her, daß wir andere Auswirkungen solcher Verdrängungsmechanismen erlebt haben. Wir finden es auf jeden Fall eigenartig, daß in diesem Zusammenhang immer nur die viel verständlicheren Aggressionen der Eltern gegen ihre geistig behinderten Kinder und die sich hieraus ergebenden psychischen Abwehrmechanismen psychologisch erforscht und durchleuchtet werden. Es wäre u. E. an der Zeit, solche Untersuchungen und Beobachtungen bei uns allen anzustellen und hieraus die entsprechenden Konsequenzen zu ziehen.

Hinzukommt, daß der *Arzt hier nicht* die Voraussetzungen findet, um die es ihm vornehmlich zu tun ist, nämlich *„heilen"* zu können. Die beschriebene Art der ärztlichen Tätigkeit ist ihm, leider, immer mehr fremd geworden. Er kann sich deshalb mit ihr schwer identifizieren. Auf die von ihm häufig geübte *Verkennung* der *Begriffe „Mongolismus" und „mongoloides Kind und seine Familie"* haben wir schon mehrfach hingewiesen.

Bevor wir im vierten Abschnitt noch mehr über die so entscheidenden Wechselbeziehungen zwischen Arzt, Eltern und mongoloidem Kind im Rahmen unserer Elternberatungen sagen, müssen wir, zum besseren Verständnis, doch noch *zwei Gedanken* vorausschicken.

2. Bestrebungen um eine Koordination aller Bemühungen

Wir hatten vorhin von der Notwendigkeit einer koordinierten ärztlichen Betreuung des mongoloiden Kindes und seiner Angehörigen gesprochen. In gleicher Weise müssen wir selbstverständlich eine enge *Zusammenarbeit aller auf diesem Gebiet Tätigen* ins Auge fassen und uns nicht allein mit unserer Fachrichtung und unserem umschriebenen Ansatzpunkt begnügen.

a) Zusammenarbeit mit dem Psychologen

Hier wäre zunächst der Psychologe zu nennen. Sein Rat und seine Hilfe werden von uns Ärzten in Anspruch genommen, um den *Entwicklungsstand oder die Persönlichkeitsentwicklung* solcher Kinder sowie die darauf aufbauenden elterlichen, ärztlichen oder heilpädagogischen Maßnahmen aufzugreifen. Die Rolle des Psychologen wird bedeutsamer und wichtiger, wenn die Betreuung des mongoloiden Kindes und seiner Angehörigen in institutionellen Beratungsstellen durchgeführt wird, die an heilpädagogische Einrichtungen (208, 210) oder an andere kommunale Stellen angeschlossen sein können. Darüber hinaus gibt es selbstverständlich frei praktizierende Psychologen, die sich solcher Fragen annehmen. Jede dieser denkbaren Regelungen hat ihre eigenen formalen, strukturellen und funktionalen Gegebenheiten mit entsprechenden Schwerpunkten. Bei aller unbedingt notwendigen Bereitschaft zur Koordination wird es im praktischen Vollzug doch so sein, daß mit der Dominanz des Arztes, des Psychologen oder des Heilpädagogen die jeweilige Betreuungsstelle ihr spezifisches Gepräge erhält, was sich auf die Art der Betreuung auswirkt.

Gleichgestellte Fachleute verschiedener Herkunft, die an einer Institution arbeiten, sind bei uns – aus Gründen, die wir hier nicht erörtern wollen– selten, im Ausland dagegen häufig anzutreffen. Sarason (567, 568) bedauert, daß die Vielzahl der Spezialisten das Ergebnis unserer Bemühungen vielfach nur verschlechtert, da oft widersprüchliche Ratschläge erteilt werden, was wir bestätigen können. Das ist bei verschiedenen Institutionen natürlich häufiger der Fall, als wenn die Fachleute unter einem Dach vereint sind. Neben der ungenügenden Kenntnis des anderen Ansatzpunktes, spielen hierbei berufliche Rivalitäten mit herein, die nach *Murray* (480), zu Verdrängungsmechanismen und Aggressionen führen. So bleiben die Eltern, trotz Konsultation vieler Fachleute oft recht unwissend, unsicher, unaufgeklärt und unbefriedigt (567, 568). Bei ständig wechselnder Information der Eltern ist das sehr ausgeprägt. Daß sich dies nachteilig auf sie selbst und auf die Betreuung ihrer mongoloiden Kinder auswirken muß, liegt auf der Hand.

Im *Rahmen unserer Betreuung* führen wir die *psychologischen Untersuchungen* zur Bestimmung des Entwicklungsstandes und zur Kennzeichnung der Persönlichkeitsentwicklung der mongoloiden Kinder *selbst* durch, da wir auf diesem Gebiet über fachliche Kenntnisse und große praktische Erfahrungen verfügen. Den Vorteil unseres eigenen Tuns sehen wir darin, daß hierdurch beide entscheidenden Bereiche in einer Hand sind, wie dies früher häufiger der Fall war. Über die Nachteile sind wir uns durchaus im klaren.

Im Rahmen einer Praxis überwiegen die Vorteile bei weitem *die Nachteile.* Unsere Regelung schließt selbstverständlich nicht aus, daß wir in Einzelfällen den Rat des Fachpsychologen einholen, wenn wir uns mit unserem eigenen Urteil unsicher und überfordert fühlen oder wenn eine psychotherapeutische Behandlung von Eltern mongoloider Kinder notwendig erscheint. Letzteres ist, nach unseren Erfahrungen, jedoch sehr selten nötig. Mehr zu diesen Fragen soll im Spezialkapitel über die psychologische Betreuung gesagt werden.

Auch in unseren Vorlesungen legen wir allergrößten Wert auf einen möglichst engen Kontakt mit den Psychologie-Studenten, um sie schon frühzeitig für die ganz spezifischen Belange der klinischen Psychologie und die Notwendigkeit einer Koordination zwischen Arzt und Psychologen aufgeschlossen zu machen.

Die Regelung auf institutioneller Ebene, diesen Spezialbereich weitgehend oder ganz in die Hände des Psychologen übergehen zu lassen, hat vor allem den Nachteil, daß wir Ärzte immer weniger in der Lage sind, den rapiden Entwicklungen auf diesem Gebiet zu folgen und die dadurch beeinflußte und gewandelte Sprache des Spezialisten zu verstehen.

b) Zusammenarbeit mit dem Heilpädagogen

Noch mehr als mit den Psychologen verbindet uns mit dem Heilpädagogen die Notwendigkeit einer engen Zusammenarbeit auf diesem Gebiet. Nach *Bach* (13–26), *Moor* (463–466), *Reichenbach* (533) und *Speck* (591–593) sind neben der Bildbarkeit die Erziehbarkeit und die Erziehungsnotwendigkeit die Hauptpfeiler heilpädagogischer Bemühungen. Die gemeinsame Ausrichtung auf die als notwendig und richtig erkannten Erziehungsziele scheint uns die wichtigste Basis dieser Koordination zu sein.

Die *erste Ebene,* auf der sich Arzt und Pädagoge begegnen, ist das *Feld der Frühbetreuung.* Arzt und Pädagoge sind sich im Prinzip darüber im klaren, daß von einer möglichst früh einsetzenden und alle Bereiche umfassenden Betreuung der mongoloiden Kinder und ihrer Eltern entscheidend die weiteren Voraussetzungen für eine optimale Entwicklung abhängen. Es gilt, kindliche und elterliche Fehlhaltungen möglichst früh zu erkennen und durch entsprechende Maßnahmen abzubauen, damit später keine unüberwindlichen Schranken für eine sinnvolle heilpädagogische Betreuung entstehen.

Hinsichtlich der Frühbetreuung und ihrer Realisierung sind die Bemühungen der Heilpädagogen in den letzten Jahren u. E. entscheidend besser vorangekommen als diejenigen der Ärzte, von wenigen Ausnahmen abgesehen. Es wäre *bedauerlich*, wenn sich nicht nur auf diesem Gebiet, sondern auch bei unseren späteren gemeinsamen Bemühungen, eine *Alternative zwischen ärztlichem Tun und heilpädagogischer Betreuung* auftun würde. Wir halten dies für absolut unnötig, da es sich hierbei keinesfalls um eine Alternative, sondern um eine sinnvolle und notwendige Entsprechung bzw. Ergänzung der beiden unterschiedlichen therapeutischen Ansatzpunkte im Hinblick auf das Ganze handelt, worauf auch *Asperger* (6) hinweist. Aus der praktischen Erfahrung kann man sich des Eindrucks nicht erwehren, daß ein nicht zu verkennendes Mißtrauen oder Unbehagen in der Zusammenarbeit zwischen Pädagogen und Arzt besteht, was wir immer wieder verspüren. Es wäre wünschenswert und notwendig, wenn hier verbesserte Voraussetzungen in der täglichen praktischen Tätigkeit geschaffen würden. Wesentlich leichter ist es, in der Theorie gemeinsame Ziele darzustellen und die Einzelbereiche nebeneinander bestehen zu lassen, was in den Publikationen von *Hellbrügge* und Mitarb. (263) sowie *Speck* und *Thalhammer* (593) oder bei unverbindlichen Tagungen zum Ausdruck kommt.

Im Rahmen unserer Lehrtätigkeit sind wir ebenfalls bemüht, schon auf der Ebene des Studenten die Bereitschaft für diese Zusammenarbeit zu wecken und zu fördern. Da hier die unterschiedliche berufliche Ausübung nicht hinderlich im Wege steht und die Aufgeschlossenheit für den andern noch groß ist, gehören solche Vorlesungen zu den fruchtbarsten und lebendigsten Bemühungen um eine Koordination. Es finden sich hier spätere Ärzte, Psychologen, Heilpädagogen, Sozialarbeiter, Heimleiter, Kindergärtnerinnen und Pfarrer im gegenseitigen Gespräch zusammen. An Hand von Einzelschicksalen sind wir dabei bemüht, die vielfachen Verflechtungen von Fehleinstellungen, Fehlhaltungen oder Fehlhandlungen zu erkennen. Wir versuchen, hierdurch Einsichten für unser Tun zu gewinnen, in das wir jetzt oder später hineingestellt sind. Unsere Vorstellungen und Gedanken zur Frage der Koordination auf dieser Ebene decken sich völlig mit den begrifflich sehr klaren, sachlich ausgezeichneten und menschlich sehr verständlichen Feststellungen von *Mieskes* (455), auf die wir im soziologischen Teil noch näher eingehen werden. Die Wichtigkeit der heilpädagogischen Bemühungen um das mongoloide Kind soll uns gleich bei der Darstellung unserer Elternberatungen und im Spezialkapitel über die heilpädagogische Betreuung noch mehr beschäftigen.

Zuvor möchten wir noch kurz auf den *zweiten Punkt* eingehen, der uns zum besseren Verständnis unserer ärztlichen Betreuung der mongoloiden Kinder und ihrer Angehörigen wichtig erscheint.

3. Die Reaktion der Eltern und der gesunden Geschwister gegenüber einem mongoloiden Kind

a) Aufbau der Persönlichkeit

Wollen wir uns eine Vorstellung von den Reaktionen der Eltern machen, die durch die Geburt eines mongoloiden Kindes bedingt sind, kommen wir ohne eine *Theorie über den Aufbau der Persönlichkeit* nicht aus. Mit *Ross* (555–557) scheint uns hierfür die *Tiefenpsychologie von Freud,* modifiziert nach *Munroe* (477), die besten Voraussetzungen zum Verständnis des zu Sagenden zu bieten. Wir geben deshalb hier eine ganz vereinfachte, auf unser Thema zugeschnittene Darstellung dieser Theorie.

Drei wesentliche Bereiche der Persönlichkeit werden hierbei angenommen: zunächst das *„Es"* als Vertreter der Triebe und Impulse. Im Rahmen der zunehmenden Sozialisierung des Individuums im Laufe der Entwicklung kommt das „Es" immer mehr unter die Kontrolle des bewußten *„Ich"*. Es entscheidet über Befriedigung oder Verdrängung der Triebe und Impulse. Das „Ich" ist somit Kontrolle zwischen „Es" und Umwelt. Durch Wahrnehmung und Auffassung erforscht das „Ich" die Realitäten der Umwelt und ihre Reaktionen auf das Individuum. So formt es sich ein Bild seiner Persönlichkeit. Durch die Identifikationen des sich entwikkelnden Kindes mit seinen nächsten und engsten Beziehungspersonen (Vater, Mutter u. a.) werden deren Wertmaßstäbe und Normen übernommen. Sie bilden die dritte Instanz, das *„Über-Ich"*. Es ist gekennzeichnet durch positives Streben nach Idealen, bewußt für richtig gehaltene und angestrebte Wertsetzungen des Guten und Wertvollen sowie durch übernommene ethische und moralische Haltungen. Ein Verstoß gegen die Gebote und Verbote des „Über-Ich" erzeugt Schuld. Die triebhaften Wünsche des „Es" und die strengen verpflichtenden Anforderungen des „Über-Ich" werden durch die integrierenden „Ich-Funktionen" im Gleichgewicht gehalten. So gelingt dem Individuum die Anpassung an die Realität und die Integrität der Persönlichkeit. Jede Bedrohung dieser Integrität wird als Angst erlebt. Sie kann als reale Gefahr durch das „Ich" wahrgenommen, durch unangepaßte Triebregungen und starke Schuldgefühle des „Es", durch eine Diskrepanz zwischen „Ich-Ideal" und eigener Wirklichkeit oder durch unerfüllbare konflikthafte Forderungen des „Über-Ich" ausgelöst werden. Vielfach ist diese Angst als solche unbewußt – so z. B. die Impulse des „Es" – und nur durch Fehlleistungen und Fehleinstellungen dem Fachmann erkenntlich. Nach *Bibring* und Mitarb. (53) hat die Persönlichkeit viele *Möglichkeiten,* diese *Angst abzuwehren* und zu bewältigen. Wollen wir die Reaktionen der Eltern verstehen, wenn sie erfahren, daß sie ein mongoloides Kind haben, müssen wir wenigstens *die wichtigsten Abwehrmechanismen* kennen.

Am meisten begegnen wir hierbei der sog. *Verdrängung:* Erlebnisse, Impulse, Triebe und Konflikte werden vom Bewußtsein ferngehalten. Sie sind aber damit nicht erledigt, sondern unterhalten laufend Spannungen und führen zu weiteren Abwehrvorgängen.

Beispiel eines solchen nachfolgenden Abwehrvorgangs ist die sog. *Sublimierung.* Hier wird das vom „Über-Ich" nicht genehmigte Triebziel des „Es" in eine sozial anerkannte Zielrichtung umgewandelt. Es kann auch nur geistig durchdacht, anstatt erlebt und verarbeitet zu werden. Man spricht dann von einer sog. *„Intellektualisierung"*. Es kommt hier zu einer Trennung zwischen formalem Inhalt und dem dazu gehörenden qualitativen Wesenserlebnis. Wir sprechen deshalb auch von einer sog. *„Objektivierung"*. „Ritualisieren", reines „Agieren" oder „Verschieben" sind weitere Formen solcher Abwehrvorgänge. Für unsere Frage ist noch die sog. „Projektion" wichtig. Hier kann sich die Verlagerung gegen die eigene Person oder gegen die Umwelt wenden. Schließlich möchten wir noch den Vorgang der *„Verleugnung"* erwähnen, der mit der „Verdrängung" eng verwandt ist.

b) Elterliche Reaktionen auf die Diskrepanz zwischen dem erhofften und dem wirklichen Kind

Wir folgen wieder den klaren und verständlichen Ausführungen von *Ross* (557), wenn wir jetzt auf die psychischen Reaktionen der Eltern zu sprechen kommen, die durch die Diskrepanz zwischen Wunsch und Wirklichkeit bei der Geburt eines mongoloiden Kindes auftreten können.

Die Vorstellungen der Mutter über ihr werdendes Kind sind abhängig vom Bild über sich selbst, von ihren eigenen Mutter-Kind-Bindungen, ihren Vorstellungen von ihrer eigenen Mutter, vom Bild des Vaters und des Ehemanns. Ihr Engagement ist größer als beim Vater (586). In ihrer Vorstellung erzeugt sie das Kind. Handelt es sich um ein mongoloides Kind, werden bei ihr ganz besonders starke, tiefliegende emotionale Probleme wachgerufen, die sonst verdeckt bleiben, wenn das Kind ihren Vorstellungen entspricht (109). Hinzukommt, daß die Mutter mit dem geistig behinderten mongoloiden Kind anfänglich, durch ihre Betreuung des Kindes, stärker und nachhaltiger verbunden ist als der Vater (68).

Die Reaktionen des Vaters sind zunächst reservierter. Nach *Rethault* (536) neigt er zur „Intellektualisierung", „Isolierung" oder „Sublimierung" als die ihm gemäßen Formen einer Verdrängung. Erst wenn seine Vorstellungen und Zukunftsplanungen vom mongoloiden Kind nicht realisiert werden können, werden seine emotionellen Reaktionen stärker wachgerufen (68).

Es ist verständlich, daß sich die Eltern gegen das „So-Sein" und

„Da-Sein" ihres mongoloiden Kindes zur Wehr setzen und es nicht wahrhaben wollen, ein derartiges Kind zu haben. Es ist aber falsch, wenn wir uns als Ärzte mit dem Schicksal der Eltern selbst identifizieren und in gleiche Verdrängungsmechanismen flüchten, indem wir der Realität ausweichen, die Tragweite verschleiern und falsche Hoffnungen machen, anstatt den schweren Weg der Offenheit und Wahrheit mit ihnen zu gehen (575, 691).

Die Aggressionen der Eltern gegen ihr geistig behindertes Kind werden vom „Über-Ich" nicht anerkannt und verpönt (287, 288). Sie führen zu Schuldgefühlen und damit zu persönlichen und sozialen Belastungen (746). Neben den Auswirkungen der anlagebedingten psychisch-geistigen Behinderung wird die Persönlichkeitsentwicklung des mongoloiden Kindes ganz entscheidend durch die Reaktionen seiner Umwelt auf es und durch seine Einstellung auf die Umwelt geprägt. Die Schilderungen einer Mutter eines mongoloiden Kindes in dem Buch „Jan" von de *Kries-Kruyt* (130) sind hierfür ein anschauliches Beispiel. Wie wir wissen, sind die engen Eltern-Kind-Beziehungen der ersten Lebensjahre für die gesamte Persönlichkeitsentwicklung von entscheidender Bedeutung (595, 704). Beim mongoloiden Kind sind diese Bindungen besonders stark, so daß die Persönlichkeit durch die Wechselwirkung zwischen dem sich entwickelnden Organismus und seiner physischen, psychisch-geistigen und sozialen Umwelt maßgeblich geformt wird (189). Die Einstellungen der Eltern bestimmen auch weitgehend die Reaktionen der gesunden Geschwister auf das kranke Kind.

Zu diesen Fragen gibt es eine Fülle von Literatur, von der wir nur einige zahlenmäßig aufführen wollen, soweit sie noch nicht im Text erwähnt wurden (30, 191, 220, 331, 597 u. a.).

Im Prinzip gelten hier die gleichen Voraussetzungen wie bei einer „heilen Familie" (*Michel* 454) wie sie von *Winnicott* (704) sowie *Pechstein* (505) u. a. dargestellt wurden.

Im Rahmen der auch von uns mitbeeinflußten Fernsehserie „Unser Walter, keine heile Familie" (*Michel* 454), sind wir auf diese Probleme immer wieder eingegangen. Sie wurden in dem dazu gehörenden Büchlein „Kampf um ein geistig behindertes Kind: z. B. Mongolismus" (660) besprochen. Wir werden im therapeutischen Teil auf diesen Fragenkomplex nochmals zurückkommen.

In diesem Zusammenhang muß auf das Büchlein von Frau *Görres* (216) verwiesen werden, da hier gleichzeitig eine betroffene Mutter und eine Fachexpertin zu solchen Fragen Stellung nimmt, die soeben angeschnitten wurden.

Wir müssen uns darüber im klaren sein, daß es sich in der Regel um *gesunde Eltern* handelt, die durch die Geburt eines mongoloiden Kindes in eine *Krisensituation* geraten sind. Sie allein ist für die vielschichtigen Reaktionen verantwortlich. Vor nicht allzu langer Zeit hatte man noch angenommen, daß bei den Eltern solcher Kinder ein psychischer Defekt vorliegen würde. Die Einsicht, daß es sich primär um psychisch gesunde Eltern handelt, macht es verständlich, weshalb wir *in der Regel* mit einer fach- und sachgerechten *Beratung* auskommen und nur *selten* eine regelrechte *Psychotherapie* einsetzen müssen. Da die Probleme aber nie abreißen, solange das Kind lebt, ist eine Langzeitbetreuung unerläßlich, die möglichst in der gleichen Hand bleiben sollte.

Es ist begreiflich, daß der psychische Reifungsprozeß einer Familie, beginnend vom jungen Liebespaar ohne Kind, über die Familie mit jungen Kindern bis zur Situation, in denen die Kinder dann immer älter, erwachsener und selbständiger werden, auf das Nachhaltigste beeinflußt und gestört wird (170). Das mongoloide Kind vermag diesen Entwicklungsgang nicht mitzumachen und kann so das Gesamtgefüge stören. Bei der Betreuung des mongoloiden Kindes dürfen wir deshalb nie das Kind allein im Auge haben. Wir müssen vielmehr *immer das Gesamtbild der Familie* sehen. Struktur der Familie, Alter der Eltern, soziale Stellung, Zahl und Reihenfolge der gesunden Geschwister (*König* 365) und religiöse Bindungen sind nur einige der Punkte, die entscheidende Auswirkungen haben können, mit denen wir bei unserer Betreuung rechnen müssen. Auf die positiven Einwirkungen eines solchen Schicksals auf Eltern und Geschwister haben wir bereits hingewiesen. Mehr wird noch im therapeutischen Teil zu sagen sein.

Wir haben hier nur einige Punkte anklingen lassen können, die keinen Anspruch auf Vollständigkeit erheben. Sie bilden den Hinter- und Untergrund unserer Beratung der Eltern mongoloider Kinder, der wir uns nun zuwenden wollen.

4. Elternberatung

Wie wir schon mehrfach betonten, steht die *Elternberatung im Mittelpunkt jeder* sinnvollen *Betreuung des mongoloiden Kindes*, gleichgültig, ob sie vom Arzt, Psychologen oder vom Heilpädagogen durchgeführt wird. Jeder von ihnen wird sein spezielles Anliegen mehr in den Vordergrund rücken. Er sollte sich jedoch immer darüber im klaren sein, daß es sich hier nie um eine umschriebene Frage oder um einen isolierten Defekt, sondern immer um ein ganzes Kind und um eine Familie mit einem behinderten Kind handelt, die mit diesem Kind in eine Gesellschaft hineingestellt wird, die hierfür nur sehr bedingt Verständnis hat.

Die Gesellschaft verdrängt und verleugnet diesen Sachverhalt nämlich weitgehend, indem sie annimmt, alle Menschen hätten „normal“ und „gesund“ zu sein. Alles, was diesen Vorstellungen nicht entspricht, wird verdrängt und bereitet Verdruß (557). Im abschließenden Kapitel wird darüber noch mehr zu sagen sein.

Bei aller Bereitschaft zur Koordination möchten auch wir meinen, daß *einer* – Arzt, Psychologe oder Pädagoge – die *Führungsrolle* und damit die Verantwortung der Betreuung übernehmen muß. An ihm müssen sich die Eltern orientieren können, da sonst die Gefahr widersprüchlicher Ratschläge sehr groß ist (567, 568). Ein Vorrecht kann hier niemand eingeräumt werden. Wir selbst haben die Gründe dargelegt, weshalb in unserem speziellen Fall die gesamthafte Betreuung des mongoloiden Kindes und seiner Eltern, sinnvollerweise, durch den Arzt gesteuert und gelenkt wird. Die getrennte Betreuung des mongoloiden Kindes durch eine, und seiner Eltern durch eine andere Person oder Beratungsstelle, halten auch wir im Prinzip nicht für günstig (119, 120). In der Praxis lassen sich erhebliche Überschneidungen und Überlappungen begreiflicherweise nicht vermeiden, weshalb unter den Fachleuten eine gemeinsame Ausrichtung, gegenseitige Kontaktnahme und – vor allem – eine absolute Toleranz erwartet werden sollte. Keinem darf die Aufrichtigkeit seiner Bemühungen abgesprochen werden, die – jede für sich – dem Ganzen zu dienen haben.

a) Die ärztliche Diagnose „Mongolismus“ und die sich daraus ergebenden Konsequenzen

In der Regel obliegt es dem Arzt, den Eltern die schmerzliche Mitteilung zu machen, daß es sich bei ihrem so sehnlich erwarteten Kind nicht um ein gesundes, sondern um ein mongoloides Kind handelt. Es ist, wie *Spock* (596) betont, nicht leicht, den Eltern diese Eröffnung machen zu müssen. Ihre Trauer hierüber ist verständlich (190). In dieser Situation werden von uns Ehrlichkeit (236), Aufrichtigkeit und Mitgefühl (550) gefordert. Wir müssen imstande sein, Mitgefühl nicht nur im Sinne einer „Intellektualisierung“ vorzugeben, sondern durch positive und negative emotionelle Reaktionen selbst zu erleben. Sie müssen aber so beherrscht und verarbeitet sein, daß solche emotionalen Reaktionen unsere Aufgabe in der Hilfeleistung nicht stören (550, 575) oder zu Projektionen führen (100). Diese Gefahr ist recht groß, wenn man als Berater selbst mit einem derartigen Schicksal konfrontiert ist, was nicht selten vorkommt. Der ärztliche Berater muß sein Wissen, seine Erfahrung und seine gesamthaften Kenntnisse frei zur Verfügung stellen können. Er darf den Eltern die Verantwortung dabei aber nicht abnehmen oder diese gar übernehmen. Die Erfahrung lehrt, daß die Eltern mongoloider Kinder fast immer schon vorher ahnen, vermuten oder gar wissen, daß sie ein mongoloides Kind haben, bevor sie vom Arzt die Diagnose endgültig bestätigt erhalten.

Man muß als Arzt auf dieses so entscheidende erste Gespräch mit den Eltern vorbereitet sein. Es gilt zu überlegen, wo, wie und wann man eine derartig wichtige Eröffnung macht, sofort (145) oder erst später (462). Dies ist von vielen, individuell unterschiedlichen Faktoren abhängig, die man gegeneinander abwägen muß.

Wir dürfen nicht erwarten, daß die Eltern gleich beim ersten Gespräch die Einstellung finden, die wir von ihnen erhoffen. Vielfältig sind ihre Reaktionsweisen. Verdrängungen, Projektionen, Aggressionen und viele andere Einstellungen sind möglich. Ihnen muß mit Ruhe, dem notwendigen Zeitaufwand, Geduld und Verstehen begegnet werden. Die Eltern wollen angenommen sein. Man muß ihre Reaktionen emotional verstehen sowie deren Existenz, Stärke und Qualität erfühlen (198). Vom Arzt wird hier erwartet, daß er weder gefühllos, ungeduldig und autoritär, noch überbesorgt und unschlüssig ist (575).

Im ersten Gespräch mit den Eltern geht es in erster Linie um eine *offene Darstellung des „Erscheinungsbildes Mongolismus"*. Von ihm haben die Angehörigen in der Regel entweder gar keine oder nur eine ganz unklare, verschwommene und sie außerordentlich beängstigende Vorstellung. Wir müssen bemüht sein, sie hierüber für sie verstehbar, zeitgemäß sowie sach- und fachgerecht zu informieren (11). Das wird meistens nicht mit einem einzigen Gespräch möglich sein, da die verständlichen emotionalen Reaktionen hierfür viel zu stark sind. Wir werden deshalb bei weiteren Gesprächen immer wieder auf diesen Punkt zurückkommen müssen, da das Verständnis für das Erscheinungsbild des Mongolismus das Verstehen für das „So-Sein" des eigenen mongoloiden Kindes erleichtert.

b) Die Bedeutung dieser Eröffnung für das Kind selbst und für seine Familie

Schon im ersten Gespräch, in dem der Arzt den Eltern die Diagnose ihres Kindes eröffnet, kommt selbstverständlich die Frage nach der *Bedeutung* des Ereignisses *für das eigene Kind und für die ganze Familie* zur Sprache. Hier sehen wir uns nicht unerheblichen Schwierigkeiten gegenübergestellt.

Die Eltern dürfen von uns zunächst eine *verbindliche Aussage über das augenblickliche „So-Sein"* ihres Kindes erwarten. Ist das Kind noch recht klein, sind unsere Aussagemöglichkeiten verhältnismäßig gering. Die Feststellung, daß ihr Kind im Augenblick noch keine oder nur geringe Abweichungen von anderen gesunden Säuglingen gleichen Alters zeigt, darf für die Eltern kein Anlaß zu Fehlbeurteilungen über den weiteren Entwicklungsverlauf ihres Kindes sein. Aktualität und Zukunft haben wir grundsätzlich voneinander zu trennen. Beide sind für die Eltern von Wichtigkeit.

Wir persönlich sind bestrebt, die vielschichtigen Fragen der Aktualität mit den Angehörigen in aller Ausführlichkeit mit konstruktiven Gedanken und Plänen im gemeinsamen Gespräch aufzugreifen, die in die Zukunft gerichtet sind (480). Wie wir im psychologischen Teil noch näher erläutern werden, sind wir bemüht, unsere subjektive Beurteilung der Aktualität, im Rahmen der uns gegebenen Möglichkeiten, der Objektivität anzunähern, die wir, nach *Jaspers* (320) nie erreichen können.

Die begreifliche *Frage* der Eltern *nach der Zukunft* ihrer Kinder versuchen wir dagegen möglichst in den Hintergrund treten zu lassen. Viele Gründe sind hierfür maßgeblich. So können wir effektiv den späteren Entwicklungsgang eines jungen mongoloiden Kindes im Einzelfall sehr schwer vorhersagen. Dies ist auch der Grund, weshalb wir unseren eigenen therapeutischen Bemühungen um solche Kinder mit der notwendigen Zurückhaltung und Kritik gegenüberstehen. Nie können wir verläßlich sagen, wie sich ein derartiges Kind ohne unser Zutun entwickelt hätte. Weder die Anzahl der mongoloiden Einzelsymptome noch die gesamthafte Ausprägung des Mongolismus im äußeren Erscheinungsbild sind richtungsweisend für die spätere Entwicklungstendenz (141). Genauso wenig dürfen wir unsere Aussage über die Zukunft vom elterlichen oder eigenen Wunschdenken leiten lassen, da eine spätere Resignation der Eltern für sie und ihr Kind recht nachhaltige Folgen haben kann (557).

Auf der anderen Seite ist eine ganz ungünstige Darstellung der späteren Entwicklungstendenz, wozu u. E. keine Berechtigung besteht, dazu angetan, lähmend auf jegliche Initiative der Eltern zu wirken (693). Eine ärztliche *Betreuung, die keine Hoffnung* auf eine positive Beeinflussung und damit auf eine Besserung *miteinschließt*, ist u. E. unrealistisch, unwissenschaftlich und – noch mehr – *unmenschlich.* Mit vollem Recht betont *Beck* (35), daß mit der Eröffnung einer Diagnose die Erwartung einer gleichzeitigen Hilfe und die Bereitschaft, Hilfe anzunehmen, im besonderen Maße gegeben sind.

Keinesfalls darf mit der Eröffnung der Diagnose die ärztliche Tätigkeit ihr Ende finden, was leider nicht selten der Fall ist. Mit ihr fängt die ärztliche Aufgabe erst an, indem wir damit die Verantwortung einer sinnvollen Betreuung des mongoloiden Kindes und seiner Eltern übernehmen und mittragen helfen. Nutzen wir diese Chance nicht, versäumen wir wertvolle, wichtige und unwiederbringliche Zeit. Nur wenn es uns gelingt, den Eltern zu einer wirklichen Verarbeitung und damit zu einer Überwindung ihres Schicksals zu verhelfen, werden wir sie dazu bringen, unsere ärztlichen und heilpädagogischen Ratschläge anzunehmen, aufzugreifen und zu befruchten. So kann ihr eigenes Leben und das ihrer Familie sinnvoll weitergestaltet werden. Nur in einer solchen Umweltsituation kann ein mongoloides Kind die in ihm ruhenden Möglichkeiten zur Entfaltung und zur Entwicklung bringen und zu einer ihm möglichen Lebenserfülltheit finden.

Präzisieren wir unseren Standpunkt zu dieser Frage *nochmals* kurz: wir sind bestrebt, die Aktualität eines mongoloiden Kindes und seiner Eltern klar zu sehen, auszuschöpfen und mit sinnvollen, überlegten, die Gegebenheiten nicht überfordernden, konkreten, in die Zukunft gerichteten, allgemein-ärztlichen, medizinischen, psychologischen und heilpädagogischen Vorschlägen anzureichern. Auf diese Weise können die Vorstellungen der Eltern über den weiteren Entwicklungsgang ihrer Kinder und unsere vorsichtig vorgetragenen prognostischen Überlegungen noch am besten realisiert werden.

Wir sind bemüht, von Mal zu Mal die Vielschichtigkeit der Aktualität im gemeinsamen Gespräch mit den Eltern immer wieder aufzugreifen. Es zeigt sich dann, inwieweit sich unsere Hoffnungen und Vorstellungen erfüllt haben, welche Schritte wir jetzt tun wollen und welche Vorstellungen wir für die weitere Zukunft haben dürfen. Viele Hoffnungen erfüllen sich nicht. Keineswegs erweisen sich alle gegebenen Ratschläge als sinnvoll oder durchführbar (557). Solche verständlichen Rückschläge sind für uns kein Gegenargument dafür, das jetzt sinnvoll Erscheinende zu versuchen und zu empfehlen. Ohne einen ständigen Kontakt mit den Eltern ist eine derartige Betreuung unmöglich. Wir sind deshalb bestrebt, Kinder und Eltern, wenn möglich, zweimal im Jahr zu sehen und zwischenzeitlich den Kontakt brieflich oder telefonisch aufrecht zu erhalten. Einmal jährlich sind Wiedervorstellungen unerläßlich. Nach dem Gesagten ist es verständlich, weshalb eine derartige Betreuung immer nur durch die gleiche Person durchgeführt werden kann.

c) Die Bedeutung des Gesprächs

Wie wir immer wieder zeigen konnten, ist das *Gespräch* mit den Eltern der *Kernpunkt* unserer ärztlichen Betreuung. Es kommt hierbei zu den uns notwendig erscheinenden *menschlichen Beziehungen zwischen den Eltern und uns,* die nicht einfach „verlangt", „hergestellt" oder „errichtet" werden können. Sie basieren, wie *Ross* (557) mit Recht betont, nicht nur auf der Realität der augenblicklichen Situation. In ihnen kommt die Vielzahl der früher erlebten positiven und negativen Erfahrungen im Umgang mit anderen Menschen mit zum tragen. Das ist der Grund, weshalb wir keinesfalls gleichförmige Beziehungen mit allen Eltern herstellen können, die, wenn sie nachhaltig sein sollen, „eine *weniger intensive Form* einer *Übertragung* darstellen“ (*Garrett* 198). *Inhalt* des Gesprächs ist *zunächst das mongoloide Kind* mit seinem aktualen „So-Sein“ und seinen in die Zukunft gerichteten Aspekten, wie wir das soeben dargestellt haben.

Gleichzeitig damit beginnt die *Betreuung der Eltern,* die vielfach sogar in den Vordergrund tritt, da ohne eine entsprechende Einstellung der Eltern keine Betreuung des mongoloiden Kindes möglich ist. In der Regel sprechen wir nicht direkt über die Schwierigkeiten der Eltern. Wir meinen sie aber auch und versuchen, sie in unseren Gesprächen zu beeinflussen. Die Eltern kommen ja nicht zu uns als Ärzten, um ihre eigenen Schwierigkeiten vor Augen geführt zu bekommen (198).

In unserem Gespräch haben wir uns auf das Niveau, die Interessen und die Bedürfnisse der Eltern einzustellen. Sie sind wichtiger als unser eigenes Anliegen (198).

Sinn des Gesprächs ist es u. a., die Ich-Funktionen der Eltern zu stärken, indem sie die Wirklichkeit ihrer Situation sehen, um so ihr gerecht werdende Entscheidungen treffen zu können. Nur so sind sie in der Lage, die *Integrität ihrer Persönlichkeit* zu wahren (557).

Wenn möglich, sollten *beide Eltern am Gespräch* teilnehmen können. Im Rahmen unserer Praxis ist dies die Regel. Die Mütter sind, wie *Ross* (557) betont, am Gespräch meistens mehr interessiert als die Väter, die sich scheuen, ihre Einstellungen und Gefühle zu zeigen (596). Wir selbst haben die Erfahrung gemacht, daß die Väter mongoloider Kinder außerordentlich aufgeschlossen gegenüber den an sie herangetragenen Problemen sind. In Einzelfällen kommen die Väter sogar allein mit ihren Kindern in die Praxis zu uns, wenn es sich aus praktischen oder finanziellen Erwägungen (Fahrt u. a.) als sinnvoll erweist. Gerade hier sollte man deshalb Verallgemeinerungen vermeiden.

Vieles im Gespräch hängt von der Art der Partner, den aktualen Bedingungen und der *Gesprächsführung* ab. Nichts erscheint hier störender, als wenn das „Gespräch“ ein Monolog des Beraters ist, der seine Meinung äußert, seine Untersuchungsergebnisse vorträgt und seine ablehnenden Einstellungen kundtut (568). Nur wenn das Gespräch eine dynamische Wechselwirkung zwischen den Partnern darstellt – was wir übrigens auch in unserer erwähnten Lehrtätigkeit im koordinierten Rahmen anstreben –, wird es positive Auswirkungen haben. In der Ungezwungenheit einer Praxis ist das verhältnismäßig gut möglich, zumal die Art unserer Praxis eher einer Wohnung entspricht und der Arzt nicht im weißen Mantel in Erscheinung tritt. Wir sollten im Gespräch auch ruhig zugeben, wie bescheiden unser Wissen auf diesen oder jenen Gebieten noch ist (333, 334).

Sehr anschaulich und treffend beschreibt *Ross* (557) in seinem lesenswerten Buch die *Notwendigkeit,* den Eltern *zuhören zu können.* Wir gewinnen so rasch einen Überblick über das geistige, soziale und emotionale Niveau der Eltern, was für die Art unserer Gesprächsführung sehr wichtig ist. Pläne und Gedanken, auf die die Eltern – ohne sichtbare Einwirkungen durch uns – gewissermaßen von selbst kommen, sind weit wirkungsvoller, als wenn sie von uns vorgetragen werden. Wir dürfen auch nie vergessen, daß die Pläne nicht von uns, sondern von den Eltern durchgeführt werden müssen. Es kann letztlich auch nur der das denken, empfinden, erleiden und erdulden, um was es hier geht, der es selbst zu tragen hat. Die Eltern müssen aber das Gefühl haben, daß wir anteilnehmend zuhören, was durch klärende, das Gespräch in seiner Richtung ändernde, zweckdienliche, verstehende und verständliche Fragen oder Antworten zum Ausdruck gebracht werden kann.

Die *Art der menschlichen Begegnung* wird durch viele Faktoren bestimmt, die nicht im einzelnen aufgezählt werden sollen. Ungünstig sich auswirkende Vorurteile spielen im Rahmen unserer Elternberatung kaum eine Rolle. Dagegen haben wir es sehr häufig mit unterschiedlich gelagerten unbewußten *Motivationen* zu tun, deren Existenz wir kennen müssen, um eine möglichst tolerante, nicht wertende oder gar verurteilende Einstellung unseren Eltern gegenüber zu beziehen. Sie eröffnen sich uns gerade im Gespräch, da hier, neben objektiven Tatsachen, subjektive Wesenseigenschaften zum Ausdruck kommen. Nach ihnen werden sich unsere Ratschläge ganz besonders zu richten haben.

Viel mehr als die bewußten Inhalte geben uns die unbewußten Motivationen Einblicke in die verständliche *ambivalente* und widersprüchliche *Gefühlswelt* unserer Eltern (198, 216). Das, was die Eltern uns sagen, ist vielfach das, was sie bewußt glauben. Ihr Tun und Handeln wird aber gleichermaßen durch unbewußte Motivationen bestimmt, die nicht selten ambivalent sind. Das Wahrnehmen und Erkennen unbewußter ambivalenter Gefühlsinhalte unserer Eltern gibt uns die Möglichkeit zu *Deutungen.* Wir machen uns – bewußt und unbewußt – ein Bild von solchen Strömungen. Es darf nicht ihr Zweck sein, die Persönlichkeitsstruktur der Eltern umzugestalten oder ihr Seelenleben zu erforschen. Die Deutungen sind vielmehr unser eigener Wegweiser im Gespräch mit den Eltern. Sie werden deshalb selten ins Bewußtsein der Eltern gelangen. Selbst für uns sind sie oftmals nur gefühlsmäßig halbbewußt und wahrscheinlich keinesfalls immer „richtig“. Sie haben somit lediglich subjektive Bedeutung für uns. Nie dürfen unsere Eltern den Eindruck gewinnen, daß sie von uns analysiert, erforscht oder gar gewertet werden. Sinn und Ziel der Deutungen muß immer die Integrität – also die Unverletzlichkeit – der Persönlichkeit unserer Eltern sein. Das Wissen über eigene Motivationen geschieht selten durch verbale Mitteilungen. Es stellt sich vielmehr im wechselseitigen Gespräch oftmals unvermittelt und überraschend als Erkenntnisvorgang ein.

d) Beobachtungen und Wahrnehmungen der Eltern über ihre Kinder

Bei unserer Betreuung legen wir sehr großen Wert darauf, die Beobachtungen und Wahrnehmungen unserer Eltern über ihre Kinder zu hören (335, 485, 486). Wir sehen uns dadurch in die Lage versetzt, für unsere Beurteilung nicht allein das augenblickliche Gesamtbild der Kinder zum Zeitpunkt der Vorstellung heranziehen zu müssen. Außerdem – und das ist wichtiger – können wir sehen, inwieweit die Beurteilungen der Eltern mit unseren Beobachtungen und den Ergebnissen der psychologischen Untersuchungen übereinstimmen. Die Qualität dieser Beobachtungen ist vom Niveau und von den Möglichkeiten der Eltern abhängig, einigermaßen verläßlich das „So-Sein" ihrer Kinder zu beurteilen (432). Nach dem Gesagten ist es nicht überraschend, daß die Beobachtungen der Eltern von unseren Beurteilungen abweichen können (167). Wir selbst stellen oft, wie *Schulman* und *Stern* (626), eine recht gute Übereinstimmung fest.

e) Einzelbetreuung oder Gruppenberatung

Im Rahmen unserer Praxis ist nur eine *Einzelbetreuung* möglich. Die systematische Gruppenberatung von Eltern mongoloider Kinder wird bei uns in Deutschland selten praktiziert. Sie ist sicher nicht, wie man zunächst meinen möchte, ökonomischer als die Einzelbetreuung (11, 35). Sie mag Vorteile haben bei Eltern, die zur Intellektualisierung neigen, da sie in diesem Rahmen besser über ihre Probleme „sprechen" können. Die Erfahrungen der einen Eltern können für die anderen vielleicht etwas mehr nutzbar gemacht werden als bei der Einzelbetreuung. *Ross* (557) meint, daß Eltern mit beherrschten Aggressionen oder Eltern mit starkem Anlehnungsbedürfnis Vorteile bei der Gruppenberatung haben können; die einen, um sich im überschaubaren Rahmen abzureagieren, die letzteren, um sich an der schon weiter fortgeschrittenen Verarbeitung des Schicksals anderer Eltern aufzurichten. Wir selbst glauben, daß die Intimität der Einzelbetreuung ihre unschätzbaren Vorteile hat.

f) Kurze zusammenfassende Betrachtung der Elternberatung

Der Werdegang und die Persönlichkeitsentwicklung eines mongoloiden Kindes werden entscheidend von der Einstellung der Eltern zu ihm und von der Umwelt im engeren und weiteren Sinn geprägt, in der das mongoloide Kind lebt. *Lenzen* (405) spricht in diesem Zusammenhang von der „Energie der personalen Umgebung". Ausdauer, materielle Opfer, Hingabe und das Zurückstellen eigener Wünsche sind einige beispielhafte Auswirkungen einer „gesamthaften Einstellung der personalen Umgebung". Sie hat ihre tiefen und vielschichtigen Wurzeln (7, 8), ist aber auch stark von äußeren Faktoren abhängig. Beides können wir nachhaltig steuern und maßgeblich beeinflussen. Hierbei ist das Gespräch mit den Eltern in unseren regelmäßig durchzuführenden Elternberatungen ein ganz wesentliches und entscheidendes Mittel bei unserer ärztlichen Betreuung. Wir sind deshalb auf diesen Punkt ausführlicher eingegangen.

Die Frage, ob ein mongoloides Kind besser zu Hause oder im Heim betreut werden soll, ist so wichtig und von so großer soziologischer Bedeutung, daß wir ihr im abschließenden Kapitel einen gesonderten Abschnitt widmen werden. Wegen des prägenden Einflusses der Eltern-Kind-Beziehungen für das mongoloide Kind versuchen wir, soweit dies realisier- und vertretbar ist, ein mongoloides Kind möglichst lange oder für dauernd im häuslichen Verband zu integrieren. Die Anwesenheit des mongoloiden Kindes in der Familie ist nicht selten zur Ausbalancierung interfamiliärer Spannungen notwendig. Mit der Herausnahme des mongoloiden Kindes aus dem Familienverband können sich, nach *Smith* und Mitarb. (584) ganz unerwartete Störungen des familiären Gleichgewichts einstellen. Eine generelle Lösung dieser Frage gibt es nicht. Umwelt, Einstellung der Umgebung, Zustand des Kindes, Persönlichkeit der Eltern und Gesamtsituation der Familie müssen in jedem Einzelfall geprüft und überdacht werden (138, 557).

Die *Einmaligkeit jeder einzelnen Betreuung* eines mongoloiden Kindes und seiner Eltern können wir hier nicht erstehen lassen. Im heilpädagogischen Teil werden wir nochmals auf diese Fragen zurückkommen, wenn von der heilpädagogischen Betreuung des mongoloiden Kindes in den ersten Lebensjahren gesprochen wird.

Nach einem kurzen Abschnitt über diagnostische ärztliche Maßnahmen und über die Bedeutung der Fruchtwasseruntersuchungen wollen wir uns mit therapeutischen ärztlichen Maßnahmen beschäftigen, die über die Diagnostik weit hinausgehen. Ihre Bedeutung wird sehr unterschiedlich beurteilt. Im Rahmen der von uns als richtig und notwendig erachteten ärztlichen Betreuung spielen sie eine sehr wichtige und maßgebliche Rolle.

5. *Diagnostische ärztliche Maßnahmen*

Wie das Wort Diagnostik besagt, dienen Untersuchungen oder ärztliche Maßnahmen, von denen hier ganz kurz die Rede sein soll, zur Klärung eines allgemeinen (Mongolismus) oder umschriebenen Tatbestandes.

Die *Klärung der Diagnose Mongolismus* gelingt in der Regel leicht durch die ärztliche Erfahrung auf diesem Gebiet. In unklaren Fällen können Studien der Hautleisten oder eine Röntgenuntersuchung des Beckens mit Ausrechnung der Beckenwinkelmaße weiteren Aufschluß bringen (siehe dort).

Beweisend für die Diagnose Mongolismus ist das Ergebnis der zytologischen Untersuchung. Sie nimmt auch zu weiteren humangenetischen Fragen Stellung. Über diese Punkte haben wir ausführlich berichtet, so daß auf das dort Gesagte verwiesen werden kann.

Die Klärung umschriebener Tatbestände hat u. E. nur dann ihre Berechtigung, wenn mit ihnen gleichzeitig therapeutische Gesichtspunkte angeschnitten und aufgegriffen werden. Diese Fragen werden uns im übernächsten Kapitel eingehend beschäftigen.

Würde sich unser ärztliches Tun auf die Feststellung der Diagnose Mongolismus und auf die Abklärung der pathogenetischen Befunde beschränken, wäre die Besprechung der in Punkt 7 darzulegenden Gedanken und Erkenntnisse nicht notwendig.

Bevor wir auf diese Fragen eingehen, möchten wir die Ansatzpunkte der Fruchtwasserentnahme – Amniozentese – und ihre Indikation besprechen.

6. *Fruchtwasserentnahme bei der werdenden Mutter – Amniozentese*

Seit der ersten Auflage unseres Buches haben sich auch bei uns in Deutschland immer mehr Frauenärzte entschlossen, *Fruchtwasseruntersuchungen bei der werdenden Frau* durchzuführen, um die Frage verbindlich abzuklären, ob eine durch eine Chromosomenuntersuchung des Fruchtwassers erfaßbare Störung bei der werdenden Frucht vorliegt oder nicht. Hierbei sind die *Chromosomenaberrationen als Indikationen* für diesen Eingriff ganz im *Vordergrund stehend.* Man kann den *Eingriff nicht jederzeit* durchführen. Es müssen so viel Fruchtwasser und vor allem auch genügend Zellen im Fruchtwasser vorhanden sein, daß die Punktion des Fruchtwassers – wir sprechen hier von einer sog. Amniozentese – auch zu einem verwertbaren Ergebnis führt, worauf *Nadler* und *Gerbie* (483) hinwiesen. Nach *Hahnemann* (233) besteht eine signifikante Beziehung zwischen Zellzahl und Gesamtvolumen des Fruchtwassers. *Vor der 15. Schwangerschaftswoche* ist die *Ausbeute gering.* Man kann hier nur in rund 33 % mit einem positiven Ergebnis rechnen. Auf der anderen Seite darf man den Eingriff, nicht zuletzt wegen den Bestimmungen des § 218, nur in der Zeit durchführen, in der dann, nach vorheriger Genehmigung des dafür zuständigen Fachausschusses, bei nachgewiesener Chromosomenstörung beim werdenden Kind aus mütterlicher Indikation eine Schwangerschaftsunterbrechung vorgenommen werden kann. *Nach der 18. bis 20. Schwangerschaftswoche* sollte der Eingriff deshalb *nicht mehr* durchgeführt werden, zumal die Auswertung der Untersuchungsergebnisse auch einige Zeit benötigt (*Butler* und *Reiss* (85).

Nach *Hahnemann* (233) kann der Eingriff auf vaginalem (über die Scheide) oder abdominellem (durch Bauchpunktion) Weg vorgenommen werden. Der letztere ist der gebräuchliche.

Nach unseren Erfahrungen mit Kliniken, die solche Eingriffe vornehmen, ist die Ausbeute am besten, wenn sofort nach der Punktion in der *gleichen Klinik* das entnommene *Fruchtwasser zytologisch verarbeitet* wird. Diese Voraussetzungen bestehen z. B. in der Universitäts-Frauenklinik Ulm. Hier hat man auch mit die längsten Erfahrungen auf diesem Gebiet in Deutschland.

Es wäre *falsch*, wenn man behaupten würde, der *Eingriff* sei ganz ungefährlich bzw. *ohne jedes Risiko*.

So kann es z. B. zu einem *Fruchtabgang* kommen, was wir selbst gelegentlich gesehen haben.

Auch eine *Infektion der Plazenta* (des Mutterkuchens) ist bei Vorderwandsitz möglich.

Schließlich kann es zu einem *Absterben der Frucht im Mutterleib* kommen.

U. E. sollten Ärzte, die solche Eingriffe durchführen, ganz offen mit den Eltern alle diese Fragen besprechen. Die Eltern müssen dann selbst entscheiden, was sie tun wollen.

Wir haben nun noch die *Indikationen zu diesem Eingriff* zu besprechen.

Da *Pfeiffer* und Mitarb. (517) das Wiederholungsrisiko bei Müttern mit einem mongoloiden Kind auf nichterblicher Basis, nochmals ein mongoloides Kind zu bekommen, 5 bis 20mal höher einschätzen als bei einer anderen gleichaltrigen Frau, ist es verständlich, wenn von ihnen die Indikation sehr breit gestellt wird. Wie wir schon mehrfach erwähnt haben, können wir eine so hohe Belastung aufgrund unseres Krankengutes nicht bestätigen. Wir müßten sonst mehr Situationen feststellen, bei denen in einer Familie, ohne Nachweis von Erbfaktoren, zwei mongoloide Kinder geboren wurden.

Mit *Geisler* und Mitarb. (200) glauben wir, daß die *Hauptindikation* für den Eingriff auf *Schwangere über 35–40 Jahre* ausgerichtet sein sollte, vor allem dann, wenn sie zuvor schon ein mongoloides Kind geboren haben.

Auch Familien, bei denen nachweislich eine Disposition zum Chromosomenaberrationen ohne erklärbare Ursachen („familiäre Belastung mit Non-disjunction“) besteht, sind, wie *Tojo* und Mitarb. (662) erwähnen, für solche Eingriffe vorzusehen. Hierauf sind wir im theoretischen Teil schon eingegangen.

Es gibt auch *Eltern,* bei denen wir bei unseren Elternberatungen den Eindruck gewinnen, daß sie sich nur mit der Sicherheit einer Amniozentese entschließen können, nochmals ein Kind zu haben, da ihre *Angst zu groß ist,* wieder ein mongoloides Kind zu bekommen.

Wir möchten abschließend den Fall einer nicht mehr ganz jungen Mutter mit einem mongoloiden Kind erwähnen, die den Eingriff bei ihrem zweiten Kind durchführen ließ. Dieses nachweislich gesunde Kind war nach der Amniozentese aus unerklärlichen Gründen im Mutterleib abgestorben.

Zusammenfassend darf somit zu diesem Punkt gesagt werden, daß man sich die anstehenden Fragen in jedem Einzelfall im Rahmen der Elternberatung ganz genau überlegen sollte. Voreilige, unüberlegte und unsachliche Einstellungen helfen hier nicht weiter.

Mit diesen Hinweisen wollen wir nun zur Besprechung der über die reine Diagnostik hinausgehenden ärztlichen Maßnahmen kommen.

7. *Über die reine Diagnostik hinausgehende oder ausschließlich therapeutische ärztliche Maßnahmen*

a) Herzuntersuchungen – cardiologische Betreuung

Über die Kombination Mongolismus und angeborener Herzfehler haben wir ausführlich berichtet (Kapitel C III, 5 b). Nach *Beuren* (52) ist allein durch *konservative Maßnahmen* die Sterblichkeit der Kinder mit einem angeborenen Herzfehler von 70 auf 30 % gesenkt worden. Die Verbesserung der konservativen Maßnahmen kommt u. a. auch ganz jungen mongoloiden Kindern in der Neugeburtsperiode und im frühen Säuglingsalter zugute, da die hohe Sterblichkeitsquote solcher Kinder in früheren Jahrzehnten in erster Linie zu Lasten des zusätzlichen angeborenen Herzfehlers ging (siehe Lebenserwartungen). Mit *Rett* (540) u. a. vertreten wir die Ansicht, daß eine regelmäßige Überwachung von Herz und Kreislauf bei derartigen Kindern unerläßlich ist und oft eine lebensnotwendige Maßnahme darstellt.

Wir selbst ziehen es vor, unsere mongoloiden Kinder mit zusätzlichem angeborenen Herzfehler, neben unserer fachärztlichen Tätigkeit, in *Herz-Spezial-Abteilungen* betreuen zu lassen. Unseres Erachtens sind nur dort optimale Voraussetzungen gegeben, die Kinder fachgerecht zu überwachen, die entsprechenden Untersuchungen durchzuführen und die sich hieraus ergebenden therapeutischen Konsequenzen ziehen zu können.

Diese Einsicht und Einstellung machen es notwendig, daß *von seiten der Herzspezialabteilungen* auch ein *entsprechendes Verständnis für unsere mongoloiden Kinder* gegeben ist. Das ist leider nicht an allen Stellen in gleicher Weise vorzufinden, wofür unsere langjährigen Erfahrungen sprechen. U.E. müssen die mongoloiden Kinder in den Herz-Spezialabteilungen die gleichen Voraussetzungen haben wie alle anderen Kinder. Es geht nicht an, daß man Unterschiede sowohl hinsichtlich der Notwendigkeit in der Durchführung von Herzkatheteruntersuchungen als auch bei Indikationen für operative Eingriffe macht.

Schon bei mehrfachen Gelegenheiten (717) haben wir darauf hingewiesen, daß dies *leider nicht immer der Fall* ist. Als *Beispiel* einer solchen Fehlhaltung möchten wir einen Ausschnitt aus einem uns übersandten Bericht einer Universitäts-Kinderklinik wörtlich anfügen: „Bei Sylvia besteht im Rahmen einer Trisomie 21 nach den Herzbefunden eine Fallotsche Tetralogie mit vornehmlich wohl valvulärer Pulmonalstenose. Eine *operative Korrektur dieses schweren zyanotischen Vitiums* wird von den meisten Herzchirurgen *bei Kindern mit Trisomie 21 abgelehnt.* Unseres Wissens besteht lediglich bei ... eine gewisse Bereitschaft, eine eingehendere kardiologische Diagnostik und gegebenenfalls eine Operation durchführen zu lassen."

Es wäre jedoch ungerecht, wenn wir hier verallgemeinern würden. Wir haben vielmehr Anlaß, auch an dieser Stelle unseren Dank für vorbildliche Zusammenarbeit mit Herzabteilungen auszusprechen. Schon im Vorwort der Neuauflage des Buches haben wir dies zum Ausdruck gebracht. So ist z.B. die Zusammenarbeit mit der Herzabteilung der Universitäts-Kinderklinik Tübingen vorbildlich und als beispielhaft zu bezeichnen, zumal hier auch ausgezeichnete Möglichkeiten zur operativen Versorgung der Kinder in der Herzabteilung der chirurgischen Klinik gewährleistet sind.

Gerade in letzter Zeit wird immer wieder darauf hingewiesen, wie wichtig es ist, daß gerade bei mongoloiden Kindern *möglichst frühzeitig eingehendere Herzuntersuchungen mit dem Herzkatheter* durchgeführt werden. Es hat sich nämlich gezeigt, daß mongoloide Kinder offensichtlich schon relativ früh bei entsprechenden Herzfehlern zu einem *Hochdruck* im Bereich der *Arteria Pulmonalis* neigen. Es wäre deshalb wichtig, daß die Untersuchungen vor diesem Zeitpunkt einsetzen, da mit Auftreten eines Hochdrucks in der Art. Pulmonalis die Voraussetzungen für operative Eingriffe entscheidend erschwert werden oder diese gar nicht mehr durchführbar sind.

In solchen Fällen kann man dann durch eine sog. "Banding" der Art. Pulmonalis (79) versuchen, eine Verbesserung der Situation herbeizuführen. Gerade dieser Eingriff ist jedoch mit einem hohen Risiko belastet und bringt erfahrungsgemäß leider vielfach auch nicht die gewünschte Verbesserung der Situation. Wir müssen betonen, daß man den mongoloiden Kindern oft nicht im subjektiven Befinden ansieht, vor welchen Gefahren sie von seiten ihrer Herzsituation stehen. U. E. sollte deshalb *nicht das allgemeine Befinden* mongoloider Kinder als *Indikation zur Durchführung diagnostischer Maßnahmen* herangezogen werden. Ausschlaggebend dürfen hier nur eindeutige Untersuchungsergebnisse sein, die wegen der notwendigen Erfahrung am besten in Herz-Spezial-Abteilungen vorgenommen werden sollten.

Unsere Erfahrungen sprechen dafür, daß mongoloide Kinder mit einem zusätzlichen angeborenen Herzfehler vielfach doch eine *Beeinträchtigung auf körperlichem Gebiet* erkennen lassen. Die Kinder sind noch *kleiner*, als man dies sonst bei mongoloiden Kindern zu sehen gewohnt ist. Vor allem bei jüngeren mongoloiden Kindern besteht darüber hinaus auch eine *schlechte Gewichtsentwicklung.* Die Untersuchungsergebnisse von *Feldt* und Mitarb. (172) bei gesunden Kindern zeigen, daß es hier *nach Durchführung operativer Eingriffe* zu einer *Verbesserung auf körperlichem Gebiet* kommt, was wir auch bei unseren mongoloiden Kindern immer wieder feststellen können.

Dies gilt besonders für Kinder mit einer sog. *Fallotschen Tetralogie.* Gerade diese Kinder und alle anderen Fälle, bei denen der zusätzliche angeborene Herzfehler mit einer permanenten Zyanose – ständige Blausucht – verbunden ist, sind leistungsmäßig meistens erheblich eingeschränkt und besonders gefährdet. Solchen Kindern erwachsen durch den Herzfehler weitere lebensbedrohliche Gefahren, wie z. B. ungenügende Sauerstoffversorgung des Hirns oder Bluteindickung mit nachfolgender Hirnblutung. Auch plötzliche asphyktische Zustände mit hochgradiger Blausucht werden beobachtet. In allen diesen Fällen halten wir eine regelmäßige Spezialüberwachung sowie eine ernstliche Prüfung der Frage für notwendig, ob durch operative Maßnahmen im Sinne von sog. Palliativ-Operationen (Hilfsoperationen) eine Abnahme der Zyanose und damit eine Verbesserung des Gesamtzustandes erreicht werden kann.

Eine *weitere Indikation für eine Herzoperation* stellt der *isoliert vorhandene noch offene Ductus Botalli* dar, auch wenn dieser Befund bei Mongolismus offensichtlich verhältnismäßig selten ist. Meistens tritt er in Verbindung mit anderen Herzfehlern auf und hat dann in der Regel eine andere Bedeutung. Die Indikationen zu operativen Eingriffen müssen in jedem einzelnen Fall sehr sorgfältig überlegt und überdacht werden. Risiko und Operationschancen müssen in einem sinnvollen Verhältnis stehen. Die Eltern müssen bei solchen Überlegungen mitentscheiden können.

Unsere Ausführungen zu diesem Spezialgebiet dürfen nicht aus fachlicher Sicht gesehen werden. Dies müßte aus berufenerem Munde erfolgen. Uns kam es vielmehr darauf an, die *Notwendigkeit dieser Untersuchungen* herauszustellen, die Bereitschaft zu vertiefen, auch mongoloiden Kindern diese therapeutischen Möglichkeiten zu bieten und eine möglichst optimale Zusammenarbeit anzuregen. Spezialfragen können nur durch Fachleute auf diesem Gebiet abgeklärt und besprochen werden. Es wäre wünschenswert, daß die Fachärzte in den Herz-Spezial-Abteilungen auch das entsprechende Verständnis für die Ansatzpunkte unserer therapeutischen Bemühungen haben, wie wir es z. B. von der Herzabteilung Tübingen gewohnt sind. Dadurch würde unsere Arbeit auf diesem Gebiet ganz erheblich erleichtert. Darüber hinaus käme es den mongoloiden Kindern selbst und ihren Eltern zugute.

b) Aufzucht frühgeborener mongoloider Kinder

In den Kapiteln „Lebenserwartungen mongoloider Kinder" und „Geburtssituation des mongoloiden Kindes" haben wir darauf hingewiesen, daß mongoloide Kinder vielfach zu früh, untermaßig und untergewichtig zur Welt kommen. Daraus folgert, daß viele mongoloide Kinder *Aufzuchtsbedingungen frühgeborener Kinder* erhalten müssen, um ihre Lebenschancen zu verbessern. Hier ergeben sich für den Frauenarzt, den als Geburtshelfer tätigen Hausarzt und für den Kinderarzt ein sehr breites Feld ärztlichen Tuns. Von den verbesserten Aufzuchtsbedingungen aller frühgeborener Kinder profitieren somit sehr viele mongoloide Kinder.

Unter diesem Blickwinkel müßten die Zahlen über die Lebenserwartungen mongoloider Kinder erneut überprüft und überdacht werden. Hinsichtlich Aufzuchtsbedingungen gelten für mongoloide Kinder die gleichen Gesetze und therapeutischen Maßnahmen wie für „normale" Kinder in derselben Geburtssituation. Wegen der „regressiven Fötalisationstendenz" bedürfen sie der laufenden Überwachung.

c) Behandlung akuter Infekte der Luftwege

Die starke *Neigung mongoloider Kinder zu Infekten der Luftwege* ist schon lange bekannt und anerkannt. Dies liegt an vielen Faktoren, auf die wir im allgemeinen Teil immer wieder hingewiesen haben, vor allem an der Beschaffenheit der Schleimhäute und an der schlechten Abwehrlage.

Da viele mongoloide Kinder zusätzliche angeborene Herzfehler haben, können durch solche akuten Infekte leicht lebensbedrohliche Komplikationen oder zumindest Gefahrenmomente entstehen, die ständiger ärztlicher Überwachung bedürfen.

Die Behandlung mit antibiotisch wirksamen Mitteln, Maßnahmen zur Unterstützung von Herz- und Kreislauf sowie Berücksichtigung des Wasser- und Mineralhaushalts haben ganz entscheidende Verbesserungen im akuten Zustand mit sich gebracht.

Aufgrund unserer Erfahrungen dürfen wir sagen, daß mongoloide Kinder, die unter laufender Behandlung mit Medikamenten im Sinne der gleich zu besprechenden sog. „*Basistherapie*" stehen, in ihrer *Abwehrlage gegen Infekte* ganz entscheidend *verbessert* werden können. Dieser Sachverhalt wird heute wohl nicht mehr bestritten. Er hat auch eine höchstrichterliche Bestätigung durch das Bundessozialgericht in Kassel im Mai 1972 erfahren.

d) Bedeutung chronischer Infekte der Luftwege

Vieles, was wir soeben zur Abwehr oder Verhinderung akuter Infekte gesagt haben, gilt in gleicher Weise für chronische Infekte der Luftwege, aus denen viele mongoloide Kinder gar nicht herauszukommen scheinen.

Durch die *verbesserten Umweltbedingungen* hat sich hier, im Vergleich zu früheren Darstellungen, zweifelsohne ein Wandel vollzogen.

Bei aller Zurückhaltung bezüglich eigener „Erfolge" möchten wir mit aller Deutlichkeit sagen, daß *langfristig ärztlich betreute Kinder* hier wesentlich *bessere Voraussetzungen* haben als andere mongoloide Kinder. Das wirkt sich günstig auf ihre gesamte physische Situation aus und damit natürlich auch auf ihr Leistungsvermögen bzw. auf die gesamte psychisch-geistige Situation.

Die „*Basistherapie*" (siehe dort) stellt zweifelsohne ein *Roborans* dar, das wir in der ärztlichen Betreuung mongoloider Kinder nicht mehr missen wollen.

Unter entsprechenden Voraussetzungen können vorsichtige *heilklimatische Maßnahmen* Besserungen schaffen, worauf *Menger* (450) immer wieder hingewiesen hat. Aus unserer Erfahrung können wir sagen, daß mongoloide Kinder durchaus gut verhältnismäßig starke klimatische Reize vertragen können. Hierbei kommt ihnen ihre Neigung zu hypergischer Reaktionslage entgegen.

Schon *Haubold* und seine Mitarbeiter haben in vielen Veröffentlichungen (245–256) immer wieder darauf hingewiesen, wie wichtig es ist, diese Kinder frühzeitig und notfalls mehrfach dem *HNO-Arzt* vorzustellen, um mit ihm die Frage einer evtl. durchzuführenden *Entfernung der Rachenmandeln* (AT) *und* der *Gaumenmandeln* (TE) aufzugreifen. Aus der praktischen Erfahrung dürfen wir sagen, daß diese Eingriffe bei vielen mongoloiden Kindern oft Wunder wirken, die wir nicht für möglich erachtet hatten.

Auf jeden Fall stellen, auch nach unseren Erfahrungen, (717, 721, 722, 724, 725) *chronische Infektherde* überaus *ungünstige Voraussetzungen für den gesamthaften Entwicklungsgang* mongoloider Kinder dar.

Die stark vergrößerten, sich oft in der Mitte berührenden und den gesamten Rachenraum verlegenden Tonsillen veranlassen ein fehlerhaftes

Atmen, unterstützen die bei mongoloiden Kindern so ungünstige und auch optisch unvorteilhafte Mundöffnung. Sie stellen zweifelsohne auch eine Behinderung der Sprachleistungen, speziell der Aussprache, dar. Hierauf haben wir schon hingewiesen und werden dies bei der Besprechung sprachtherapeutischer Maßnahmen nochmals tun.

Bei der *Durchführung der operativen Maßnahmen* sollte man unbedingt anstreben, eine *Mutter-Kind-Situation* herzustellen, um keine zusätzlichen psychischen Schädigungen in Kauf nehmen zu müssen, worauf mit Recht von psychoanalytischer Seite – speziell der Schule um *Biermann* – hingewiesen wurde.

Leider müssen wir die Erfahrung machen, daß hier von fachärztlicher Seite nicht immer mongoloide und „normale" Kinder gleiche Voraussetzungen haben. Man bringt unseren Überlegungen nicht immer das notwendige Verständnis entgegen. Die Durchführung der operativen Eingriffe selbst bedeutet, nach unseren Erfahrungen zu schließen, keine größere Belastung als bei anderen Kindern. Es ist jedoch notwendig, die *Eingriffe in Vollnarkose mit Intubation* durchzuführen, worauf wir mit allem Nachdruck hinweisen möchten. Ganz gelegentlich haben wir ungünstige Endausgänge bei diesen Eingriffen beobachten müssen, wenn dieser Grundsatz nicht beherzigt wurde (siehe hierzu auch *Betlejewski* und *Walczynski* (51).

Vielfach sind auch *Infektherde im Bereich der Nasen-Nebenhöhlen* nachzuweisen. Nach Betlejewski und Mitarb. (50) müssen bei der Beurteilung der Röntgenaufnahmen die ungenügende Ausbildung der lufthaltigen Nebenräume und die ungünstigen Schleimhautverhältnisse bei mongoloiden Kindern mitberücksichtigt werden, um nicht zu Fehlbeurteilungen zu kommen. Vor allem *Haubold* (245–256) hat sich mit diesen Fragen und ihren Auswirkungen besonders beschäftigt. Interessenten können dort weiteres Schrifttum nachlesen.

e) Behandlung mit Vitaminen u. a. – sog. „Basistherapie"

Haubold berichtete erstmals 1955 über seine therapeutischen Bemühungen, mit einer sog. „Basistherapie" von Vitaminen, Mineralsalzen und Spurenelementen den *Entwicklungsgang und das äußere Erscheinungsbild mongoloider Kinder günstig zu beeinflussen* (245). In Verbindung mit der vorgenannten Beseitigung chronischer Infektherde hoffte er, eine „Nachreifung" mongoloider Kinder erzielen zu können.

Mit *Mittermaier* (458) finden wir den *Begriff „Nachreifung" sachlich nicht richtig*. Es kann sich hier nicht um eine Tendenz zur Normalisierung, sondern um die Anregung eines Reifungsprozesses handeln, der in den Grenzen und Möglichkeiten der Kinder liegt. Hierauf wurde auch schon im allgemeinen Teil hingewiesen. Dieser Hinweis bzw. diese Korrektur *schmälert* selbstverständlich *nicht* den auch von uns immer wieder herausgestellten *Wert der „Basistherapie"*. Aus der jahrelangen praktischen Erfahrung glauben wir sagen zu dürfen, daß man mit diesen therapeutischen Maßnahmen die physischen Voraussetzungen der mongoloiden Kinder erheblich bessern und ihr Leistungsvermögen deutlich steigern kann. Ein exakter Nachweis ist allerdings schwer möglich, da wir solche therapeutischen Maßnahmen nicht allein einsetzen. Außerdem ist der Entwicklungsgang eines mongoloiden Kindes schlecht vorhersehbar und von vielen Faktoren abhängig, was wir immer wieder betonen. Der Einwand der Kritiker an einer derartigen Behandlung, die Kinder hätten sich ohne eine solche Therapie in gleicher Weise entwickelt, ist deshalb nicht leicht zu entkräften, auch wenn wir ihn aus der praktischen Erfahrung ablehnen müssen. Solange wir keine anderen besseren therapeutischen Maßnahmen kennen und subjektiv sowie durch das Urteil der Angehörigen vom Erfolg unserer Bemühungen fest überzeugt sind, werden wir deshalb diesen Weg weitergehen. Großangelegte wissenschaftliche Untersuchungsergebnisse stehen noch aus. Solche Untersuchungen sind u. E. auch sehr schwer durchführbar und können wohl kaum einem in der Praxis tätigen Arzt zugemutet werden. Erste wissenschaftliche Voruntersuchungen dieser Art haben wir seinerzeit in der Universitäts-Kinderklinik Mainz vorgenommen. Wir kamen durchaus zu ermutigenden Ergebnissen. Aus den verschiedensten Gründen konnten die Untersuchungen nicht auf breiterer Ebene fortgeführt werden.

Es kennzeichnet die Einstellung der Umwelt zu diesen Fragen, daß *Haubold* zu Lebzeiten keine allgemeine Anerkennung mit seinem therapeutischen Ansatzpunkt der „Basistherapie" fand. Hier hat sich im Laufe der letzten 10 Jahre zweifelsohne eine deutliche Wandlung erkennen lassen. Auf die Bedeutung des höchstrichterlichen Urteils des Bundessozialgerichts Kassel vom Mai 1972 haben wir schon hingewiesen. Hier wurde der Wert der „Basistherapie" eindeutig bestätigt. Die Annahme des Gerichts, jeder praktisch tätige Arzt könne diese Behandlung durchführen, gilt u. E. nur insoweit, was die Verordnung der Medikamente als solche angeht. Ansonsten glauben wir, daß man hinsichtlich der Dosierung der Medikamente über große eigene Erfahrungen verfügen muß. Es gibt sehr viele empirische Erkenntnisse, die eindeutig zeigen, daß man mit einer Überdosierung, speziell der fettlöslichen Vitamine A und D schwere und sogar lebensbedrohliche Schädigungen herbeiführen kann, worauf auch *Yaffe* und *Filer* jun. (729) vor kurzem hingewiesen haben.

Unseren Standpunkt zu dieser Frage teilen *Loeber* (416) und viele andere Autoren (Literatur bei *Haubold*). Ermutigt werden wir in unserer Auffassung durch die Mitteilung von *Tanino* (644) aus einer japanischen

Universitäts-Klinik. Seine hohen Dosierungen von Vitamin A und E fallen ins Auge und stimmen etwas problematisch. Wir halten uns an wesentlich niedrigere Dosierungen. Es liegen auch viele tierexperimentelle und blutchemische Untersuchungen zu diesen Fragen vor (4, 12, 343, 447, 584).

Es waren vor allem *Haubold* und Mitarb. (251–254), die sich um *Resorptionsfragen der fettlöslichen Vitamine* bemühten. Die Ergebnisse ihrer breit angelegten blut- und histochemischen Untersuchungen sprechen für den entscheidenden Vorteil der Darreichung der fettlöslichen Vitamine A, D und E in emulgierter Form, weshalb wir Präparaten auf dieser Basis bei unseren Verordnungen den Vorzug geben.

Wir selbst verbinden mit der „Basistherapie" den Gedanken, neben den genannten Zielsetzungen (siehe oben), die molekularbiologischen Zellvorgänge insgesamt aktivieren und fördern zu können. Möglicherweise beruht z. B. die verbesserte Infektabwehr auf solchen Mechanismen. Das Vorhandensein eines reichlichen Angebots von Wirkstoffen dieser Art (Co- und Apofermente) ist auf jeden Fall für die normalen Zellvorgänge Grundvoraussetzung. Da es auf ein gleichmäßiges Angebot an solchen Wirkstoffen ankommt, geben wir sie absichtlich in „polypragmatischer Breite". Auch *Lutz* (424, 425) spricht sich in diesem Sinne aus. Es handelt sich somit nicht um eine „gezielte Therapie" üblicher Art.

Der Vorstellung mancher Kostenträger, speziell einiger Privatkrankenkassen, muß somit entschieden begegnet werden, es handle sich bei den genannten Medikamenten lediglich um „Aufbaupräparate", die den „Nähr-

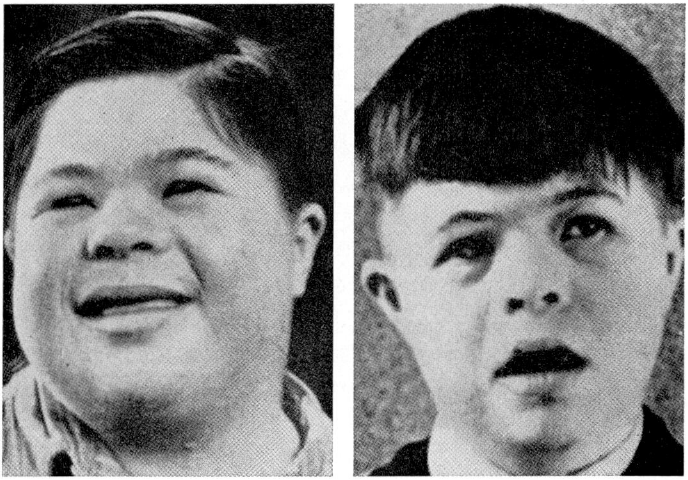

Abb. 19 Sechzehnjähriger mongoloider Junge vor und nach einer halbjährigen „Basistherapie". Gewichtsabnahme 9,5 kg. Deutliche Verbesserung der Soziabilität (nach *Haubold* 245)

mitteln“ gleichzusetzen seien und somit kostenmäßig nicht zu übernehmen wären.

Zwei Vergleichsbilder (Abb. 19) eines Jungen, den wir 1952 gemeinsam mit *Haubold* beobachteten und ausschließlich mit einer „Basistherapie“ ein halbes Jahr behandelten, sollen unsere Einstellung rechtfertigen und unterstreichen. Es handelte sich dabei um einen tiefstehenden mongoloiden Jungen aus einer Anstalt.

f) Hormontherapie – anabole Steroide

Schwierig zu beantworten ist die Frage der Nützlichkeit einer alleinigen oder gleichzeitigen Behandlung mit Hormonpräparaten. Eine *eigentliche Unterfunktion einzelner Drüsen scheint selten vorzuliegen.* Dies ist auch von uns nie angenommen oder behauptet worden. Wir teilen deshalb die Meinung von *Koch* und Mitarb. (360), daß eine alleinige Therapie mit Schilddrüsenpräparaten nicht erfolgreich zu sein scheint. Nach Ansicht von *Saxena* und *Pryles* (569) ist sie nur bei nachweisbaren Zeichen einer Hypothyreose zu vertreten. Über Erfahrungen mit Nebennierenrinden-Präparaten berichten *Diamond* und *Moon* (131), *Moragas* (468) sowie *Moreno* (469).

Mit *Rett* (538) sind wir der Meinung, daß man bei genereller und höherer Dosierung von Hormonpräparaten mit unterdrückten oder übersteigerten Reaktionen sowie mit Involutionserscheinungen (Rückbildungsvorgängen) der Drüsen rechnen muß, da es sich hierbei um eine Substitutionstherapie handelt. Diese Erkenntnisse müssen wir bei der Dosierung der Medikamente berücksichtigen.

Wir selbst versuchen, mit einer ganz niedrigen, unterschwelligen Dosierung von Schilddrüsenpräparaten, Thymus und Hypophysen-Präparaten (vgl. auch *Benda* 43, 44) eine positive Wirkung zu erzielen. Vom Wert dieser therapeutischen Maßnahme sind wir fest überzeugt.

Anabole Steroide werden in erster Linie *zur Anregung des Längenwachstums* angewandt, da die Untermaßigkeit bei mongoloiden Kindern im Rahmen der „regressiven Fetalisationstendenz“ sehr ausgeprägt ist. *Thelander* und *Pryor* (647) sowie *Garofalo* und *Saccomani* (197) berichten über eine Unterlänge von durchschnittlich 20 cm im Vergleich zur Altersnorm bei mongoloiden Kindern im Alter von 10 Jahren, was u. E. etwas zu hoch angesetzt ist. Die abnehmende Wachstumstendenz mit zunehmendem Alter (290) ist typisch für die beschriebenen Vorgänge beim Mongolismus. Es fehlt die letzte Ausreifung (Akromikrie von *Benda* 44). Vorzeitige Alterungstendenzen mongoloider Kinder passen in dieses Bild. Die Endgröße mongoloider Kinder liegt, nach *Zellweger* (739), kaum über 150 cm.

Die von uns betreuten mongoloiden Kinder konnten die genannte Endgröße sehr häufig überwinden. In Verbindung mit den o. g. und noch zu besprechenden Maßnahmen sind u. E. hier therapeutische Ansatzpunkte gegeben. Die Frage, ob mit anabolen Steroiden nur eine Wachstumsbeschleunigung aber keine endgültige Wachstumssteigerung (353, 524) oder wirklich eine erhöhte Endgröße erreicht werden kann (529, 530), läßt sich im Einzelfall nicht absolut sicher beantworten. Unsere gesamthaften Erfahrungen sprechen aber eindeutig für die letztgenannte Auslegung. Wir selbst verwenden allerdings anabole Steroide nie allein (siehe oben) und dosieren noch niedriger (maximal 3 Tropfen Dianabol 1 mg tgl. 1 Woche, 1 Woche Pause) als von *Rett* (538) angegeben. Man hat den Eindruck, daß bei möglichst geringer Dosierung der Effekt besser ist. Auf jeden Fall gilt: mehr, ist nicht besser. Mit *Rett* und anderen sind wir der Ansicht, daß man hier größte Vorsicht walten lassen muß. Daß neben einer wachstumsfördernden Tendenz auch Tonus, Hauttrophik, Antrieb und Aktivität gesteigert werden, ist bei vielen mongoloiden Kindern sehr angebracht. Falls dies nicht wünschenswert erscheint, lassen wir die anabolen Steroide weg. Bei der genannten niedrigen Dosierung konnten wir keine virilisierenden – also vermännlichenden – Nebenwirkungen und keinen vorzeitigen Schluß der Epiphysenfugen sehen.

Mehrfach haben wir die *Vor- und Nachteile des Minderwuchses mongoloider Kinder* beschrieben (717 u. a.). Beim Einsatz von therapeutischen Maßnahmen sollte man solche Gesichtspunkte berücksichtigen. Wir vertraten dabei die Ansicht, der *Vorteil* des Minderwuchses mongoloider Kinder beruhe darauf, daß die *Entwicklungsverzögerung* auf körperlichem und psychisch-geistigem Gebiet für Angehörige und Umwelt hierdurch *nicht so offensichtlich* sei. In dieser Richtung spricht sich auch *Royer* (558) aus. Wir beurteilen nämlich den Leistungs- und Entwicklungsstand eines Kindes mehr nach seiner Körpergröße als nach seinem wirklichen Alter. Mit der sichtbaren Körpergröße springt unbewußt sofort das dazu passende Lebensalter aufgrund der langjährigen Erfahrungen ein. Dieser von den Eltern oftmals begrüßte „Verschleierungseffekt" hat aber seine negative Kehrseite.

Mit der nicht richtigen Beurteilung ist nämlich die *Gefahr einer falschen Zuordnung und einer leistungsmäßigen Unterforderung* verbunden. Das kann zu Infantilisierungstendenzen führen, die sich ungünstig in psychologischer, heilpädagogischer und soziologischer Hinsicht auswirken. Eine gewisse Stimulierung des Längenwachstums erscheint uns deshalb angezeigt. Einen allzu großen Spielraum haben wir sowieso nicht.

g) Behandlung der Adipositas bei mongoloiden Kindern

Die Tendenz zur Adipositas finden wir bei mongoloiden Kindern fast durchgehend. Mit Recht spricht *Ehrlich* (156) in diesem Zusammenhang von einer „Zweiterkrankung der Behinderten". Sie ist bei Mädchen etwas ausgeprägter als bei Jungen, was der Erwartung entspricht. Die *Ursachen dieser Adipositas* sind sehr *vielschichtig*. Es seien stichwortartig nur einige Punkte aufgeführt, die hier hereinspielen: Einfluß der „regressiven Fetalisationstendenz" mit Neigung zur Untermaßigkeit und entsprechender Tendenz zur Übergewichtigkeit als Konstitutionsprägung (364), allgemeine Trägheit, Neigung zu Obstipation (342, 605), geistige Indifferenz mit kompensatorischer Zuwendung zur Nahrungsaufnahme, Langeweile, familiäre „overprotection" (409) sowie Störung des Zusammenspiels zwischen Hungergefühl und Sättigung (436, 437).

Es ist nicht leicht, bei der Vielschichtigkeit der ätiologischen Faktoren *therapeutisch* in jedem Fall zu einem befriedigenden Ergebnis zu kommen. Je früher wir die Entwicklung in diese Richtung durch entsprechende Gegenmaßnahmen – wie Diät (34, 117, 366) oder intensive Hinweise in erzieherischer Hinsicht an die Eltern – steuern, desto eher werden wir Fehlentwicklungen verhindern oder in Schranken halten können.

Ist eine Adipositas vorhanden, wird es viel schwerer, mit so einfachen Maßnahmen positive Ergebnisse zu erzielen. Die von *Maisch* und Mitarb. (437) vorgeschlagene langfristige Therapie mit Einschluß psychotherapeutischer Maßnahmen, die sich über einen Zeitraum von einem halben Jahr auf Station erstreckt, ist aus verschiedenen Gründen wohl kaum möglich. Die Angaben von *Lorber* (419) und *Huber* (294) decken sich mit unserer Erfahrung, daß der Erfolg bei längerer Dauer der Therapie nachläßt und ein zweiter Behandlungsversuch nicht so erfolgreich ist wie der erste. Diese Erkenntnis sollte zur Einsicht führen, daß wir im Hinblick auf die Gewichtsentwicklung mongoloider Kinder mit unseren vielschichtigen therapeutischen Ansatzpunkten im Rahmen der Elternberatung möglichst früh einsetzen und nie aus dem Blickfeld treten lassen sollten.

Was auf diesem Gebiet erreichbar sein kann, sollen die 4 Bilder eines mongoloiden Jungen vor und nach 6 Monate dauernder ambulanter Behandlung (Abb. 20) sowie Abb. 19 zeigen.

Die *Regulierung der Stuhltätigkeit* ist bei mongoloiden Kindern unerläßlich. Wir müssen die Eltern nachdrücklich auf diese Notwendigkeit hinweisen und selbst darauf achten. Reichen erzieherische und diätetische Maßnahmen nicht aus, können Medikamente mit unterschiedlichem Ansatzpunkt ihrer Wirkungsweise zu Hilfe genommen werden. Die Verwendung reiner Abführmittel halten wir für problematisch. Langfristige Anwendungen derselben sind auf jeden Fall zu vermeiden.

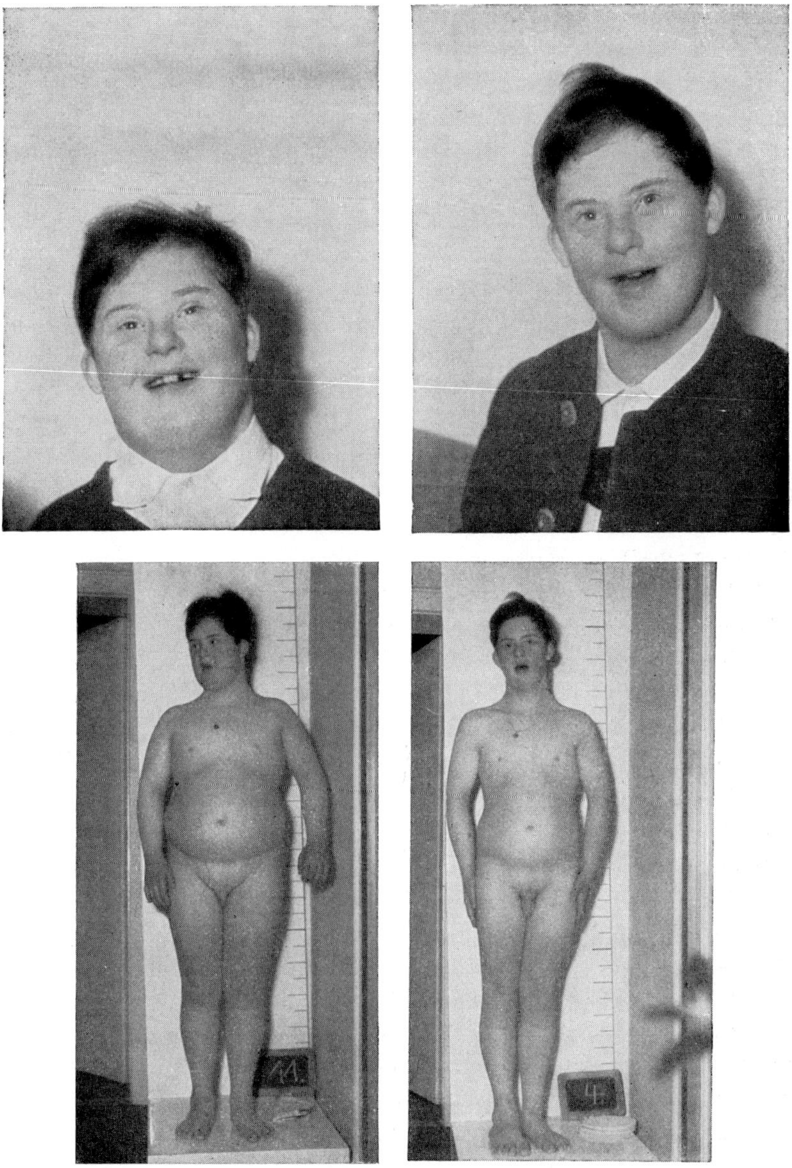

Abb. 20 Zwölfjähriger mongoloider Junge vor (links) und nach 6 Monate dauernder kombinierter Behandlung (rechts). 7,2 kg Gewichtsabnahme. Entscheidende Besserungstendenzen in physischer, psychisch-geistiger und sozialer Hinsicht. (Eigene Beobachtung 717)

Mit *Rett* (542) und *Schmid* (605) sprechen unsere Erfahrungen dafür, daß die Normalisierung der Stuhltätigkeit – Zeitpunkt möglichst morgens! – sich nicht nur günstig auf die Gewichtsentwicklung, sondern auch in vielfacher anderer Hinsicht vorteilhaft auswirkt. Einige Gesichtspunkte seien beispielhaft erwähnt: Eßgewohnheiten, Kauen, Zahnfleischbeschaffenheit und Zahnentwicklung, Facies, physische und pyschisch-geistige Leistungsbereitschaft sowie allgemeine Stimmungslage.

h) Augenärztliche Betreuung

Die *Notwendigkeit einer regelmäßigen augenärztlichen Kontrolle* mongoloider Kinder wird viel zu wenig bedacht. Vielfache Veränderungen der Augen machen das notwendig: Neigung zur Lidrand- und Bindehautentzündung (sie ist heute selten geworden), Kurzsichtigkeit, Schielstellung der Augen, Linsentrübungen (115, 157), die mit dem Alter zunehmen (300), Neigung zum Keratokonus (116) sowie die Frage des Sehvermögens. Die Tendenz mongoloider Kinder, Gegenstände nahe an die Augen zu bringen, kann allein Ausdruck ihrer „geistigen Naheinstellung“ (717) sein. Andererseits ist natürlich die Frage der Kurzsichtigkeit zu überprüfen.

Werden solche Untersuchungen rechtzeitig in die Wege geleitet und therapeutische Konsequenzen daraus gezogen, kann sich dies nicht nur recht günstig auf das Sehvermögen und die psychisch-geistigen Leistungen, sondern auch auf das Erscheinungsbild solcher Kinder auswirken. Wir wollen das anhand von 4 Abbildungen von zwei mongoloiden Kindern vor Augen führen, die wir der Arbeit von *Haubold* (249) entnommen haben (Abb. 21 a u. b). Durch die gemeinsame Betreuung kennen wir die Kinder selbst recht gut.

Die augenärztlichen Untersuchungen sollten möglichst früh angesetzt werden, da nur dann mit optimalen therapeutischen Ergebnissen im Rahmen des Möglichen zu rechnen ist. Als Beispiel sei ein kleiner mongoloider Junge angeführt, bei dem schon im Säuglingsalter von einem Ordinarius für Augenheilkunde eine Brille verordnet wurde. Sie führte zu einer ganz entscheidenden Verbesserung der Sehleistung des Kindes, wodurch der gesamte Umweltbezug des Jungen günstig beeinflußt werden konnte. In Verbindung mit den übrigen therapeutischen Maßnahmen wirkte sich dies – als Zeichen der verbesserten Entwicklungstendenz – in einem sehr deutlichen Anstieg des Entwicklungsquotienten aus.

i) Behandlung mit 5-Hydroxytryptophan und Phenylalanin

Nach den Untersuchungen von *Bazelon* und Mitarb. (33) zu schließen, kann man mit einer ganz früh (am 4. Lebenstag!) einsetzenden und langfristigen Gabe von *5-Hydroxytryptophan* eine wesentliche *Verbesserung des Muskeltonus* mongoloider Kinder erreichen. Bei dem ausgeprägten Hypotonus solcher Kinder ist dies sehr wünschenswert. Man muß jedoch

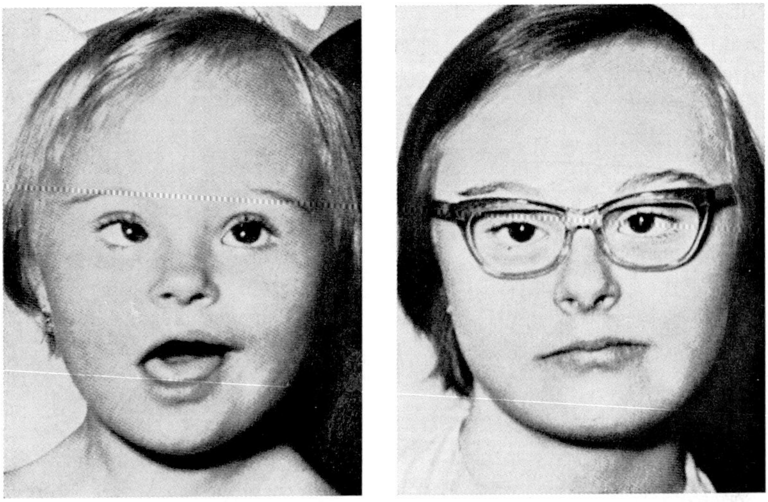

a)

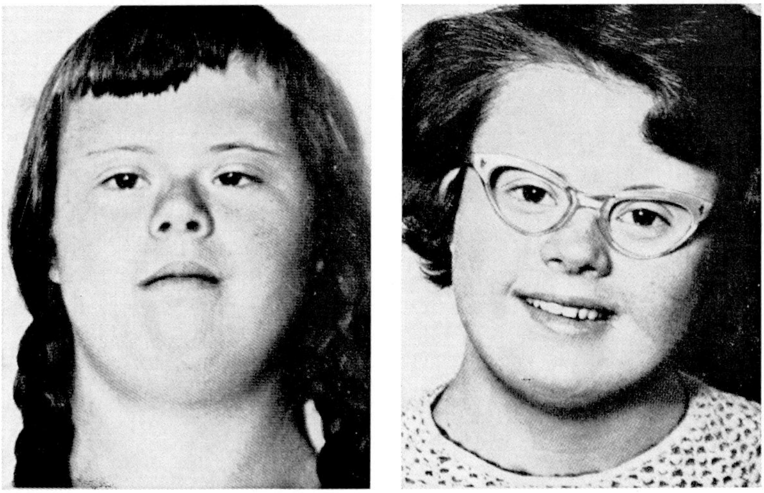

b)

Abb. 21 a u. b Verbesserung des äußeren Erscheinungsbildes von zwei mongoloiden Kindern u. a. durch augenärztliche Maßnahmen (nach *Haubold* 249)

laufend blutchemische Untersuchungen anstellen, so daß die Behandlung nur im klinischen Rahmen durchführbar ist. Die Untersuchungen von *Tu* und *Zellweger* (666) lassen vermuten, daß bei mongoloiden Kindern offenbar eine Störung der Decarboxylierung von 5-Hydroxytryptophan vorliegt. Sie führt zu einer Erniedrigung des Serotonin-Spiegels im Blutserum. Es ist deshalb fraglich, ob man bei einer derartigen Situation mit einer Substitution von 5-Hydroxytryptophan auf die Dauer brauchbare Ergebnisse erzielen kann.

Marsh und *Cabaret* (441) berichten über die grundsätzliche Möglichkeit, durch eine *Behandlung mit Phenylalanin* eine Verbesserung der Gesamtsituation mongoloider Kinder zu erreichen. Sie gaben einem 17 Monate alten mongoloiden Mädchen über 8 Wochen eine Diät mit Zymogramm. Dabei fanden sie eine Signifikanz der Längenzunahme, eine Vergrößerung des Brustumfangs, eine Verbesserung der psychomotorischen Entwicklung sowie eine günstige Einwirkung hinsichtlich der intellektuellen Fertigkeiten. Sie betonen, daß man bei einer noch früher einsetzenden Diät möglicherweise günstigere Ergebnisse erreichen könnte. Eigene Erfahrungen haben wir mit diesen Therapieformen nicht.

k) Zahnärztliche und kieferorthopädische Maßnahmen

In Deutschland hat vor allem *Gentz* (201) schon seit sehr vielen Jahren auf die *Notwendigkeit einer* umfassenden *zahnärztlichen Behandlung* behinderter Kinder und auf entsprechende *Vorsorgemaßnahmen* hingewiesen. Sie betont, wie wichtig es ist, daß mongoloide Kinder *keine* oder nur wenig *Süßigkeiten* gerade in den ersten Lebensjahren erhalten, da dies für die *Vermeidung der Kariesentwicklung* von entscheidender Bedeutung ist. Auch wir versuchen, im Rahmen unserer Elternberatungen hierauf einzuwirken. Leider finden die Eltern mongoloider Kinder *nicht allzu viele fachärztliche Unterstützung,* da man vielfach davor zurückschreckt, entsprechende Maßnahmen zu ergreifen. U. E. sind Ablehnung und Angst der Fachleute hier ein weit größeres Hindernis als die Schwierigkeiten, die durch die Behandlung der Kinder selbst entstehen können. Selbstverständlich muß man sich auf die Situation der Kinder entsprechend einstellen und notfalls Behandlungen in Narkose durchführen. Inwieweit hier eine routinemäßige zahnärztliche Behandlung in den Einrichtungen selbst, wie sie von *Hörschelmann* (285) vorgeschlagen wird, sinnvoll und möglich ist, wage ich zu bezweifeln, zumal hierdurch das Recht der freien Arztwahl verlorengeht.

Im Rahmen der Elternberatungen müssen wir die Eltern mongoloider Kinder darauf hinweisen, daß der *Durchbruch der ersten Zähne* bei ihren Kindern in der Regel sehr viel *später* erfolgt, als wir das sonst zu erwarten haben. Der erste sichtbare Zahn vor Abschluß des ersten Lebensjahres ist nicht häufig. Wie *Ingalls* und *Butler* (303) mitteilen, *fehlen* bei mongoloiden Kindern nicht nur manche *erste,* sondern häufig auch *bleibende Zähne.* Auch die Befunde von *Schuh* und *Rett* (624) können wir bestätigen, daß häufig *Stellungsanomalien* der bleibenden Zähne zu erwarten sind. In Verbindung mit dem bei mongoloiden Kindern häufig sehr engen und hohen Gaumen, auf den *Redman* und Mitarb. (532) hinweisen, sind Vorstellungen beim Kieferorthopäden angezeigt. Übertriebene Maßnahmen erscheinen uns hier jedoch nicht sinnvoll.

Mit *Gentz* sind wir der Meinung, daß bei mongoloiden Kindern vor allem eine ständige und möglichst 1–2mal täglich durchzuführende häusliche *Pflege der Zähne und des Zahnfleisches* zu fordern sind. Im Rahmen der Elternberatungen müssen wir darauf einwirken, daß die unbedingt notwendigen Pflegemaßnahmen keinesfalls am evtl. vorhandenen Widerstand der Kinder selbst scheitern. Er ist u. E. durch ein sinnvolles Eingehen auf die Kinder gut zu überwinden.

Die Notwendigkeit der Fluorprophylaxe wird unterschiedlich beurteilt. Zu *kieferchirurgischen Maßnahmen* sind wir nicht mehr als bei anderen Kindern gezwungen.

l) Beeinflussung mongoloider Kinder mit Psychopharmaka

Es erweist sich bei mongoloiden Kindern vielfach als notwendig und sinnvoll, durch eine vorsichtig dosierte Behandlung mit Psychopharmaka den Antrieb zu beeinflussen und zu steuern.

Über diesen Fragenkomplex hat *Stöckmann* (637) berichtet. Literatur hierzu gibt es sehr reichlich (108, 425, 426, 475, 539, 541, 628 u. v. a. m.). Auch in den monographischen Darstellungen unseres Fachgebietes ist selbstverständlich auf diese Therapieform eingegangen worden (243, 426, 544). Die aufgeführten Literaturhinweise erheben keinen Anspruch auf Vollständigkeit.

Bei *Antriebsverminderung* empfehlen sich sog. „*Energizer*". Allseitig bekannt und vielfach angewandt ist hier das Präparat Encephabol, das auch wir in Anwendung bringen, vor allem im frühen Kindesalter in Saftform. In der Regel bevorzugen wir das Helfergin (0,1 oder 0,2), da hierbei, nach unseren Erfahrungen, die aktivierende Tendenz nicht so stark und die Gefahr des Umschwungs ins andere Extrem weniger gegeben ist. Seltener sind wir vor die Situation gestellt, den Antrieb dieser Kinder zu vermindern.

Das ist eher im jüngeren Lebensalter notwendig. Gezielte Indikationen und vorsichtige Dosierungen sind in jedem Fall bei einer Behandlung mit Psychopharmaka angebracht.

Eine *Beeinflussung der Intelligenz* als solcher mit den Psychopharmaka ist *nicht möglich*, worauf *Rett* (543) immer wieder hingewiesen hat. Wohl aber können Leistungsbereitschaft und Leistungsvermögen durch Psychopharmaka wesentlich gefördert werden.

Mit *Erenberg* (163) sind wir der Meinung, daß die Anwendung der Psychopharmaka nur in Verbindung mit anderen therapeutischen Ansatzpunkten sinnvoll und angezeigt ist. Es wäre sicher auch verfänglich und irreführend, wenn Ärzte, sonstige Fachleute und vor allem die Eltern mongoloider Kinder falsche Zielsetzungen und Hoffnungen mit dieser Behandlungsmethode verbinden würden. Auf der anderen Seite darf und kann nicht übersehen werden, daß hier wichtige therapeutische Ansatzpunkte bestehen, die wir unbedingt nutzen sollten.

m) Die „zytoplasmatische Therapie"

Vieles, was wir soeben gesagt haben, gilt in gleicher Weise für die jetzt zu besprechende Therapieform, zumal hier, noch mehr als dort, unkritische Darstellungen, unsachliche Mitteilungen, falscher Optimismus und emotional gesteuerte Voreingenommenheit ohne eigene Erfahrungen die Beurteilung erschweren.

Bei dieser *„zytoplasmatischen Therapie,"* die von *Theurer* (648–652) entwickelt wurde, handelt es sich um eine *ganz spezielle Form der Behandlung mit tierischen Zellsubstanzen.*

In einer kürzlich erschienenen Arbeit (717) haben wir Grundkonzeption und Ansatzpunkte der zytoplasmatischen Therapie aus praktischer Sicht herauszustellen versucht. Kritiker an unserer Darstellung dieser Behandlungsmethode sollten bedenken, daß wir nur aus der praktischen Erfahrung und aus kinderpsychologisch-kinderpsychiatrischer Sicht urteilen können. Keinesfalls sind wir fachlich dafür prädestiniert, eine kritische Würdigung der kurz mitgeteilten Grundlagenforschungen und wissenschaftlichen Arbeiten abzugeben, die dieser Behandlungsmethode zugrunde liegen. Wissenschaftliche Fachexperten müssen gebeten werden, sich ein eigenes Bild anhand der mitgeteilten und aufgeführten Literatur zu machen. Wie bei allen anderen Fragenkomplexen, sind wir auch hier bemüht, eine allgemein verständliche Darstellung zu geben, die auch Laien dienlich sein kann.

Wie *Theurer* (648–652) betont, wird die *„zytoplasmatische Therapie" durch die Gedankengänge der Molekularbiologie (Pauling* 503) *gestützt und getragen.*

Mit *Butenandt* (84) verstehen wir unter *Molekularbiologie* den Versuch, den molekularen Plan zu finden, der den makroskopischen Phänomenen der klassischen Biologie zugrunde liegt. Ihr gelang es, die Protein-Synthese in den Zellen der Makro- und Mikroorganismen aufzuklären. Sie konnte zeigen, daß die *genetische Information,* als Bauplan des zu synthetisierenden Proteins, in allen Zellen in Form von Desoxyribonucleinsäure (DNS) niedergelegt ist (67, 312, 339). Die DNS ist somit die eigentliche Vererbungssubstanz (221, 222, 731).

In der Regel ist die Synthese von Protein strukturgebunden. Dieser *Syntheseapparat* ist kompliziert aufgebaut. In Makroorganismen sind es die sog. *Mikrosomen,* in Mikroorganismen die sog. *Ribosomen.* Sie bestehen, nach *Jacherts* und Mitarb. (313), zu 63 % aus Ribonucleinsäure

(RNS) und zu 37 % aus Protein. In den Mikrosomen bzw. den Ribosomen wird die genetische Information der DNS auf stofflichem Weg durch die sog. „*Messenger-RNS*" übermittelt.

Für diesen Synthesevorgang ist außerdem *Baumaterial* in Form von spezifischen Enzymen, Vitaminen, Mineralsalzen, Spurenelementen sowie aktivierten energiereichen Aminosäuren notwendig. Sie werden durch die sog. „*Transfer-RNS*" an die synthetisierenden Strukturen herangetragen und dort „entladen". Diese komplizierten Vorgänge sind enzymatisch gesteuert (649).

Die in die Zukunft weisenden Erkenntnisse der Molekularbiologie sind, nach *Butenandt* (84), für die moderne Medizin von ganz hoher Bedeutung. *Drescher* und *Jacherts* (144) sowie *Jacherts* (304–313) konnten durch das Studium der Antikörper-Synthese die Mechanismen der informativen Übertragung innerhalb der verschiedensten Zellsysteme weiter aufhellen. Allen Interessenten müssen vor allem die Arbeiten der Forschergruppe um *Jacherts* zum Studium empfohlen werden.

Das Wissen um diese Protein-Synthesevorgänge, die in allen Zellen gleichsinnig ablaufen, scheinen uns zum *Verständnis der „zytoplasmatischen Therapie"* notwendig zu sein. In gewissem Umfang können solche Mechanismen der interzellulären informativen Übertragung zur Erhaltung der Zellfunktionen und zur Reparation von kleineren Defekten eines bestimmten Gens selbsttätig eingesetzt werden. Bei schwereren Entgleisungen reichen diese Möglichkeiten jedoch nicht aus. In derartigen Fällen wird mit der „zytoplasmatischen Therapie" versucht, durch Substitution von Stoffwechselmetaboliten und durch Zufuhr von artfremden aber organspezifischen makromolekularen Substanzen – also: informative DNS, verschiedene Arten von RNS, Zellfermente, Proteide, Polysaccharide und Lipide – in den Stoffwechsel der Zellen im Sinne einer Informationsübertragung bzw. durch Anregung von identischen Reduplikationen einzugreifen, um so Reparationen, Rekombinationen und Regenerationen anzustreben. Ziel der Therapie ist es, die Auswirkungen der verschiedensten genetischen Fehl-, Unter- oder Überinformationen abzuschwächen oder auszugleichen.

Auf die Wichtigkeit der Art der Präparation der zuzuführenden Substanzen haben neben *Theurer* (648–652) *Rüther* und Mitarb. (560) hingewiesen.

Um die *Organspezifität der verabreichten molekularen Substanzen* sowie *die prinzipiellen Möglichkeiten dieser Therapie* unter Beweis zu stellen, haben *Rüsse* (559) sowie *Urich* (673) Tierexperimente, von *Mayersbach* (445) immunelektrophoretische Untersuchungen, *Rüther* und Mitarb. (560) Untersuchungen an markierten Eiweißkörpern, *Jacherts* und Mitarb. (313) überaus interessante und aufschlußreiche Untersuchungen an zellfreien Synthesesystemen sowie *Wrba* (709) Untersuchungen an Gewebekulturen durchgeführt.

Die *Möglichkeiten der „zytoplasmatischen Therapie" beim Mongolismus* sind sicher *eng begrenzt.* Hierauf haben *Theurer* (651) und auch wir (715, 718, 722, 724, 725) immer wieder hingewiesen. Bei der Schwere der genetischen Überinformation, durch das überzählige Chromosom 21 bedingt, ist dies verständlich und begreiflich. Ganz generell sind die Möglichkeiten, Auswirkungen eines Zuviel an genetischer Information abzuschwächen, auszugleichen, zu blockieren oder zu umgehen, sicher bei weitem begrenzter und problematischer als die therapeutischen Bemühungen bei Defekten eines bestimmten Gens oder bei den verschiedensten Enzymopathien (651, 692).

Da hier möglicherweise *erste Ansatzpunkte einer kausalen Therapie des Mongolismus* gegeben sind, sollten weitere sinnvolle wissenschaftliche und exakte experimentelle Untersuchungen angestellt werden, um die Grundlagenforschung auf diesem Gebiet voranzutreiben. Praktische Erfahrungen allein vermögen zu wenig zur Klärung solcher Fragen beizutragen. Wie einleitend zu diesem Punkt gesagt, können unkritische Darstellungen und unsachliche Mitteilungen, gleichgültig welcher Herkunft und mit welcher Zielsetzung, sowie falscher Optimismus solchen therapeutischen Bemühungen nichts nützen, sondern nur schaden. Auf der anderen Seite sollte man den angeschnittenen Fragen nicht mit überlieferter Voreingenommenheit begegnen und dadurch jede Weiterentwicklung verhindern.

Mit dieser Einstellung und Ausrichtung haben wir die „zytoplasmatische Therapie" in *unser Behandlungsprogramm* mit aufgenommen. Neben den verschiedensten *Trockensubstanzen* verwenden wir hauptsächlich die lingual zu verabreichenden *makromolekularen Aufschwemmungen verschiedener Organkombinationen.* Diese Darreichungsform hat sich bei tierexperimentellen Überprüfungen durch *Kraft* (372) ausgezeichnet bewährt. Sie ist technisch leicht zu handhaben, völlig gefahrlos, kann von den Angehörigen selbst durchgeführt werden, bringt keine psychischen Belastungen der mongoloiden Kinder durch Injektionen mit sich und hat den Vorteil der besseren Steuerbarkeit sowie der Kontinuität durch die tägliche Gabe. Wie bei jeder parenteralen Zufuhr von artfremdem Eiweiß müssen bei der intramuskulären Verwendung von Trockensubstanzen immunologische Gesetzmäßigkeiten berücksichtigt werden. Möglichst umfassende Kenntnisse auf diesem Gebiet sind deshalb zur sinnvollen und gefahrlosen Anwendung der „zytoplasmatischen Therapie" zu fordern.

Dies ist z. B. bei der *Durchführung von Impfungen* wichtig. Hier empfehlen wir, daß 6–8 Wochen vor und nach der Gabe von Trockensubstanzen *keine Injektions-Impfungen* durchgeführt werden sollen, um allergische Vorgänge zu verhindern, die Gefahren heraufbeschwören. Dagegen können *orale Impfungen* (über den Mund), z. B. die Polioemyelitis-Schluckimpfung, *jederzeit* vorgenommen werden.

Wir sehen uns außerstande, isoliert zur Frage Stellung zu nehmen, ob durch eine „zytoplasmatische Therapie" eine entscheidende Verbesserung der Gesamtsituation mongoloider Kinder erreicht werden kann, da wir eine *Gesamtbehandlung* dieser Kinder anstreben und durchführen. Auf der anderen Seite sind wir im festen Glauben, daß man durch die „zytoplasmatische Therapie", in Verbindung mit den anderen dargestellten Ansatzpunkten, eine wichtige Verbesserung der ärztlichen Bemühungen um diese Kinder erreichen kann.

n) Behandlung mit Frisch- und Trockenzellen

Auch wenn es sich bei der soeben besprochenen „zytoplasmatischen Therapie" um eine Behandlung mit tierischen Zellsubstanzen handelt, ist sie jedoch in der Art der Aufbereitung der Medikamente von der jetzt zu besprechenden *Behandlung mit Frisch- und Trockenzellen im Sinne von Niehans* grundsätzlich zu unterscheiden. Obwohl wir im Rahmen der früheren gemeinsamen Tätigkeit mit *Haubold* auch mit dieser Behandlungsmethode über eigene Erfahrungen verfügen, wollen wir uns über ihre Behandlungsaussichten zurückhaltend äußern.

Im Rahmen der auch von uns mitbeeinflußten Fernsehserie „Unser Walter" (454) und dem dazu gehörenden Büchlein: „Kampf für ein geistig behindertes Kind, z. B.: Mongolismus" von *Thumser* (660) haben wir diesen Fragenkomplex angesprochen, um uns mit aller Deutlichkeit von sog. „Wunderdoktoren" abzugrenzen, die mit ihren Versprechungen hinsichtlich einer „geistigen Normalisierung" oder einer „Intelligenz-Explosion", Volksschulreife, Überspringen von Klassen und einem „normalen Berufsleben" mongoloider Kinder, vor allem durch Laienmedien Eltern zu beeinflussen und einzufangen versuchen. Es ist verständlich und psychologisch absolut einfühlbar, daß Eltern für solche Zielsetzungen ansprechbar sind und jedes Opfer auf sich nehmen, um diese Ziele für ihr Kind zu erreichen. Mit Recht haben sich deshalb ernstzunehmende Ärzte, die mit dieser Methode arbeiten, von solchen Zielsetzungen distanziert.

In den letzten Jahren sind mehrere Arbeiten von *Schmid* (608) veröffentlicht worden, in denen er sich mit seiner Art der Behandlung und Betreuung mongoloider Kinder auseinandersetzt. Hier spielt die Behandlung mit Siccazell-Präparaten, die auf den Erfahrungen von *Niehans* fußt, eine entscheidende Rolle. Gemeinsam mit *Stein* hat *Schmid* auch monographisch die Grundlagenforschung dieser Behandlungsmethode dargestellt (610). Neben sehr vielen gemeinsamen Zielsetzungen und Ansichten *unterscheiden sich unsere Erfahrungen* doch in manchen Punkten *entscheidend.*

Dies gilt z. B. für die Mitteilungen über das *Schädelwachstum*, die wir weder früher in der gemeinsamen Praxis mit Haubold noch jetzt in den letzten Jahren in der eigenen Praxis feststellen konnten.

Auf die Schwierigkeiten der Schädelmessungen haben *Wechselberg* und *Wessely* (689) hingewiesen. Nach den Untersuchungen von *Winik* und *Rosso* (705) steigt die Zellzahl der Nervenzellen im Gehirn nach dem ersten Lebenshalbjahr nicht mehr wesentlich an. Die RNS nehmen noch zu, die DNS nicht mehr. Nach den Untersuchungen von *Dobbing* und *Sands* (137) ist der DNS-Gehalt des Hirns als Index für die Gesamtzellzahl anzusehen. Nach diesen Untersuchern nimmt die Gesamtzellzahl bis zum 2. Lebensjahr noch zu. Das vermehrte Schädelvolumen sei vor allem durch die Zunahme der Zellgröße, die Dentritisation und die Myelinisation bedingt. In jedem Fall zeigen die Untersuchungsergebnisse, daß man möglichst frühzeitig mit einer solchen Behandlung beginnen sollte, um optimale Ergebnisse zu erhalten, was auch von *Schmid* immer betont wird.

Wir glauben auch, daß seine *Prognosen* hinsichtlich der therapeutischen Beeinflußbarkeit der wichtigsten Symptome im Rahmen des Down-Syndroms, die er in seiner Mitteilung im Deutschen Ärzteblatt niedergelegt hat, *zu optimistisch* sind. So werden von ihm z. B. unter den „behebbaren Symptomen" Sattelnase, enge Augenspalten, Makroglossie, Mikrocephalie, Hypognathie sowie Muskelhypotonie aufgeführt. Wir glauben auch nicht, daß die Trisomie 21 beim Mongolismus lediglich die Wertigkeit eines Symptoms, etwa der Vierfingerlinie entsprechend, hat. Hierauf haben wir im pathogenetischen Teil ausführlich hingewiesen. Mit ihm sind wir jedoch der Meinung, daß der Entwicklungsgang mongoloider Kinder entscheidend durch eine systematische koordinierte Betreuung positiv beeinflußt werden kann. So gesehen wäre es wünschenswert, daß sich hier, im Sinne der Sache und zum Wohl der mongoloiden Kinder und ihrer Eltern, eine gemeinsame Ebene finden läßt und wir aus unseren unterschiedlichen Erfahrungen lernen können.

Neben positiven praktischen Erfahrungen (171, 254, 256, 460, 461, 606, 607, 622) sind auch *negative Ergebnisse* mit dieser Behandlungsmethode mitgeteilt worden (29). Der negativen Mitteilung von Frau *White* (699) stehen wir recht skeptisch gegenüber, da wir das Zustandekommen der Arbeit selbst mitverfolgt haben. So wurden z. B. die Untersuchungen in der Praxis *Haubold* von Frau *White* ohne Kenntnis der deutschen Sprache durchgeführt. Die untersuchten Kinder konnten deshalb nur sehr bedingt verstehen, was die Untersucherin von ihnen wollte. Auch persönliche Gesichtspunkte haben bei der Abfassung der Arbeit mithereingespielt. Eigenartigerweise hat diese negative Arbeit bei uns in Deutschland ein wesentlich größeres Echo gefunden als die positiven Mitteilungen zu dieser Behandlungsmethode. Wir halten es nicht für gut, wenn sich zu diesen Fragen Fachleute äußern, die auf vielen anderen Gebieten sehr viele Verdienste für sich in Anspruch nehmen können, jedoch zu dieser speziellen Frage keinerlei eigene Erfahrungen haben oder in ihrer Grundeinstellung, z. B. als Anthroposophen, zu dieser Form einer Therapie keine positive Einstellung haben können. Das gilt z. B. für das Interview der Elternvereinigung „Lebenshilfe“ mit Frau Dr. *Sahlmann* (562).

Zusammenfassend darf gesagt werden, daß über diese Art der Behandlung *noch keine verbindliche Stellungnahme möglich* ist und daß sich gerade hier die Ansichten sehr weit auseinanderbewegen*). Im Interesse der mongoloiden Kinder wäre es wünschenswert, daß weitere Klärungen herbeigeführt werden können, zumal davon auch sehr viele wirtschaftliche Fragen abhängen. Nach dem Bundessozialgerichtsurteil vom Mai 1972, das die Frage der Wirksamkeit der Behandlungsmethode mit Frisch- und Trockenzellpräparaten ablehnte, haben sich begreiflicherweise die Kostenträger meistens negativ zu dieser Behandlungsmethode geäußert und die Kostenübernahme abgelehnt. Stellungnahmen von Gutachtern ohne eigene Erfahrungen auf diesem Gebiet und ohne Berücksichtigung der stichhaltigen Literatur sind m. E. unstatthaft.

o) Ärztliche Betreuung der Eltern mongoloider Kinder – sog. „Mütterprophylaxe“

Es ist u. E. das Verdienst von *Haubold* (245–256), auf die Notwendigkeit hingewiesen zu haben, bei der ärztlichen Betreuung mongoloider Kinder die Eltern, speziell die Mütter, mehr in das Blickfeld unserer Überlegungen zu rücken. Er hat dafür den Begriff der sog. „Mütterprophylaxe“ eingeführt (247). *Haubold* ging von der Vorstellung aus, daß besonders der Gesundheitszustand der Mutter ungünstige Auswirkungen auf das Zustandekommen eines mongoloiden Kindes habe. Der Blickpunkt war – vor Kenntnis der zytogenetischen Befunde – dabei in erster Linie auf die schädigende Beeinflussung eines schon werdenden Kindes in den ersten Wochen der Schwangerschaft ausgerichtet. In diesem Punkt müssen seine Vorstellungen als überholt angesehen werden. Auf der anderen Seite haben wir in den vorangegangenen Kapiteln, speziell im ätiologischen und pathogenetischen Teil, die Sonderstellung der Mutter immer wieder betont und herausgestellt. Wir glauben deshalb, daß der Grundgedanke der elterlichen Prophylaxe nach wie vor brennend akut ist. Man sollte aber daran-

---

*) Dies wird durch die Gutachten namhafter Klinikärzte (Mschr. Kinderheilk. 123, Heft 9, 667—685, 1975) und die Entgegnung von Herrn *Schmid* (Der Kinderarzt 6, 1355, 1975) offensichtlich.

gehen, ihn durch die heutigen Kenntnisse anders auszurichten und neu zu beleben. Nur wenn es gelingt, die Entstehungsursachen des Mongolismus weiter zu erhellen, werden solche prophylaktischen Bemühungen die Auswirkungen haben, die wir von ihnen erhoffen.

p) Impfprobleme bei mongoloiden Kindern

Immer wieder werden wir mit den vielfältigen Fragen der Impfung mongoloider Kinder konfrontiert. Die Ansichten hierüber gehen weit auseinander. Eine Ablehnung jeglicher Impfungen mongoloider Kinder beruht u. E. auf der schon vielfach geschilderten Fehleinstellung solchen Kindern gegenüber. Sie ist, leider, sehr weit verbreitet. Wir können hier nur kurz *unseren eigenen Standpunkt* zu dieser Frage präzisieren.

Im Hinblick auf die *Pocken-Schutzimpfung* teilen wir die Meinung von *Köttgen* (369), indem wir von dieser Impfung abraten. Wir verbinden damit nicht die Meinung, daß mongoloide Kinder eine zusätzliche Gefährdung infolge ihrer Chromosomenstörung im Vergleich zu anderen Kindern aufweisen. Vielmehr glauben wir, nur bei ganz besonderen Gegebenheiten den sowieso vom Schicksal genügend schwer betroffenen mongoloiden Kindern die normalerweise bestehende Gefährdung durch eine Pocken-Schutzimpfung zumuten zu sollen. Nachdem in Deutschland die *Pflichtimpfung* gegen Pocken *aufgehoben* wurde, hat sich die anstehende Problematik entschärft. Aus der praktischen Erfahrung wissen wir, daß es bei der Beurteilung fraglicher Fälle von Impfschädigungen durch Pockenimpfung nicht leicht ist, die Auswirkungen einer vermuteten postvaccinalen Enzephalopathie bzw. Enzephalitis vom „So-Sein" mongoloider Kinder abzuheben. Entschließen wir uns, nach reichlicher Überlegung, infolge familiärer Besonderheiten (Aufenthalt in Ländern mit Pockengefahr oder Ländern mit entsprechenden gesetzlichen Regelungen) eine Pocken-Schutzimpfung durchzuführen, empfehlen wir in jedem Fall heute mögliche Sicherheitsvorkehrungen (abgeschwächte Impfstoffe, Vorimpfungen u. a.) zu berücksichtigen. Sie können am besten in speziell darauf eingerichteten Stellen (Impfanstalten u. a.) eingehalten werden.

Im Hinblick auf *alle anderen Impfungen* machen wir keinen Unterschied zwischen „normalen" und mongoloiden Kindern. Besonders empfehlenswert halten wir die ab dem zweiten Lebensjahr durchzuführende *Diphtherie-Tetanus-Schutzimpfung*, da die Gefährdung im Hinblick auf Tetanus bei mongoloiden Kindern eher größer ist und die therapeutischen Maßnahmen im Falle einer Erkrankung an Diphtherie und Tetanus recht problematisch sind.

Gegen die Durchführung einer *Impfung gegen Masern mit Lebendviren* ist nichts einzuwenden. Nach wie vor stellt die Masernerkrankung eine recht große Gefährdung für mongoloide Kinder dar, zumal hier auch zerebrale Komplikationen möglich sind. Nur die Impfung mit Lebendviren ist ausreichend erfolgversprechend.

Selbstverständlich ist auch nichts gegen perorale Impfungen, z. B. die *Poliomyelitis-Schluckimpfung,* zu sagen. Sie ist in gewissen zeitlichen Abständen zu wiederholen, um genügenden Impfschutz zu gewährleisten.

Die Verwendung von *Mehrfachimpfstoffen,* die einen *Impfstoff gegen Keuchhusten* enthalten, möchten wir *ablehnen.* Der Keuchhustenimpfstoff kann doch gelegentlich zum Auftreten einer Impfkomplikation führen, die wir den mongoloiden Kindern nicht zumuten wollen. Hinzukommt, daß wir heute genügend therapeutische Möglichkeiten durch Anwendung antibiotisch wirkender Mittel haben, um mongoloiden Kindern im Falle einer Erkrankung zu helfen.

Bei der *Durchführung der Impfungen* ist auf die üblichen Richtlinien zu achten. *Immunologische Gesichtspunkte* müssen ganz besonders überdacht und berücksichtigt werden, wenn mongoloide Kinder kurze Zeit vor der geplanten Impfung eine *parenterale Therapie mit artfremdem Eiweiß* (Frisch- oder Trockenzellen bzw. Trockensubstanzen im Rahmen einer „zytoplasmatischen Therapie") erhalten haben oder eine solche Behandlung vorgesehen ist.

Wir empfehlen im Rahmen unserer Elternberatungen, einen Abstand von 6–8 Wochen vor und nach solchen Eingriffen einzuhalten. Die von uns gemachten Erfahrungen sprechen dafür, daß hier zu wenig Kenntnisse vorhanden sind oder sträflicherweise ganz unvorsichtig gehandelt wird, anstatt die gerade hier unbedingt notwendige Sorgfaltspflicht einzuhalten. Man sollte es sich deshalb zur Regel machen, die Angehörigen solcher Kinder ausdrücklich und eindringlich vor Impfungen oder Behandlungen mit artfremdem Eiweiß nach solchen Zusammenhängen zu befragen.

8. Sexualität und Geschlechtsleben Mongoloider – Betreuung der Kinder und ihrer Eltern.

Weil die Angehörigen mongoloider Kinder schon von Anbeginn an der sich entwickelnden Sexualität ihrer Kinder bis hin zur Reifezeit vielfach mit Angst begegnen und zusätzliche Komplikationen befürchten, erscheint es sinnvoll, doch einige gezielte Hinweise zu geben.

Es ist wichtig, den Eltern zu sagen, daß die *Angst vor der Sexualität* ihrer Kinder in der Regel *unbegründet* ist.

Das heitere, liebenswürdige, liebenswerte, der Umwelt zugewandte und für Außenwelteinflüsse aufgeschlossene Wesen der mongoloiden Kinder sowie ihre gutmütige und liebebedürftige Natur sind kennzeichnend für

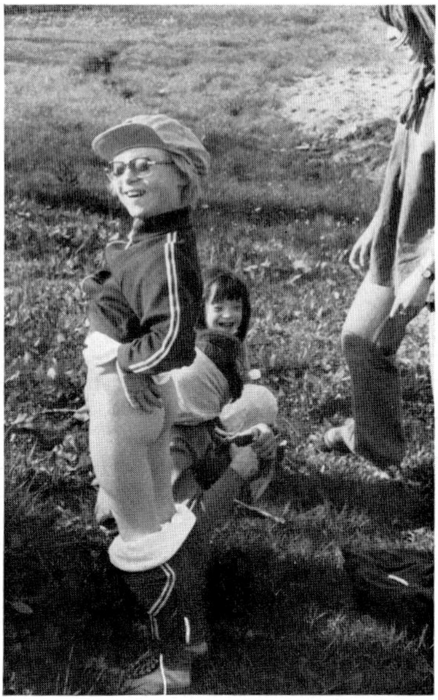

Abb. 22 Mongoloide Kinder und Sexualität: Beispiel für die Ungezwungenheit eines mongoloiden Kindes auf diesem Gebiet.

ihre *kindlich bleibende Persönlichkeitsstruktur*. Dies wird *auch im Bereich der Sexualität* offensichtlich. In der Regel haben die sexuellen Regungen und Betätigungen mongoloider Jugendlicher keinen sehr großen „Tiefgang“. Man kann immer wieder die Erfahrung machen, daß es, bei richtiger Einstellung und Betreuung durch die Umwelt, sehr gut möglich ist, solche sexuellen Strömungen in harmlose Bereiche des Schwärmens oder anderer oberflächlicher Identifikationen abzuleiten und umzupolen. Die später aufgeführten Briefe mongoloider Kinder mögen dies bestätigen (Abb. 24–36). Ein weiteres kleines *Beispiel* aus unserer Praxis sei hier angefügt.

Als der damals 16jährige Ottmar (s. Abb. 36), den wir seit vielen Jahren kennen, – der letzte „Star“ in der Fernsehserie „Unser Walter“ – bei der Wiedervorstellung mich zunächst mit Handschlag begrüßt hat, geht er auf meine Frau zu, umarmt sie und gibt ihr einen kräftigen Kuß auf den Mund. Den entrüsteten Eltern entgegnet er schelmisch und spitzbübisch: „Das macht doch nichts! Die kennt mich doch!“

Außerdem erweisen sich *sinnvolle*, den Möglichkeiten angepaßte *psychisch-geistige Anregungen sowie körperliche Betätigungen* der verschiedensten Art (Spiel, Sport, Beruf u. a.) als *beste Abhilfe*.

Mongoloide Jugendliche suchen in erster Linie die Wärme, Nähe, Berührung und das Geborgensein. Außerdem sehen und erleben sie in ihrer Umwelt die für sie sichtbaren und verständlichen Formen der Freundschaft, Liebe, Verlobung und Ehe, die sie gerne übernehmen wollen, ohne sie jedoch auch wirklich zu begehren. Sie können sie auch nicht leben.

Man sollte wissen, daß *schon der ganz junge Säugling für sexuelle Reize* ansprechbar und *empfänglich ist.* In dieser Hinsicht unterscheidet sich das mongoloide Kind nicht von der Norm.

Eigene oder fremdgerichtete manuelle sexuelle Betätigungen – *Onanieren* – oder ein gelegentlich zu beobachtendes Ausziehen vor Anderen – *Exhibitionismus* – als sexuelle Demonstration oder Befriedigung, sollte man gerade bei mongoloiden Kindern und Jugendlichen *nicht überbewerten* und, soweit gesellschaftlich möglich, auch dulden. Das gleiche gilt im Prinzip für den Geschlechtsverkehr Mongoloider, über den wir gleich noch mehr sagen werden.

Die *Ausbildung der sekundären Geschlechtsmerkmale* ist in der Reifezeit bei mongoloiden Kindern *nicht wesentlich rückständig* im Vergleich zur Altersnorm. In den Jahren davor kann man, speziell bei männlichen mongoloiden Kindern, eine Unterentwicklung der Genitalien feststellen. Ein nicht selten zu beobachtender *Hodenhochstand* sollte nur dann mit Hormoninjektionen und anschließenden operativen Maßnahmen therapeutisch angegangen werden, wenn nachweislich ein mechanisches Hindernis vorliegt. Hier gelten die gleichen Indikationen wie bei „normalen" Kindern.

Die *Regelblutungen* stellen sich bei mongoloiden Mädchen nicht später oder nur unwesentlich verzögert ein als man dies normalerweise erwartet. Sie können lange Zeit in ihrem Zyklus unregelmäßig bleiben. *Frühzeitige Anleitungen zur Selbständigkeit* auf diesem Gebiet sind wünschenswert.

Sexualerziehung ist auch nach *Bach* (21) schon im Kindesalter anzuraten. Die *sexuelle Aufklärung* ist bei mongoloiden Jugendlichen sicher nicht leicht, aber notwendig. Sie hat sich in erster Linie auf praktische Hinweise zu konzentrieren, was auch *Sporken* (598) betont. Sie dienen gleichzeitig ihrem Schutz vor Fremdeinflüssen.

Noch mehr als vor der Sexualität fürchten sich Eltern mongoloider Kinder und Umwelt vor der *Frage des Geschlechtslebens* mongoloider Jugendlicher und Erwachsener. Auch hier darf festgestellt werden, daß in der Regel kein großer „*Tiefgang*" zu erwarten ist. Fremdgerichtete *sexuelle Triebhandlungen* sind von Mongoloiden nicht zu erwarten. Hier täuscht ihr oft etwas massiges und ungeschlachtes äußeres Erscheinungsbild die Umwelt. Eine sexuelle Gefährdung Anderer durch sie ist somit nicht zu befürchten. Dieses Thema war auch Gegenstand der Fernsehserie „Unser Walter" in ihrer letzten Folge.

Kommt es bei mongoloiden Mädchen oder Frauen zum *Geschlechtsverkehr,* wird nur in extrem seltenen Fällen eine Schwangerschaft auftreten. Bislang sind nur rd. 20 Fälle in der Weltliteratur beschrieben worden. Bei der Seltenheit und Bedeutsamkeit des Ereignisses wären weitere Veröffentlichungen bei entsprechenden Beobachtungen sicher nicht unterblieben, worauf wir schon im theoretischen Teil hingewiesen haben.

Tritt eine *Schwangerschaft* bei einer mongoloiden Frau ein, so muß im Verhältnis 1 : 1 mit einem mongoloiden Kind gerechnet werden. Deshalb sollten sich die Eltern auf jeden Fall mit den heutigen *Möglichkeiten der Empfängnisverhütung* (Pille, Spirale, Tubenligatur) auseinandersetzen. Operative Eingriffe müssen, falls keine Entmündigung ausgesprochen wurde, vor dem 18. Lebensjahr vorgenommen sein, da sie danach das Einverständnis der Betroffenen zur Voraussetzung haben.

Mongoloide Männer sind ganz offensichtlich *nicht zeugungsfähig*. Es ist bislang kein Fall beschrieben worden, bei dem ein mongoloider Mann zum Vater erklärt wurde. Man muß wissen, daß der *Samenerguß nicht* mit einer *Zeugungsfähigkeit* gleichzusetzen ist.
Mit *Stöckmann* (638) wollen wir abschließend feststellen, daß es uns sinnvoll erscheint, hinsichtlich der Sexualität mongoloider Kinder nicht ständig Verbote auszusprechen, sondern positivere Zielsetzungen anzubieten und unnötige Stimulationen zu vermeiden. Wenn wir hier Unvoreingenommenheit, Verständnis und Einfühlungsvermögen besitzen, werden Sexualität und Geschlechtsleben Mongoloider keine schwereren oder gar unüberwindlichen Probleme aufgeben. Diese Ansicht wird auch von *Kluge* (357) geteilt. Zur Beantwortung weiterer Fragen muß auf die reichhaltige Spezialliteratur verwiesen werden. Sie stammt vor allem aus pädagogischer Sicht. Eine „progressive" und „liberale" Sexualerziehung geistig Behinderter wird von *Bach* (21) als „scheinfreundlich", „leichtfertig" und „verantwortungslos" bezeichnet. Hier erwachsen den Eltern somit Aufgaben, denen sie gerecht werden müssen.

9. Zusammenfassung der ärztlichen Betreuung

Wir haben zunächst herauszustellen versucht, daß wir grundsätzlich zwischen der Frage einer Behandlungsmöglichkeit des Mongolismus und einer ärztlichen Betreuung des mongoloiden Kindes zu unterscheiden haben. Treffen wir diese klare Unterscheidung nicht, sind ärztliche Fehlhaltungen und daraus resultierende Fehlleistungen unausbleiblich. Sie haben verhängnisvolle Auswirkungen auf die Eltern mongoloider Kinder.

Daß die ärztliche Betreuung des mongoloiden Kindes heute vielfach als unmöglich, sinnlos, indiskutabel und unkritisch betrachtet und abgestempelt wird, beruht u. E. weitgehend auf einer solchen Fehlleistung. Man meint die Unabänderlichkeit genetischer Strukturen beim Mongolismus, spricht aber dabei von der ärztlichen Betreuung mongoloider Kinder.

Auf der anderen Seite berichtet man von ganz neuen, überaus günstig zu beurteilenden Behandlungsmöglichkeiten oder gar „Heilungen“ des Mongolismus und erweckt hierdurch falsche Hoffnungen, wo man, sachlich richtig, von ärztlichen Bemühungen um das mongoloide Kind sprechen sollte.

Dieses Mißverständnis hat dazu geführt, daß viele Möglichkeiten nicht genutzt und manche Ansatzpunkte im Keime erstickt werden. Die Leidtragenden einer derartigen Situation sind die Eltern mongoloider Kinder, die nach Hilfe für ihre Kinder suchen. Andererseits geraten auch Ärzte in Mißkredit, die, bei richtiger Einschätzung der gegebenen Möglichkeiten, vornehmlich eine sinnvolle ärztliche Betreuung des mongoloiden Kindes anstreben.

Ärztliche Bemühungen um den Mongolismus sind bislang vorwiegend auf *prophylaktische und eugenische Zielsetzungen ausgerichtet* (vgl. D I, 6 Ammiozentese). Die ärztliche Behandlung des Mongolismus haben wir somit, leider, nach wie vor mit der größten Zurückhaltung und Reserve zu betrachten. Erste Ansatzpunkte einer kausalen Therapie sind möglicherweise in der sog. „zytoplasmatischen Therapie“ zu sehen. Die Grenzen unserer therapeutischen Möglichkeiten sind hier aber sicher eng gesteckt (651, 715–722). Auf der anderen Seite darf das „Nicht-Ändern-Können“ morphologischer Strukturen nicht zu einem therapeutischen Nihilismus führen, da wir es hier mit gesamthaften Funktionen und Leistungen auf molekularbiologischer Ebene – und nicht mit starren morphologischen Strukturen! – zu tun haben.

Streng zu trennen von solchen Bemühungen um den Mongolismus sind unsere erweiterten *Anstrengungen im Sinne einer ärztlichen Betreuung des mongoloiden Kindes.* Hier bieten sich uns eine Fülle von Möglichkeiten, den Entwicklungsgang der Kinder zu verbessern und nachhaltig günstig zu beeinflussen.

Die Bestrebungen in dieser Hinsicht dienen in erster Linie einer *Verbesserung des physischen Zustandes* solcher Kinder im weitesten Sinne des Wortes. Trotz der starken anlagebedingten Minderung der mongoloiden Kinder auf intellektuellem Gebiet, die wir nicht zu ändern vermögen, müssen sich alle Verbesserungen auf somatischem Gebiet nachhaltig und durchgreifend auf das übrige Leistungsniveau und damit auf die Gesamtpersönlichkeitsentwicklung dieser Kinder auswirken, worauf auch *Birch* und *Gussow* (57) hinweisen.

Wir können *viele Symptome und Einzelleistungen* mongoloider Kinder durch geeignete ärztliche Maßnahmen therapeutisch angehen und zum Teil *entscheidend beeinflussen,* was auch von *Müller-Küppers* (475) betont wird.

Unsere vielfachen ärztlichen Bemühungen können auch zu einer erheblichen *Angleichung des äußeren Erscheinungsbildes an die Norm* beitragen, was vielschichtige Rückwirkungen auf das „So-Sein“ mongoloider Kinder hat (vgl. Abb. 19–21).

Schließlich haben wir viele Möglichkeiten, mit ärztlichen Maßnahmen die *psychischen Abläufe direkt therapeutisch anzugehen und zu steuern.* Eingriffe dieser Art erfordern jedoch eine große spezielle ärztliche Erfahrung. Eine verantwortungsbewußte Zurückhaltung erscheint angebracht.

Das ärztliche *„nil nocere“*, d. h.: in jedem Fall nicht schaden, muß Grundlage unseres Handelns sein. Dies haben wir z. B. bei der Auswahl und der Dosierung der Medikamente zu beachten, durch die wir den Entwicklungsgang mongoloider Kinder zu beeinflussen versuchen.

Die Anwendung der „zytoplasmatischen Therapie“ erfordert ebenfalls große praktische Erfahrung und eine Berücksichtigung möglicher allergischer Reaktionen, die jedoch bei richtiger Anwendung der Präparate, nach unseren Erfahrungen zu schließen, vermieden oder deren Auswirkungen gefahrlos gehalten werden können.

Hinsichtlich der Verwendung von Frischzellen und Trockenzellpräparaten haben wir uns zurückhaltend geäußert. Gerade hier möchten wir vor falschen Zielsetzungen warnen. Auf der anderen Seite sollte eine ideologisch geprägte Voreingenommenheit abgebaut werden, um einer weiteren Forschung nicht im Wege zu stehen.

Ein besonderes Kapitel haben wir der Sexualität und dem Geschlechtsleben Mongoloider gewidmet und auf die Möglichkeit einer sinnvollen Betreuung auf diesem Gebiet hingewiesen. Es erschien uns dabei wichtig, unberechtigte Ängste der Eltern und der Umwelt abzubauen, gleichzeitig aber auch auf die Notwendigkeit einer Sexualerziehung einzugehen.

II. Motorische Betreuung

1. Zielsetzung

In dem nun zu besprechenden Abschnitt über die motorische Betreuung mongoloider Kinder wird offensichtlich, wie eng *Motorik, Psyche, Geist und Seele in ihren Auswirkungen auf die Gesamtentwicklung* des Menschen *verflochten* sind und sich gegenseitig bedingen. Dies haben wir auch bei unseren therapeutischen Maßnahmen zu bedenken.

Wie wir in früheren Arbeiten (714–722) und auch sonst immer wieder betonten, muß sich gerade bei den mongoloiden Kindern mit ihrer *ausgeprägten Muskelschlaffheit* (Hypotonus), *Bindegewebsschwäche* und ihrer allgemeinen *Inaktivität* jede *Verbesserung* der statischen Funktionen *durch eine Übungsbehandlung* vorteilhaft auf die gesamte psychomotorische, psychisch-geistige und somit auf die Gesamtentwicklung durch eine Ausweitung des Umweltbezugs (711, 712) auswirken.

Hünnekens und *Kiphard* (296) haben dies in ihrem Büchlein: „Bewegung heilt" auf einen ganz einfachen und verständlichen Nenner gebracht.

In der Betreuung wird man sich gerade hier nicht nur auf einen therapeutischen Ansatzpunkt stützen, sondern eine *enge Verflechtung krankengymnastischer, psychomotorischer, rhythmischer, musischer und heilpädagogischer Maßnahmen* anstreben. Somit ist die jetzt zu besprechende motorische Betreuung ein guter Übergang zu den nachfolgenden Kapiteln über die psychologische und heilpädagogische Betreuung.

2. Sensomotorische Funktionsdiagnostik und sensomotorische Übungsbehandlung nach Kiphard

Mit als eine der Ersten in Deutschland haben *Hünnekens* aus ärztlicher und *Kiphard* aus fachlicher Sicht diese Zusammenhänge erkannt, diagnostisch im Sinne ihrer sog. *sensomotorischen Funktionsdiagnostik* eingesetzt und in ihrer *sensomotorischen Übungsbehandlung* auch therapeutisch genutzt. Sie fußen dabei u. a. auf den Erfahrungen der Schule um *Delacato* und *Doman* in Philadelphia, die schon seit vielen Jahren eine systematische motorische Übungsbehandlung im ganz frühen Kindesalter bei der Betreuung spastisch gelähmter und später auch bei mongoloiden Kindern eingesetzt haben (126, 140).

Mit *Kiphard* (344–350) sind wir der Meinung, daß diese Art der *Beurteilung und Betreuung* mongoloider Kinder möglichst *früh einzusetzen* und *alle Bereiche der Sensomotorik zu erfassen* hat.

Wir teilen seine Ansicht, daß wir die *Eltern in* der *Betreuung ihrer behinderten Kinder anzuleiten* haben, da nur über sie dauerhafte Erfolge in der Frühphase der Entwicklung erreichbar sind.

Es sei mir jedoch der Einwand erlaubt, daß diese umfassende Diagnostik und die darauf aufbauende Übungsbehandlung, bei korrekter Anwendung, Fachleute und Eltern wegen der damit verbundenen physischen, psychischen und zeitlichen Belastung vor kaum tragbare Situationen stellen kann, was man bei den Elternberatungen unbedingt zu berücksichtigen hat. Aus der Tendenz, dem mongoloiden Kind helfen zu wollen, darf auf jeden Fall keine *untragbare Belastung für die anderen Familienangehörigen* werden. *Kiphard* selbst hat das auch sehr wohl gesehen. Noch mehr gilt das Gesagte für das Übungsprogramm von *Delacato* und *Doman*, das die Angehörigen, nach unseren Erfahrungen zu schließen, viele Stunden am Tag mit mehreren Personen beschäftigen kann. Hinzukommt bei mongoloiden Kindern, daß sie dieser massierten Art der Betreuung ihr Phlegma und ihre Abwehr entgegenhalten, worauf auch *Rosanowa* (553) aus eigenen Erfahrungen hinweist.

Neben dem sensomotorischen Bereich haben Kiphard und Mitarb. (155, 296 u. a.) schon von Anbeginn an *Rhythmik, Bewegung, Koordinations-, Gleichgewichts- und Mutübungen*, wie z. B. das Trampolin, sowie *Musik und Heilpädagogik* in ihre Behandlungsvorschläge *eingefügt*. Es ist deshalb verständlich, daß eine *Koordination mit anderen therapeutischen Ansatzpunkten* positive Auswirkungen haben muß, was wir aus der praktischen Erfahrung wissen. Auch *Leger* (393) berichtet über günstige Ergebnisse mit der psychomotorischen Übungsbehandlung.

Theile (646) hat in ihrer monographischen Darstellung über diese und *andere psychomotorische Übungsbehandlungen und rhythmische Erziehungsmethoden* referiert. Selbstverständlich sind auch *andere Formen* entwickelt worden, durch Bewegung, Rhythmik und Musik gesamthafte positive Beeinflussungen mongoloider Kinder zu erzielen, was wir z. B. aus unseren persönlichen Erfahrungen mit dem Institut Coburger in Hamburg berichten können. *Carl* (89) teilt Erfolge mit der auf *Ferris* und *Robins* fußenden „pädagogischen Rhythmik" mit.

Über weitere Formen der rhythmischen und musikalischen Betreuung werden wir noch im heilpädagogischen Kapitel berichten.

3. Bewegungserziehung nach Frostig

Man kann über dieses Gebiet nicht berichten, ohne nicht wenigstens kurz auf die Bewegungserziehung als einem neuen Weg der Heilpädagogik von Frau *Frostig* hingewiesen zu haben. Es ist überaus erfreulich, daß die langjährigen und fachlich breit fundierten Erfahrungen dieser amerikanischen Gestaltpädagogin jetzt auch in deutscher Sprache für diagnostische und heilpädagogische Zielsetzungen zur Verfügung stehen, nachdem ihr Buch (193) und ihr Gestalttraining ins Deutsche übersetzt wurden. Über das Gestalttraining wird im heilpädagogischen Teil noch mehr zu sagen sein.

4. Reiten als Therapie

In zunehmendem Maße wird auch das Reiten in die Betreuung geistig behinderter Kinder miteinbezogen. Aus der praktischen Erfahrung mit dieser Therapieform können wir durchaus bestätigen, daß man mit dem *Reiten* auch *bei mongoloiden Kindern* viele positive Kräfte mobilisieren kann (726). Es würde den Rahmen des Buches sprengen, wenn wir noch mehr auf diese Art der Therapie eingingen. In diesem Zusammenhang möchten wir auf die Monographie „Reiten als Therapie", herausgegeben von *Bünte* und Mitarb. (81), hinweisen.

5. Krankengymnastische Betreuung

Vieles, was in den vorangegangenen Abschnitten des Kapitels „Motorische Betreuung" gesagt wurde, gilt für eine systematische *krankengymnastische Betreuung nach modernen Überlegungen und Forschungsergebnissen.* Sie wurde vor allem zur Behandlung spastisch gelähmter Kinder entwickelt. Hier sind die *Forschungsrichtungen des Ehepaars Bobath* (61) *und von Vojta* (680) richtungsweisend.

Aus der praktischen Erfahrung wissen wir, daß die motorische Entwicklung mongoloider Kinder durch die krankengymnastischen Übungen entscheidend verbessert werden können. Nähere Hinweise zu den beiden Behandlungsmethoden müssen aus der Fachliteratur entnommen werden (112, 113 u. a.). Es ist schön, daß im Rahmen der Ravensburger Elternbücher von *Finnie* (177) eine Anleitung zur Förderung der motorischen Entwicklung, auch für Eltern gut lesbar, herausgebracht wurde. In einer kurzen Arbeit (724) haben wir darauf hingewiesen, daß es sinnvoll und notwendig ist, die krankengymnastische Betreuung mit anderen therapeutischen Ansatzpunkten zu verbinden. Was auf diesem Gebiet durch intensive koordinierte Betreuung möglich ist, zeigt am besten das Büchlein für Laien: „Lauf doch, mein Kind", geschrieben von der Mutter eines solchen Kindes (*Segal* 571).

6. „Händigkeit" bei mongoloiden Kindern

Wegen der praktischen Wichtigkeit und der theoretischen Bedeutung wollen wir noch einige Worte zur „Händigkeit" bei mongoloiden Kindern sagen.

Die *Frage der „Händigkeit"* und „Beinigkeit" bzw. dem dazugehörigen *Aspekt der Dominanz einer Hirnhälfte* hat schon immer die Wissenschaftler ganz besonders beschäftigt.

Unter „Händigkeit" versteht man allgemein die Disposition, feine koordinierte Bewegungen mit der bevorzugten Hand rascher, schneller und lieber auszuführen. Mit Recht weist *Steinbach* (631) darauf hin, daß die *Feststellung der Händigkeit erhebliche Schwierigkeiten* mit sich bringt, wobei Luftpumpen, Nähen, Schlagballweitwurf und Brotschneiden als sehr zuverlässig, Ballfangen, Einfädeln und Kämmen als zuverlässig angesehen werden.

Die „Händigkeit" ist eine *werdende Funktion,* die im frühen Kindesalter noch wenig ausgeprägt ist und erst mit Eintritt in das Schulalter klarer zutage tritt.

Neben *Anlagefaktoren* spielen die *Umweltfunktionen* bei der Entwicklung zur Händigkeit eine ganz *erhebliche Rolle.*

Umdispositionen sind *möglich,* vor allem im jüngeren Alter, was wir aus den Kriegserfahrungen und Verletzungsfolgen mit Armverlust wissen. Auch pädagogisch wurde diese Möglichkeit lange Zeit sehr stark genutzt und geradezu gefordert, indem aus „Linkshändern" mit Eintritt in die Schule „Rechtshänder" gemacht wurden.

Vereinfacht darf gesagt werden, daß die *Händigkeitsentwicklung durch* eine *Ausbildung zur Dominanz der kontralateralen* – also entgegengesetzten – *Hirnhälfte* als Funktionseinheit *bedingt* zu sein scheint. Nach den Untersuchungen von *Landgraf* und *Steinbach* (389) sind erstaunlicherweise bei Einbeziehung der „Beinigkeit" „gekreuzte Asymmetrien" zu beobachten (Rechtshänder mit Bevorzugung des linken Beines und umgekehrt).

Die *Beziehungen zwischen der Entwicklung zur Händigkeit* bzw. der Dominanz der kontralateralen Hirnhälfte *und der Sprachentwicklung* sind schon lange bekannt, was wir vor allem aus der Aphasieforschung (Forschung über die Verursachungen eines Sprachverlusts) wissen.

Schon in einer gesonderten Arbeit (714) haben wir darauf hingewiesen, daß bei *mongoloiden Kindern,* nach unseren praktischen Erfahrungen zu schließen, die *Entwicklung zur „konstanten Händigkeit" nicht, unvollkommen oder nur in wenigen Fällen* endgültig eintritt. So malen mongoloide Kinder z. B. beim „Baum-Test" sehr häufig die Äste auf der linken Seite mit der linken Hand und auf der rechten Seite mit der rechten Hand. Ähnliche Beobachtungen können wir bei vielen anderen motorischen Verrichtungen machen, wobei dieses Verhalten durch die Bequemlichkeit der mongoloiden Kinder gefördert wird. Voraussetzungen hierfür sind *formale, funktionelle und strukturelle Voraussetzungen* der Hirnbeschaffenheit bei mongoloiden Kindern, worauf wir im theoretischen Teil hingewiesen haben. Die *Mehrzahl der mongoloiden Kinder verbleibt im „Stadium der Beidhändigkeit" oder im „Stadium der variablen Händigkeit".* In dieser Hinsicht unterscheiden sich mongoloide und frühkindlich-hirngeschädigte Kinder grundsätzlich.

Unsere Aufgabe im Rahmen der ärztlichen und heilpädagogischen Betreuung sollte es deshalb sein, die Händigkeitsentwicklung mongoloider Kinder im Rahmen der gegebenen Möglichkeiten durch geeignete Maßnahmen anzuregen und zu fördern. Die Untersuchungsergebnisse von *Dee-*

gener (123) zeigen eindeutig, daß sich hierdurch auch positive Auswirkungen auf die Sprachentwicklung und auf den Lernprozeß mongoloider Kinder erreichen lassen. Auch *Annett* und *Turner* (3) konnten durch ihre Untersuchungen nachweisen, daß durch eine verbesserte „Lateralität" (Ausbildung zur Händigkeit) eine Zunahme der intellektuellen Fähigkeiten zu erreichen ist. In unserer Betreuung mongoloider Kinder sollten wir deshalb immer wieder bestrebt sein, uns möglichst frühzeitig für die Ausrichtung mongoloider Kinder auf „links" oder „rechts" zu entscheiden. Nach *Steingrüber* (632) können wir so aus einer unterentwickelten „Präferenz" (bevorzugte Anlage) eine steigende Leistungsdominanz mongoloider Kinder erreichen. Dies hat positive Auswirkungen auf die Sprachentwicklung dieser Kinder, was durch die Untersuchungen des Zentrums in Philadelphia um Delacato (126) sowie *Doman* und Mitarb. (140) bei hirngeschädigten Kindern unter Beweis gestellt wurde. Unsere empirischen Beobachtungen werden durch die Untersuchungen von *Fischer* und *Kohenhof* (178) bestätigt. Neben Ärzten und Pädagogen sollten vor allem die Eltern mongoloider Kinder diese überaus wichtigen Zusammenhänge beachten und durch die ständige Anregung zur „Händigkeit" den Entwicklungsgang ihrer Kinder zu verbessern trachten.

7. Zusammenfassung der motorischen Betreuung

In diesem Teilabschnitt unseres Buches haben wir darzulegen versucht, wie eng psychomotorische und psychisch-geistige Bereiche in der Betreuung mongoloider Kinder miteinander verwoben sind. Wir haben gezeigt, daß man durch Anregung motorischer Funktionen positive Auswirkungen auf die psychisch-geistige Entwicklung mongoloider Kinder erreichen kann. Es erscheint uns darüber hinaus wichtig, infolge der *engen Verflechtung physischer und psychisch-geistiger Gegebenheiten im Sinne eines „funktionalen Ganzen"* (vgl. hierzu „Der Gestaltkreis" von von *Weizsäkker* 696) bei der Betreuung mongoloider Kinder solche Zusammenhänge zu beachten und eine möglichst breitbasige Förderung anzustreben.

III. Logopädische Betreuung — Sprachtherapie bei mongoloiden Kindern

Erfreulicherweise wird in zunehmendem Maße auf die *Notwendigkeit sprachtherapeutischer Maßnahmen* bei mongoloiden Kindern, vor allem von seiten der Heilpädagogen und der gezielt ausgebildeten Logopäden (Sprachtherapeuten), hingewiesen. Es sei uns erlaubt, keinen Unterschied zwischen Logopäden und Sprachtherapeuten zu machen, wenngleich der eine mehr motorisch-funktionale, der andere mehr pädagogische Zielsetzungen im Auge hat.

Aus der praktischen Erfahrung möchten wir betonen, daß es sehr wichtig ist, zwischen sonst üblichen, sprachtherapeutisch notwendigen Maßnahmen bei Sprachstörungen, wie z. B. Stottern oder Stammeln, und möglichst früh einsetzenden Versuchen einer *Sprachanbahnung bei mongoloiden* und geistig behinderten *Kindern* hinzuweisen.

Mit Recht betont *Biesalski* (54, 55), daß vor jeder Sprachtherapie eine Überprüfung des Hörvermögens zu fordern ist.

Ist diese Frage geklärt, sollte möglichst frühzeitig eine gezielte Sprachtherapie bei mongoloiden Kindern einsetzen. Nach *Wilken* (703) haben wir uns zunächst um einen möglichst guten *Mundschluß mongoloider Kinder* zu bemühen, was durch systematische Mund- und Zungenmassagen u. a. zu erreichen versucht wird. Man möchte wünschen, daß mehr klare Anweisungen für die praktische Durchführung von fachlicher Seite erfolgen, an die sich Eltern mongoloider Kinder halten können. Allgemeine Feststellungen oder mit dem Thema nichts zu tun habende Aspekte nützen wenig, was bei einer Neuauflage des Büchleins von Frau *Wilken* berücksichtigt werden sollte. Auch die Monographien von *Atzesberger* (10) sowie von *Josef* und *Böckmann* (326) geben wichtige Hinweise für Eltern mongoloider Kinder, sind jedoch sehr stark fachlich orientiert. *Einfache praktische Anweisungen für Eltern mongoloider Kinder fehlen* besonders, da die Sprachbehandlung mongoloider Kinder vor allem im häuslichen Milieu durch die Angehörigen selbst durchgeführt werden muß. Es gibt noch viel zu wenig auf diesem Spezialgebiet ausgebildete Fachtherapeuten, auch wenn im Laufe der letzten Jahre eine Besserungstendenz zu sehen ist. Die Untersuchungsergebnisse von *Jeffree* und *Cashdan* (321) zeigen eindeutig, daß die Sprachentwicklung mongoloider Kinder, die im häuslichen Milieu leben, weit positiver ist als diejenige mongoloider Kinder, die in einer Heimsituation leben.

Mit *Wyatt* (728) sind wir der Meinung, daß sprachtherapeutische Maßnahmen dem Entwicklungsstand der Kinder angepaßt sein müssen. Zurecht weist *Crickmay* (111) darauf hin, daß eine *Kombination sprachtherapeutischer und krankengymnastischer Maßnahmen* nach *Bobath* recht günstige Auswirkungen hat. Nach *Metzker* (453) müssen Eltern zur Verbesserung der Sprachentwicklung mongoloider Kinder versuchen, schon von früher Kindheit an die *Interessen* ihrer Kinder *über alle Sinnesorgane* (Auge, Ohr, Tastsinn u. a.) *und durch motorische Übungen anzuregen.* Sie sollten vor allem *viel* mit dem Kind *sprechen* und sich dabei bemühen, selbst eine *gute Aussprache* zu haben, da das mongoloide Kind über die Nachahmung lernt. Mongoloide Kinder verstehen das Gesprochene weit früher, als sie selbst zu sprechen vermögen. Sie sind in der Lage, diese Eindrücke zu speichern und erst später im Rahmen ihrer weiteren Entwicklung zu verwerten. Durch das sprachliche Angebot werden Kontaktaufnahme, Aufmerksamkeit, Hinlenkung, gezielte Zuwendung und das Bedürfnis der spielerischen Auseinandersetzung mit der Umwelt vermehrt. Das Sprechen mit dem mongoloiden Kind soll dazu führen, sein Bedürfnis und seine Lust, sich sprachlich zu äußern, zu wecken. Aus der praktischen Erfahrung dürfen wir sagen, daß sich diese Bemühungen um mongoloide Kinder außerordentlich günstig auswirken.

IV. Psychologische Betreuung

1. Zielsetzungen dieser Betreuung

Wenn wir hier von der psychologischen Betreuung des mongoloiden Kindes und seiner Eltern sprechen, so meinen wir die spezifische Tätigkeit des Psychologen oder des psychologisch versierten Arztes. Die allgemeine psychische Betreuung des mongoloiden Kindes und seiner Eltern dagegen umfaßt alle Bereiche der Betreuung. Sie ist deshalb hier nur indirekt mitangesprochen.

Es ist *Solomons* und *Solomons* (587) zuzustimmen, daß der *Arzt*, gerade heute, die *Grundlagen und die Ansatzpunkte der klinischen Psychologie kennen* muß, um die Aussagen des Psychologen zu verstehen und richtig in das „Insgesamt" einer Betreuung des mongoloiden Kindes einzufügen. Über solche Voraussetzungen verfügen heute leider nur sehr wenige Ärzte.

Die *Zielsetzungen der klinischen Psychologie* sowie die Durchführung psychologischer Testuntersuchungen können nicht besprochen werden. Hier muß auf die entsprechende Fachliteratur (127, 618, 621 u. v. a. m.) verwiesen werden.

Die *Ansatzpunkte* einer psychologischen Betreuung des mongoloiden Kindes möchten wir *in zweifacher Hinsicht* sehen. So ist die Aussage des Psychologen von Wert, wenn wir uns um die Feststellung des jeweiligen Leistungs- und Entwicklungsstandes eines mongoloiden Kindes bemühen oder wenn wir uns ein Bild von seiner Gesamtpersönlichkeitsentwicklung machen wollen.

Dieser *diagnostische Ansatzpunkt* ist eine wertvolle Hilfe bei der Beantwortung bestimmter Fragestellungen. Sie können von seiten der Angehörigen, des Kindergartens oder der Schule kommen. Außerdem muß der auf diesem Gebiet tätige Arzt daran interessiert sein zu wissen, wie sich das von ihm betreute Kind unter den koordinierten Maßnahmen weiterentwickelt. Mit anderen Worten: wir Ärzte sind bemüht, den Entwicklungsverlauf solcher Kinder nicht nur am körperlichen Befinden abzulesen, sondern auch auf psychisch-geistigem Gebiet Untersuchungen einzusetzen, die uns – mehr als das der allgemeine Eindruck vermag – verläßliche und vergleichbare Ergebnisse liefern. Über die einmalige Aussage hinausgehend, soll in den psychologischen Beurteilungen vor allem die *gesamthafte Persönlichkeitsentwicklung* dieser Kinder zum Ausdruck kommen. Wir haben uns deshalb im nächsten Abschnitt die Frage vorzulegen, ob und inwieweit hier psychologische Testuntersuchungen verbindliche, fruchtbare, von seiten des Arztes nutzbare und heilpädagogisch verwertbare Aussagen machen können.

Der zweite Ansatzpunkt wäre die Frage einer eigentlichen Psychotherapie. Sie kann sowohl das mongoloide Kind selbst als auch seine Angehörigen betreffen. Mit *Yates* und *Lederer* (730) sind wir der Meinung, daß dieser zweite Gesichtspunkt beim mongoloiden Kind weitgehend zu vernachlässigen ist, da die auftauchenden Fragen, in der Regel, gut durch den auf diesem Gebiet erfahrenen Arzt oder andere Fachleute geklärt und beantwortet werden können.

Dies gilt weitgehend auch für die gerade in letzter Zeit stark in den Vordergrund gerückte *Verhaltenstherapie* (180, 219, 528, 667). Sie ist u. E. *vor allem in Einrichtungen* anwendbar. Werden mongoloide Kinder frühzeitig, kontinuierlich und sinnvoll *im häuslichen Milieu* durch ihre Eltern betreut, ist eine Verhaltenstherapie, nach unseren Erfahrungen zu schließen, *nicht notwendig*. Die zu sehr auf Belohnung ausgerichteten verhaltenstherapeutischen Maßnahmen führen zwar schnell zu sichtbaren Erfolgen durch den damit verbundenen Lustgewinn, können aber auch zu Fehlhaltungen und Fehleinstellungen mongoloider Kinder führen. Sie sollten deshalb lediglich als erster Anreiz im Rahmen einer breitbasigen Erziehung und heilpädagogischen Förderung angesehen werden.

2. *Möglichkeiten und Grenzen der Aussagen psychologischer Testuntersuchungen*

Wir wollen zunächst fragen, was wir uns unter einer psychologischen Testuntersuchung vorstellen und wie wir ihren *Aussagewert* beurteilen.

Nach *Metzger* (452) ist der psychologische Test ein planmäßiges Bemühen, Erscheinungswelt, Erleben und Verhalten, soweit als möglich, zu erforschen und dabei jede aufgestellte Vermutung über inner- und leib-seelische Zusammenhänge auf ihre Stichhaltigkeit zu prüfen. Er ist eine ökonomischere, auf spezielle Dimensionen hingelenkte, differenziertere und präzisiertere Variante der allgemeinen Beobachtung (381). Er soll unsere

Beobachtung nicht ersetzen oder einengen, sondern diese rationalisieren, erweitern, vertiefen und sichern. Im Rahmen der klinischen Psychologie ist sein Aussagewert ohne klinische Beobachtung, Anamnese und Exploration gering.

Speziell von ärztlicher Seite ist, mit Recht, in vielfacher Hinsicht Kritik an einer Überbewertung der psychologischen Testuntersuchungen im Rahmen einer klinischen Psychologie geübt worden. Interessenten seien besonders auf die Stellungnahme von *Asperger* (6) verwiesen, da wir seine Einstellung in dieser Frage weitgehend teilen. Nur wenige Punkte möchten wir hier hervorheben: zwischen Test und Kind muß die Persönlichkeit des Prüfenden stehen. Große Erfahrung und – vor allem – Einfühlungsvermögen in die kindliche Psyche sind Grundvoraussetzung. Bei geistig behinderten Kindern ist das besonders wichtig. Gerade mongoloide Kinder spüren sehr wohl, welche Einstellungen wir zu ihnen haben. Ein Testergebnis darf keine Verurteilung sein. Das quantitative Ergebnis des Tests muß durch die vom Prüfenden gesamthaft erschauten und erkannten qualitativen Elemente ergänzt, erweitert und ins Menschliche übersetzt werden.

Wie schon erwähnt, dienen die psychologischen Beurteilungen als Basis für die aktuale Beurteilung sowie als Gradmesser für den weiteren Entwicklungsgang der von uns betreuten mongoloiden Kinder.

An dieser Stelle muß gesagt werden, daß wir *die psychologischen Untersuchungen selbst durchführen* und nicht die Hilfe des Psychologen in Anspruch nehmen. Ein derartiges Vorgehen hat sehr viele Vor- aber auch nicht zu verkennende Nachteile. Den entscheidenden *Vorteil* sehen wir darin, daß wir hierdurch einen besseren Einblick in die Leistungsmöglichkeiten und in die Persönlichkeitsstrukturen der Kinder erhalten, da wir uns länger, eingehender und differenzierter als sonst üblich mit ihnen beschäftigen. Außerdem können wir so die von uns als notwendig erachtete Integration zwischen Testergebnis und allgemeinem Eindruck sehr viel besser zustande bringen und errechnete Zahlen sinnvoll, menschlich und fruchtbar interpretieren. Außerdem haben es Eltern und Kind nur mit einer Person zu tun, was in vielfacher Hinsicht eine Erleichterung darstellt.

Wir sind uns aber über die *Nachteile* eines solchen Vorgehens ebenfalls im klaren. So wird diese Aussage, trotz des Bemühens um Objektivität, zweifelsohne einen stark subjektiven Charakter tragen, zumal wir mit unserer ärztlichen Betreuung therapeutische Fragen verbinden und deshalb eine Erwartungseinstellung haben. Wir bemühen uns also, wenn wir so sagen dürfen, um eine *„subjektive Stabilität“*. Damit ist folgendes gemeint: jede Einzelbeobachtung und Einzelerfahrung kann nur eine *subjektive Aussagemöglichkeit* beinhalten. Sie erweist sich bei langer Erfahrung als recht konstant und zuverlässig. Je mehr verschiedene subjektive Aussagen in die gleiche Richtung tendieren, desto eher werden wir der *„nie erreichbaren Objektivität“* (*Jaspers* 320) am nächsten kommen, uns ein Bild von ihr machen, sie deuten oder verstehen können.

Auf diesem Unter- und Hintergrund möchten wir die Ergebnisse unserer eigenen psychologischen Beurteilungen gesehen und verstanden wissen. Wir wollen deshalb die Ergebnisse nicht für sich allein als Maßstab für die Notwendigkeit einer ärztlichen oder heilpädagogischen Betreuung eines mongoloiden Kindes oder als „Beweis“ für das so Erreichte werten. Noch deutlicher wird das Gesagte, wenn wir zwei uns wichtig erscheinende Einwände im Hinblick auf die Durchführung sog. „Leistungstests“ bei mongoloiden Kindern zu machen haben, denen wir uns nun zuwenden wollen.

a) Sog. „Leistungstests“

Mit den sog. *Leistungstests* versuchen wir, das *Insgesamt des Leistungsvermögens* eines Kindes zu erfassen. Gemessen wird dies an geprüften Leistungen.

Leistungsvermögen und aktuale Leistungen brauchen aber – gerade im Kindesalter und, noch mehr, bei geistig behinderten Kindern – *nicht identisch* zu sein. Es gehört große Erfahrung dazu, die Unterschiede im Einzelfall richtig zu werten. Uns persönlich kommt es in erster Linie auf eine einigermaßen verläßliche Beurteilung des Leistungsvermögens und weniger auf eine Darstellung der aktual gezeigten Leistungen eines Kindes an. Neben den effektiven Leistungen des Kindes innerhalb der Testuntersuchung lassen wir deshalb bei unserer Beurteilung, bewußt und unbewußt, unsere langjährige Erfahrung auf diesem Gebiet miteinfließen und geben den Aussagen der Angehörigen zu dieser oder jener Frage – unter Aufgabe der „Testsituation“ – im Rahmen des uns sinnvoll Erscheinenden Raum. Wir sind sogar der Ansicht, daß ein derartiges Vorgehen, speziell bei jüngeren mongoloiden Kindern, kaum zu vermeiden ist, wenn man das wirkliche Leistungsvermögen solcher Kinder im Auge hat und ausloten will.

Wir haben uns nun zu fragen, welches Leistungsvermögen wir bei den mongoloiden Kindern herausstellen und beurteilen wollen. *Normalerweise* zeigt die *intellektuelle Entwicklung Richtung und Ausmaß des Insgesamt an Leistungsvermögen* an. Bei mongoloiden Kindern trifft das nicht zu. Dies gilt ganz besonders, sobald die Stufe der praktischen Intelligenz überschritten wird und sich dem „normalen“ Kind die *Welt des abstrakten Denkens* öffnet, die *dem mongoloiden Kind verschlossen* bleibt. Die Beurteilung mongoloider Kinder mit Hilfe sog. *„Intelligenztests“* halten wir deshalb für *ganz falsch* und, nicht zuletzt in therapeutischer Hinsicht, für völlig verfehlt. Wir bestimmen hiermit einen Einzelbereich, der beim mongoloiden Kind in seiner vollkommenen Ausprägung nicht vorhanden ist. Diesem Vorgehen wäre zu vergleichen, wenn wir – in übertragenem Sinn und bewußt überzeichnet – die nicht vorhandene Sehfähigkeit eines Blinden als Maßstab für sein gesamtes Leistungsvermögen heranziehen würden. *Das Ergebnis eines Intelligenztests* kann nur immer wieder den für das mongoloide Kind so charakteristischen Sachverhalt ausdrücken. Es darf somit *nicht richtungsweisend* sein *für das Ganze,* für die Gesamtpersönlichkeitsentwicklung dieser Kinder, die wir anstreben, sehen und beobachten können (144). Das ist der erste wichtige Einwand, den wir zu machen haben.

Wir versuchen deshalb, das Insgesamt des Leistungsvermögens eines mongoloiden Kindes mit sog. *Entwicklungstests* zu bestimmen und zu erhellen, da hierbei eher Persönlichkeitsbereiche mitangesprochen werden, die bei mongoloiden Kindern oft zu einer erfreulichen und beachtlichen Ausreifung gelangen. Soziale Kontaktfähigkeit, Merkfähigkeit, Gedächtnis, Art der Beschäftigung mit Spielgegenständen, Ausdauer, Leistungsbereitschaft, affektive und emotionale Anpassung – um nur einige Persönlichkeitsbereiche zu nennen – sind u. E. geeignetere Kriterien für die Kennzeichnung des „So-Seins" eines mongoloiden Kindes und zur Beurteilung einer Sozialprognose als die Intelligenz. Ähnliche Gedanken finden sich u. a. in der Monographie von *Haeussermann* (232).

Der zweite uns wichtig erscheinende *Einwand ist die recht willkürliche Übertragung der Normsituation auf die Welt des mongoloiden Kindes,* da letzteres ganz anderen und nur ihm eigenen Gestaltgesetzen folgt, die wir im allgemeinen Teil darzustellen versuchten: ein mongoloides Kind mit einem Entwicklungsalter von 3 Jahren „entspricht" nicht einem 3jährigen „Normalkind". Es ist nicht mit ihm „direkt" zu vergleichen oder gar gleichzustellen. Nur wenn wir diese Einsicht voll und ganz akzeptieren, werden wir die richtigen Einstellungen zum „So-Sein" der mongoloiden Kinder in allgemeiner, soziologischer, ärztlicher, psychologischer und – wovon noch zu sprechen sein wird – in heilpädagogischer Hinsicht finden. Wir müssen sie als in sich geschlossene und mit der Norm nicht vergleichbare „Gesamtgestalt" auffassen, für die wir bislang noch keine exakten Kriterien der Beurteilung haben. Die Maßstäbe unserer Beurteilung müßten auf dem „So-Sein" eines mongoloiden Kindes und nicht eines „normalen" Kindes aufgebaut sein. Nur es kann ein mongoloides Kind leben und ausfüllen; nur dazu können wir ihm verhelfen. Dieses „So-Sein" ist keine an Normen zu messende Entwicklungsretardierung.

Unter diesem Blickwinkel müssen die Ergebnisse der psychologischen Testuntersuchungen, wie z. B. beim Entwicklungstest nach *Gesell* und

Amatruda (205), der vor allem in der westlichen Welt benutzt wird (132), gesehen werden.

Über dieselben Möglichkeiten der Beurteilung mongoloider Kinder mit der Entwicklungsdiagnostik nach *Hellbrügge* und *Pechstein* wird von *Schamberger* (602) berichtet.

Die Testbatterie für geistig behinderte Kinder (TBGB) von *Bondy* und Mitarb. (71), die nach jahrelangen Untersuchungen herauskam, bietet sicher gute Voraussetzungen für die Beurteilung mongoloider Kinder. Sie ist jedoch zeitlich sehr aufwendig. Wir selbst haben keine eigenen Erfahrungen mit dieser Testbatterie.

Die *Bedeutung motorischer Tests,* über deren Anwendung vor kurzem *Neuhäuser* (487) für die entwicklungsneurologische Diagnostik berichtete, sehen wir vor allem darin, die offensichtlich recht häufige *zusätzliche frühkindliche Hirnschädigung mongoloider Kinder* rechtzeitig *zu erkennen* und therapeutisch anzugehen.

Zur Kennzeichnung der aktualen Situation und zur Beurteilung des gesamthaften Entwicklungsverlaufs der von uns betreuten mongoloiden Kinder haben sich uns – mit Vorbehalt – die *Kleinkindertests nach Bühler und Hetzer* (78) als praktisches und brauchbares Instrument erwiesen. Die später (1962) veröffentlichten Entwicklungsreihen für das Schulalter (7. bis 13. Lebensjahr) erfüllen diese Erwartungen nicht in gleicher Weise. Die Entwicklung eines Kindes verläuft nicht linear mit dem Alter. Dieser Tatsache tragen die zu überprüfenden Entwicklungsreihen Rechnung. Aus den positiv zu bewertenden Kriterien errechnen wir das sog. *Entwicklungsalter* (EA). Es wird mit dem effektiven *Lebensalter* des Kindes (LA) rechnerisch in Beziehung gesetzt. Hieraus ergibt sich der sog. *Entwicklungsquotient* (EQ). Durch die Aufgliederung in 6 verschiedene Persönlichkeitsbereiche, die individuell recht unterschiedlich ausgeprägt sein können, erhält man das sog. *Entwicklungsprofil.* Es läßt sich zeichnerisch darstellen, somit auf einen Blick übersehen und mit anderen Entwicklungsprofilen des Kindes vergleichen. Hierdurch eröffnen sich uns Einsichten in den gesamthaften Entwicklungsverlauf solcher Kinder. Da uns normalerweise die Kinder regelmäßig vorgestellt und dabei immer u. a. solche Untersuchungen und Beobachtungen angestellt werden, können wir die Entwicklungsverläufe vieler mongoloider Kinder über Jahre verfolgen. Im Rahmen unserer monographischen Darstellung ist es nicht möglich, die Unterlagen statistisch auszuwerten. Es kommt uns auch vielmehr darauf an, Grenzen und Möglichkeiten solcher Untersuchungen herauszustellen und allgemeine Gesetzmäßigkeiten aufzuzeigen. Wir werden aber auf das „Insgesamt“ unserer Beobachtungen und Untersuchungen an mongoloiden Kindern im letzten Kapitel nochmals zurückkommen, wenn wir dort noch näher auf die unterschiedlichen Entwicklungsverläufe und die dafür verantwortlich zu machenden Ursachen eingehen (717).

Es ist verständlich, daß beim „Normalmaßstab" des Bühler-Hetzer-Tests der *EQ bei mongoloiden Kindern mit zunehmendem Alter* eine *absteigende Tendenz* haben muß (132, 179, 573). Das Gleichbleiben des EQ spricht für eine gleichmäßige weitere Entwicklungstendenz bei zunehmenden Anforderungen im höheren Alter. Bei mongoloiden Kindern darf das als günstiger Entwicklungsverlauf angesehen werden. Ein Ansteigen des EQ ist somit als eine ganz besonders günstige und nicht ohne weiteres zu erwartende Entwicklungstendenz zu werten. Es ist oft nicht leicht, den Angehörigen oder den nicht mit solchen Untersuchungen Vertrauten die errechneten Zahlen in diesem Sinne zu interpretieren und verständlich zu machen. Wenn wir psychologische Testuntersuchungen durchführen, müssen wir uns darüber im klaren sein, daß von ihrem Ergebnis und von unserer Interpretation in vielfacher Hinsicht entscheidende Einstellungen der Eltern abhängen. Das gilt besonders für uns, da wir ja, wie erwähnt, die Beurteilungen den Angehörigen selbst aushändigen.

In den ersten Jahren ist das *Entwicklungsprofil* mongoloider Kinder in allen herausgestellten Persönlichkeitsbereichen einigermaßen gleichförmig. Je mehr intellektuelle Leistungen gefordert und für die Beurteilung herangezogen werden, verläuft das Entwicklungsprofil ungleichförmig, mit einem deutlichen und sich bald nicht mehr ändernden Tief auf dem Gebiet der sog. geistigen Produktivität. Innerhalb dieses Teilbereichs der Persönlichkeit kommen mongoloide Kinder, trotz aller koordinierten Bemühungen, nicht über die Stufe eines „normalen" 6- bis 7jährigen Kindes hinaus. Ergebnisse von Intelligenztests zur Beurteilung der Entwicklungstendenz mongoloider Kinder müssen deshalb, vor allem nach Eintritt ins Schulalter, mit ganz besonderem Nachdruck abgelehnt werden.

b) Sog. „Persönlichkeitstests"

Gerade von der soeben erwähnten Altersstufe an, versuchen wir, mit den sog. „Persönlichkeits- oder Gestaltungstests" die weitere Entwicklung der mongoloiden Kinder zu verfolgen. Bei diesen Testuntersuchungen wird durch Spiel, Zeichnung, Erzählung oder Deutung von scheinbaren Zufallsfiguren zu einer „Gestaltsprojektion der Gesamtpersönlichkeit" (*Heiß* 261) aufgefordert.

Wir können mit Hilfe derartiger Untersuchungsergebnisse *zwei Einsichten* gewinnen, die uns wesentlich erscheinen und deshalb herausgestellt werden sollen.

Dies ist zunächst die *Erfahrung,* daß bessere mongoloide Kinder erstaunlich *gut zu gestalten* vermögen, auf jeden Fall weit besser, als man das nach ihrer Intelligenz erwarten dürfte. Besonders augenfällig ist dies beim Deuten von nur scheinbaren Zufallsfiguren *beim Rorschach-Test* (552). Mongoloide Kinder vermögen offensichtlich verhältnismäßig gut, den Gesamtzusammenhang eines Bildes zu erfassen. Hierfür sprechen auch die Untersuchungsergebnisse von *Bilovsky* und *Share* (56) mit anderen psychologischen Testuntersuchungen.

Die *gute optische* (mit dem Auge) *Gestalterfassungmöglichkeit mongoloider Kinder* ist für uns immer wieder überraschend. Sie kennzeichnet nicht nur die überaus guten Leistungen beim Rorschach-Test, sondern auch bei anderen visuellen Gestaltungsmöglichkeiten, z. B. beim Thematic Apperception-Test (TAT) von *Murray* (479). Bei dieser psychologischen Testuntersuchung läßt sich eindrucksvoll vor Augen führen, daß gut geförderte mongoloide Kinder im praktischen Vollzug sehr wohl Oberbegriffe und wesentliche Inhalte erfassen können, obwohl ihnen im abstrakten Denkbereich solche Möglichkeiten nicht zur Verfügung stehen. Auch inhaltlich sind die Ergebnisse solcher psychologischer Testuntersuchungen recht aufschlußreich. Es kommt hier die harmonische, in sich geschlossene, „glückliche", wenig komplexgeladene und nicht sehr in die Tiefe gehende Persönlichkeitsstruktur mongoloider Kinder sehr deutlich zum Ausdruck.

Diese zweite Einsicht, die wir bei den visuellen Gestaltungstests gewinnen können, ist ein weiterer Beweis dafür, daß *grundsätzlich strukturelle Unterschiede zwischen hirngeschädigten und mongoloiden Kindern* bestehen, worauf wir immer wieder hingewiesen haben (723). Somit eignen sich diese Testuntersuchungen auch sehr gut zum Nachweis bzw. Ausschluß zusätzlicher Hirnschädigungen mongoloider Kinder, indem wir den Zeichen des hirnorganisch bedingten Strukturwandels als Ausdruck eines hirnorganischen Psychosyndroms (399, 400, 494, 713) nachgehen können.

Solche Einsichten sind in beratender, erzieherischer und heilpädagogischer Hinsicht u. E. von großer Bedeutung. Den guten optischen Gestalterfassungsmöglichkeiten mongoloider Kinder werden wir deshalb bei der Besprechung heilpädagogischer Fragen wiederbegegnen.

Die *zeichnerischen Gestaltungsmöglichkeiten* mongoloider Kinder sind dagegen, in der Regel, geringer zu veranschlagen. Hier machen sich die bei mongoloiden Kindern noch recht häufigen und eigentlich immer bestehenden *Störungen* der motorischen Funktionen, speziell im Bereich *der Feinmotorik,* nachteilig bemerkbar. Zeichnerische Gestaltungen kommen mongoloiden Kindern auf jeden Fall weniger entgegen als visuelle Gegebenheiten.

Im *reproduktiven Bereich* wird das nicht so deutlich als bei der eigenständigen freien zeichnerischen Gestaltung, da die *Übung* eine sehr *große Rolle* spielt. Wir können dies beim *Baum- und Männchen-Zeichentest* immer wieder feststellen. Auch die Ergebnisse beim *Bender-Gestalttest* sprechen für die Bedeutung des Übungseffektes. Hier hat sich ein möglichst intensives Gestalttraining, z. B. das Wahrnehmungstraining nach *Marianne Frostig* (192), ausgezeichnet bewährt. Mit dem Gestalttraining lassen sich auch positive Auswirkungen auf andere Gestaltungstendenzen erreichen was auch in pädagogischer Sicht recht wichtig ist, worauf *Bach* vor kurzem hinwies.

Dagegen haben mongoloide Kinder größere Schwierigkeiten bei zeichnerischen Gestaltungstests, die eine gedankliche Auseinandersetzung oder eine Phantasietätigkeit zur Voraussetzung haben. Das wird bei den Ergebnissen beim *Wartegg-Zeichentest* offensichtlich. Daß auch bei den zeichnerischen Gestaltungen die Leistungen mongoloider Kinder über dem Intelligenzniveau liegen können, möchten wir an einigen Beispielen aufzeigen (Abb. 23 sowie 24).

3. *Zusammenfassende Betrachtung über die Rolle des Psychologen bzw. des kinderpsychologisch orientierten Arztes bei der Betreuung des mongoloiden Kindes*

Wir konnten zeigen, daß die Rolle des Psychologen bzw. des psychologisch orientierten Arztes beim mongoloiden Kind in erster Linie auf diagnostischem Gebiet liegt. Neben der freien Beobachtung sind uns hierbei die Ergebnisse psychologischer Testuntersuchungen von großem Wert. Ihre Ansatzpunkte und Aussagemöglichkeiten wurden herausgestellt. Außerdem haben wir auf Gefahren aufmerksam gemacht, die mit der Durchführung solcher psychologischer Testuntersuchungen verbunden sind. Große Erfahrung, besonderes Einfühlungsvermögen und fundierte Kenntnisse über die Besonderheiten des „So-Seins“ mongoloider Kinder sind zu fordern.

Es wurde erwähnt, weshalb wir die psychologischen Testuntersuchungen selbst durchführen, was mit Vor- und Nachteilen verbunden ist. Sehr eingehend besprachen wir die Ansatzpunkte der von uns durchgeführten psychologischen Untersuchungen. Mit Nachdruck lehnten wir die Durchführung von Intelligenztests bei mongoloiden Kindern ab. Auch der von uns angewandte Bühler-Hetzer-Test kann im Prinzip nicht der Situation beim mongoloiden Kind voll gerecht werden, da er ebenfalls einen „Norm-Bezug“ hat und das spezifische „So-Sein“ des mongoloiden Kindes nicht zum Ausdruck bringen kann. Vielleicht schaffen hier die Testbatterien der Forschergruppe um *Bondy* (71, 153, 154), bessere Voraussetzungen. Das ist auch der Grund, weshalb wir mongoloide Kinder nicht mit „Normalkindern“ direkt vergleichen können, die, nach dem Testergebnis beurteilt, das gleiche Entwicklungsalter haben. Trotz solcher grundsätzli-

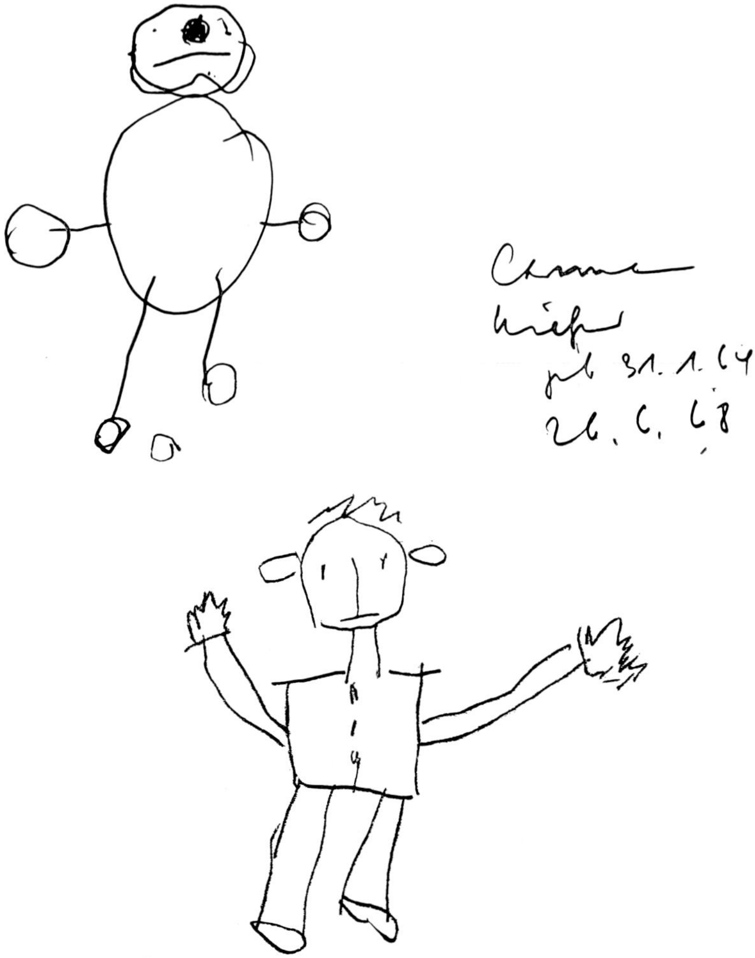

Abb. 23 Männchen-Zeichentests von 2 mongoloiden Kindern im Alter von 4,5 und 7,2 Jahren

cher Einwände, ermöglichen psychologische Untersuchungsergebnisse mit dem von uns angewandten Bühler-Hetzer-Test u. E. ein recht gutes Urteil über den augenblicklichen Stand und den weiteren Verlauf der Entwicklung mongoloider Kinder, speziell im jüngeren Alter.

Bei älteren mongoloiden Kindern haben wir die Möglichkeit der Beurteilung mit den sog. Persönlichkeitstests. Die Gestaltungsmöglichkeiten mongoloider Kinder liegen vielfach über ihrem Intelligenzniveau. Die gute optische Gestalterfassung mongoloider Kinder imponiert bei allen visuellen Gestaltungstests, speziell beim Rorschach-Test. Bei dieser Testuntersuchung wird die harmonische, in sich abgeschlossene Persönlichkeitsstruktur mongoloider Kinder besonders deutlich. Es lassen sich gleichzeitig

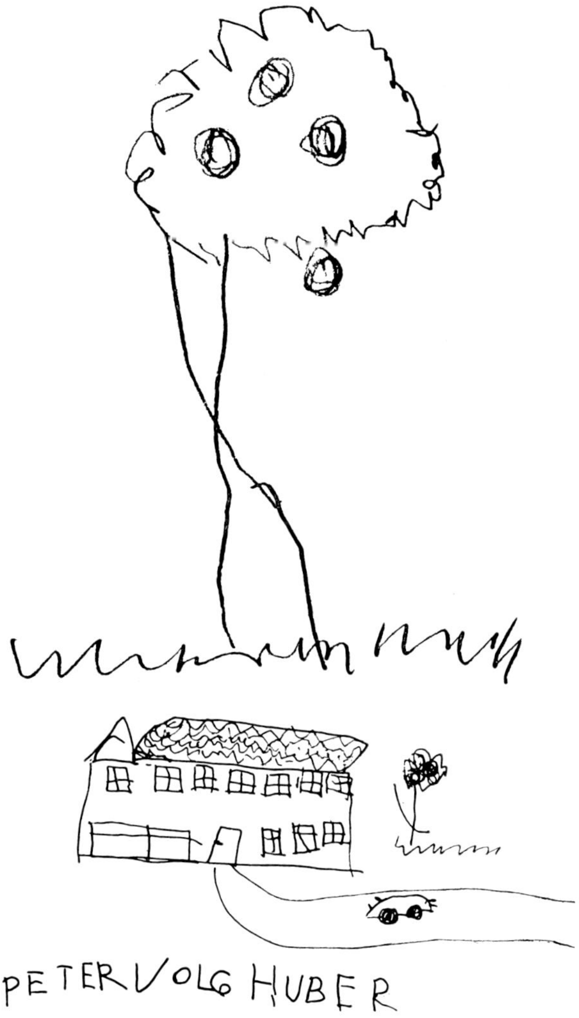

Abb. 24 Baumtest und freie Zeichnung eines 7,2jährigen mongoloiden Jungen

eindeutige strukturelle Unterschiede zwischen mongoloiden und frühkindlich hirngeschädigten Kindern herausstellen. Bei den zeichnerischen Gestaltungen muß die fast immer vorhandene motorische Behinderung mongoloider Kinder, speziell im Bereich der Feinmotorik, mitberücksichtigt werden. Die Ergebnisse bei den psychologischen Testuntersuchungen sind in soziologischer, ärztlicher, psychologischer und heilpädagogischer Hinsicht von großer Wichtigkeit.

V. Heilpädagogische Betreuung

1. Zielsetzungen dieser Betreuung

Über die Zielsetzungen einer sinnvollen heilpädagogischen Betreuung des mongoloiden Kindes haben wir in den vorangegangenen Kapiteln schon mehrfach gesprochen. Eingehender beschäftigten uns solche Fragen im Kapitel über die ärztliche Betreuung, speziell bei der Elternberatung. Wir vertraten dort die Ansicht, daß eine ärztliche Betreuung mit heilpädagogischen Zielsetzungen schon in einer möglichst frühen Entwicklungsphase der mongoloiden Kinder notwendig ist. Sie hat sich gleichermaßen an das mongoloide Kind sowie an die Eltern bzw. die gesamte Familie zu wenden.

Mit *Asperger* (6–8) und *Lutz* (424–429) ist es deshalb auch u. E. *unumgänglich, daß wir Ärzte uns mit derartigen Fragen* eingehend *befassen.* Keinesfalls dürfen wir dieses umfassende Gebiet als für uns nicht zuständig betrachten und es ausschließlich den Heilpädagogen oder Psychologen überlassen. *Erzieher und Arzt* sind hier vielmehr „*gleichrangig* zugeordnete Weggenossen mit demselben Ziel“ (*Reichenbach* 533). Wegen der Wichtigkeit dieser Fragen müssen wir auf das schon Gesagte verweisen und im nächsten Abschnitt nochmals kurz auf unsere ärztlichen Aufgaben im Rahmen der heilpädagogischen Betreuung der mongoloiden Kinder und ihrer Eltern eingehen.

Zunächst wollen wir aber *einige* allgemeine *Gesichtspunkte und wichtige Zielsetzungen der heilpädagogischen Betreuung* der mongoloiden Kinder und ihrer Eltern herausstellen. Es kann nicht Gegenstand unseres Buches sein, die überaus reichliche Fachliteratur (26, 240, 257, 328, 352, 411, 470, 591, 592, 683 u. v. a. m.) sowie die gerade in letzter Zeit sehr vielen Einzelmitteilungen zu diesem Fragenkomplex im einzelnen aufzuführen. Die hier in Zahlen angegebenen Orientierungen erheben keinen Anspruch auf Vollständigkeit.

Richtungsweisend für die *Darstellung unserer eigenen Meinung* sollen in erster Linie die Ansichten von *Bach* (13–26), *Egg* (149–152), *Giehr* (207–212), *Hetzer* (267–276), *König* (364), *Moor* (463–466), *Reichenbach* (533) sowie *Speck* (591–593) sein.

„Erziehbarkeit“ und „Bildbarkeit“ sind die psychisch-geistigen Grundphänomene, die wir bei jedem mongoloiden Kind unterstellen dürfen. Auf ihnen beruhen, nach *Moor* (463–466), Möglichkeit, Notwendigkeit und das Recht einer heilpädagogischen Betreuung. Die Abweisung eines derartigen Anspruchs ist eine „leise Euthanasie“ (*Schomburg* 619). Dieser Anspruch auf Menschwerdung ist das *Fundament einer liebevollen Zuwen-*

dung an die vom Schicksal so benachteiligten Kinder, die ohne unsere Liebe nicht leben können.

Die *Orientierung* am unterschiedlich starken *Intelligenzmangel* – Debilität, Imbezillität, Idiotie –, einer ungenügenden *schulischen Leistungsfähigkeit sowie am Leistungsmaß* der Sonderschulen für lernbehinderte Kinder erwiesen sich in der Vergangenheit als völlig irrefuhrend und in ihren Auswirkungen *verhängnisvoll*. Sie ist dafür verantwortlich zu machen, daß den mongoloiden Kindern bis vor kurzem die ihnen mögliche Erziehung und Bildung vorenthalten wurden. Sie hatten nämlich in schulischer Hinsicht nicht teil an den elementarsten Voraussetzungen des Menschseins: „dem Erzogensein des Menschen durch den Menschen" (*Reichenbach* 533) und der Möglichkeit, „das ihnen mitgegebene Wesen, so völlig und rein wie möglich, in ihrem Leben und ihrem Tun zur Darstellung zu bringen" (*Hesse* 266).

Erst in den letzten 15 Jahren vollzog sich ein langsamer aber stetiger *Umstrukturierungsprozeß in den heilpädagogischen Bemühungen* um derartige Kinder, so daß nun die Betreuung nicht mehr allein den Eltern obliegt. An dieser Entwicklung hat die von den Eltern solcher Kinder gegründete und von Fachleuten unterstützte *Elternvereinigung „Lebenshilfe für geistig Behinderte"* maßgeblichen Anteil. Über diesen „Gestaltungsprozeß" der „Lebenshilfe" berichten u. a. *Bach* (20, 22) sowie *Schomburg* (619). Die Pionierarbeit der Lebenshilfe wurde in zunehmendem Maße durch Fachleute abgelöst. Zielsetzungen der heilpädagogischen Betreuung wurden immer mehr „das Positive und Lichte, das Seinshafte und Wesentliche" (*Reichenbach* 533), das Mögliche und nicht das Unmögliche, das „Hinführen zur Lebenstüchtigkeit und zur Lebenserfülltheit" (*Bach* 19, *Moor* 466) sowie die Förderung von Begabungen, die dem „Anders-Sein" dieser Kinder entsprechen (149–152).

Mit Recht betont *Bach* (19, S. 8), daß sich die ärztlichen Feststellungen viel zu stark auf die Behinderungen dieser Kinder konzentrieren. Für die Mehrzahl der psychologischen Beurteilungen gilt dies in gleicher Weise. Die heilpädagogische Sicht ist vielmehr auf das Therapeutische, das Positive sowie auf das erzieherisch und bildnerisch Mögliche ausgerichtet. Es gilt, nicht das Nichtvorhandene zu betonen, sondern die offengebliebenen Möglichkeiten auszuschöpfen (19, 364, 533, 591–593).

Bach (19, S. 10) spricht in diesem Zusammenhang von der Blickrichtung auf Erziehungsreste und Erziehungsreserven. Wir meinen, daß seine Aussage zu sehr an der „Norm" festhält, anstatt mehr das ganz spezifische „So-Sein" des geistig Behinderten mit den qualitativ anderen heilpädagogischen Zielsetzungen herauszustellen und zu betonen. Das gilt besonders für das mongoloide Kind.

Aus den gleichen grundsätzlichen Erwägungen müssen wir den von

Bach (19, S. 11 ff.) gewählten *Vergleich eines geistig behinderten Kindes mit einem „normalen“ Kleinkind* im Alter von 1–6 Jahren *ablehnen*. Die strukturellen Gegebenheiten sind bei beiden völlig verschieden, worauf wir schon mehrfach hinwiesen. Wir glauben nicht, daß der Vergleich zum „Verständnis“ des mongoloiden Kindes beitragen kann. Dessen ungeachtet, sind auch wir der Ansicht, daß im praktischen heilpädagogischen Vollzug, speziell in der Erziehung aber auch in der Bildung, Gemeinsamkeiten zwischen mongoloiden Kindern und „normalen“ Kleinkindern bestehen. Ihr „So-Sein“ ist aber keinesfalls gleichzusetzen. Im psychologischen Teil sind wir auf diese grundlegenden Fragen näher eingegangen.

Die Gemeinsamkeiten im praktischen Vollzug zeigen sich vor allem in den ersten Lebensjahren der mongoloiden Kinder. Hierdurch werden viele positive Erziehungsreize und erzieherische Einfälle geweckt. Diese Frage wird uns speziell bei der heilpädagogischen Betreuung im Vorschulalter noch eingehender beschäftigen (siehe dort).

Wir geben *Bach* (19) recht, wenn er auf Seite 23 feststellt: „Dieses Anders-Sein ist jedoch kein minderes Sein; denn das hat der geistig Behinderte mit jedem Menschen gemeinsam: daß er stets nur er selber sein kann.“

Als *wichtigste Voraussetzungen* der letztlich anzustrebenden „*Lebenserfülltheit*“ nennt *Bach* (13, 14, 19) ein „Sich-Zuhause-Fühlen“, das Gefühl des Angenommen- und Mitgetragen-Seins, der Bindung, des Vertrauens, des Selbstwertgefühls, des Gewürdigtwerdens, der Teilhaftigkeit, des Miterlebens und des Wohlwollens.

Weitere wichtige heilpädagogische Zielsetzungen sind: Gemeinschaftlichkeit, Umgänglichkeit, Mitmenschlichkeit, Werterfülltheit, Erlebnisfähigkeit, religiöse und sittliche Gewohnheiten, Selbständigkeit, Arbeitshaltung, Wahrnehmungsfähigkeit, Darstellungsmöglichkeit, Sprachtüchtigkeit, Körperbeherrschung, Handgeschicklichkeit, Anstelligkeit und Verkehrstüchtigkeit (83, 144).

Durch Erziehung und Bildung soll das mongoloide Kind zur Lebenstüchtigkeit und Lebenserfülltheit geführt werden, „auf daß das mongoloide Kind Gestalt gewinnt und als Mensch zu seinem ihm gegebenen Möglichkeiten ausreift“ (*Moor* 463–465, *Reichenbach* 533).

Ziel der Erziehung ist es, den Eltern und ihren mongoloiden Kindern eine Anleitung zu geben, die Welt auf diese Weise zu sehen, zu erleben und tätig zu beantworten (*Bach* 19, S. 22). *Speck* (592) spricht in diesem Zusammenhang von der Notwendigkeit einer „sozialen und personalen Integration“ als einer Wechselbeziehung zwischen der Persönlichkeit des geistig Behinderten und seiner Erziehungsperson.

Praktisch jedes mongoloide Kind hat einen „*Bewirkens-Drang*“, d. h. das Bestreben, Veränderungen seiner Umwelt zu planen und durchzuführen. Dies ist ein elementares menschliches Bedürfnis. Das „Bewirken“

führt dabei zum *Gefühl des „Könnens“* (700). Ziel der heilpädagogischen Bemühungen muß es sein, „Bewirkens-Drang“ und Leistungswetteifer der mongoloiden Kinder den individuell unterschiedlichen Möglichkeiten anzupassen (687). Sind die Möglichkeiten der Umwelterfahrbarkeit zu hoch gesteckt, reagiert das mongoloide Kind mit Bedrücktsein und Verzagen. Werden sie zu niedrig angesetzt, sind mangelndes Angesprochensein und Langeweile die Folge (298).

Schon an dieser Stelle sei uns der Hinweis erlaubt, daß uns die *Gefahr der* vielzitierten und oft erwähnten *„Überforderung“* mongoloider Kinder *geringer* zu sein scheint, *als* die Gefahr ihrer *„Unterforderung“*, da diese Einstellung dem „So-Sein“ des mongoloiden Kindes sehr entgegenkommt.

Der heilpädagogische Anspruch von *Seeboth* (570), Geistigbehinderte zum *eigenständigen kreativen Gestalten* anzuregen, ist wünschenswert, jedoch vielfach schwer zu verwirklichen. Gerade mongoloide Kinder werden ohne ein *Vormachen* und *Nachahmen* nicht auskommen. *Vorbilder* sind für mongoloide Kinder von großer Wichtigkeit. Neben dem prozeßhaft Kreativen ist auch das möglichst „perfekte Produkt“ in seiner Bedeutung nicht zu verkennen. Mit Nachdruck wollen wir vor einer „antiautoritären Erziehung“ mongoloider Kinder warnen.

Um diese Zielsetzungen zu erreichen, benötigen wir eine Anthropologie des geistig behinderten Kindes, die uns erlöst und befreit von den vergleichenden Vorstellungen zur Norm: weniger intelligent, einfältiger, naiver, nicht so differenziert wie u. a. Diese Anthropologie spricht nicht von der „Minder-Existenz“ und der „Minus-Variante“. Sie basiert vielmehr auf einem „in sich sinnvollen Dasein des mongoloiden Kindes“ (*Langeveld 390, 391).*

Die *Erziehung* des mongoloiden Kindes hat *möglichst früh einzusetzen Ihre Dauer ist unbegrenzt.* Hierüber sind sich alle Fachleute und auch die Mehrzahl der Eltern einig (24, 327, 545, 591, 592, 698). In jedem Fall sollte sie bis zum Abschluß des zweiten Lebensjahrzehnts fortgesetzt werden, zumal Erworbenes ständig geübt werden muß, da es sonst wieder verlorengeht. *Beim mongoloiden Kind* besteht nicht – wie vielfach praktiziert – ein verminderter, sondern ein *vermehrter Bedarf an Erziehung* (19).

Aus der praktischen Erfahrung wissen wir, daß man bei der heilpädagogischen Betreuung mongoloider Kinder auf eine *Einzelbetreuung nicht verzichten* kann. In diesem Sinne sprechen sich auch *Jacobs* und *Fosbee* (317) aus. *Im frühen Kindesalter* wird die Einzelbetreuung *durch* sach- und fachgerecht informierte *Eltern realisiert.* Unsere Aufgabe als Fachleute muß es sein, die Eltern möglichst frühzeitig auf die breitbasigen Ansatzpunkte ihrer Betreuungsmöglichkeiten hinzuweisen. Mit *Eintritt in das Kindergarten- und Schulalter* sollte die Einzelbetreuung *in den* jeweiligen

Einrichtungen durchgeführt werden. Aus der praktischen Erfahrung wissen wir, daß dieses hohe Ziel, leider, nur selten oder viel zu wenig realisiert werden kann. Das darf uns nicht davon abhalten, diesen Anspruch im Auge zu behalten und hier auch klar und deutlich auszusprechen. Wird eine Einzelbetreuung mongoloider Kinder nicht verwirklicht, führt das zwangsweise zu einer Nivellierung und zu einer nicht optimalen Persönlichkeitsentfaltung des einzelnen mongoloiden Kindes. In der praktischen Elternberatung sehen wir es an einem deutlichen Abflachen oder Absinken der Entwicklungskurve. In solchen Fällen sehen wir uns veranlaßt, hierauf auch in unseren Beurteilungen hinzuweisen, um auf die bestehenden Gefahren aufmerksam zu machen.

Die Notwendigkeit einer möglichst breitbasigen und früh ansetzenden heilpädagogischen Betreuung mongoloider Kinder wurde von uns immer wieder gefordert. Neben erzieherischen, lebenspraktisch orientierten, auf Selbständigkeit (743) und Reinlichkeit (75) abzielenden und den Lernprozeß fördernden Maßnahmen sollen auch *einige pädagogische Ansatzpunkte* Erwähnung finden, die geeignet sind, die *Gesamtpersönlichkeit mongoloider Kinder* entscheidend zu *fördern.* Unsere Ausführungen erheben keinen Anspruch auf Vollständigkeit, sondern sollen nur als Überblick und Anregung aufgefaßt werden.

Hier muß zunächst auf die Möglichkeit hingewiesen werden, durch *Musik* einen Einfluß auf die Entwicklung mongoloider Kinder zu nehmen. *Wolfgart* (708) stellt mit Recht in seiner Monographie die Bedeutung der Orffschen Musik im Dienste der Erziehung und Therapie behinderter Kinder heraus. Die *rhythmische Ansprechbarkeit* der mongoloiden Kinder ist schon lange bekannt und vielfach auch genutzt worden. *Amrhein* (2) möchte statt der an den traditionellen Kulturvorstellungen ausgerichteten Begriffe „Musik“ und „Musikalität“ den Begriff *„musikalische Fähigkeiten“* stellen. Er hat sich nach den Bedürfnissen und den Möglichkeiten des behinderten Kindes zu orientieren. Auch mongoloide Kinder haben, nach *Probst* (526), durch das Horchen auf Klänge, das Kennenlernen und Spielen von Instrumenten, das Heraushören von Instrumenten und das Wiedererkennen von Melodien vielfache Möglichkeiten, durch Musik positive Anregungen zu erhalten. Weitere Gedanken hierzu sind aus der Arbeit von *Loos* (418) zu entnehmen. Über die Aktivierung durch Musik und Bewegung bei schwerbehinderten Kindern berichtet *Krimm* (382).

Eltern mongoloider Kinder haben die Möglichkeit, durch *Spiele* (378), *Bücher zum Vorlesen* (379), *Schallplatten* (377), *Theaterspielen* (380), *Spielbilderbücher* (375) sowie durch Anregungen zum bildnerischen Gestalten (332, 414) einen wesentlichen Einfluß auf den Entwicklungsgang ihrer Kinder zu nehmen. Hier müssen auch die gerade in den letzten Jahren in breitem Umfang auf den Markt gekommenen *Bilderbücher* Erwähnung finden. Ein Gang zu entsprechenden Buchhandlungen, die sich auf solche Probleme eingestellt haben, lohnt sich für Eltern mongoloider Kinder in hohem Maße. In unserer Praxis haben wir solche Bilderbücher aufgelegt, um Eltern Anregungen zu vermitteln.

Mit *Ruoff* (561) sind wir der Meinung, daß man durch rechtzeitige *Wassergewöhnung* und systematischen *Schwimmunterricht* das Selbstbewußtsein mongoloider Kinder beträchtlich steigern kann.

Von allergrößter Wichtigkeit ist auch ein entsprechendes *Spiel- und Lernmittelmaterial.* Es ist verdienstvoll von *Kluge* (358), hierüber ein Verzeichnis von rd. 900 Spiel- und Lernmaterialien herausgegeben zu haben. Auch *Krenzer* (378) hat hierzu Anregungen gegeben. Mit *Hetzer* (270, 274) sind wir der Ansicht, daß man grundsätzlich *zwischen Lern- und Spielmaterial zu unterscheiden* hat. Kleine Lernschritte mit ansteigender Schwierigkeit und engumgrenzten Lernzielen sind unbedingt notwendig. Wir versuchen in unseren Elternberatungen, durch praktische Anweisungen von Lernmaterialien den Eltern das für ihr Kind Wichtige vor Augen zu führen, wobei die Ratschläge der jeweiligen Entwicklungsstufe des Kindes angepaßt sind. Der Aufforderungscharakter des Spielmaterials muß für mongoloide Kinder einsichtig sein. Eltern sollten bedenken, die Lust ihrer Kinder an diesen Spielen zu wecken und keinen Lernzwang auszuüben. Nur so werden mongoloide Kinder in spielerischer Form an den Lernprozeß herangeführt werden können. Wie *Trappen* (664) haben auch wir mehrfach angeregt, Spielzeugtauschringe durch interessierte Elternkreise zu bilden, um den Kauf der z. T. recht teuren Spiel- und Lernmaterialien zu verbilligen und aus den Erfahrungen untereinander zu lernen. Im Ausland sind solche Tauschringe schon seit vielen Jahren üblich. Wie dort sollte es auch bei uns möglich sein, hierdurch Anregungen an Designer und Hersteller von solchen Spielzeug- und Lernmaterialien heranzutragen, was wir schon mehrfach versuchten, wenn auch mit bescheidenem Erfolg.

Im Rahmen unserer Elternberatungen geben wir auf das einzelne Kind ausgerichtete *Anregungen in Richtung Form-, Farb- und Bilderfassung.* Wie die Untersuchungen von *Armentrout* (5), *Gstettner* (227) sowie *Seidel* und *Biesalski* (572) beweisen, können wir durch ein intensives Gestalttraining nach Frau *Frostig* verbesserte Leistungen auf vielen Gebieten erreichen, worauf wir an entsprechender Stelle schon hingewiesen haben. Trotz vieler allgemeiner Hinweise können wir niemals auf individuelle, den Möglichkeiten jedes einzelnen Kindes entsprechende praktische Anweisungen auf heilpädagogischem Gebiet verzichten.

Wir haben bei der Elternberatung, im Kapitel über die ärztliche Betreuung der mongoloiden Kinder, darauf hingewiesen, wie *wichtig* die innere *Einstellung und Haltung der Erziehungsperson* zum eigenen Leben und zu dem der mongoloiden Kinder für die von uns angestrebte Entwicklung ist. Die Selbsterziehung der Betreuer ist somit die Grundbedingung für ihre pädagogischen Aufgaben am mongoloiden Kind (533).

Eingehend besprachen *wir die vielschichtigen Probleme der Eltern mongoloider Kinder* sowie die Möglichkeiten, ihnen bei ihrer so schweren Aufgabe zu helfen. Es wird später noch von elterlichen Fehlhaltungen und Fehleinstellungen sowie ihren Auswirkungen auf das mongoloide Kind die Rede sein. Wir teilen aber die Erfahrung von *Vliegenthart* und *v. d. Dunk* (678), daß viel zu viel von den Fehlhaltungen solcher Eltern und ihren Hintergründen gesprochen wird, anstatt die ganz überwiegend positive Einstellung der meisten Eltern solcher Kinder zu betonen und sich darüber Gedanken zu machen, wie das bei einem so schweren Schicksal möglich ist. Neben *Schmerz* und *Trauer* um ein derartiges Kind (190, 678) scheint das *Leid* in besonderem Maß geeignet zu sein, das *Leben* des Menschen zu *vertiefen,* um so zu seiner inneren Reifung beizutragen (533).

Wird der erzieherische Auftrag ernst genommen, bedeutet er *für alle übrigen Personen,* die sich um Erziehung und Bildung solcher Kinder bemühen, eine *Quelle positiver Entwicklungen.* Sie beurteilen derartige Kinder nicht mehr allein nach äußerlichen, praktischen und nutzbringenden Aspekten, nach der an der „Norm" gemessenen ungenügenden Intelligenz oder den unvollkommenen Leistungsmöglichkeiten sowie der bedingten sozialen Brauchbarkeit. Entscheidend wird für sie vielmehr das *„Annehmen der Kinder in ihrem So-Sein" (Reichenbach* 533). Hierdurch werden andere Maßstäbe der Erziehung und Bildung erforderlich (149–152). Nur so können wir „diese Kinder auf ihrer Lebensreise in Liebe begleiten" (*Reichenbach* 533) und zu der ihnen möglichen Lebenstüchtigkeit und Lebenserfülltheit führen. Wir sehen uns hierdurch in die Lage versetzt, den Wunsch solcher Kinder zu erfüllen, „in den Dingen des Menschen mitmachen zu dürfen und sich ihnen zugehörig zu erleben" (*Speck* 591, 592).

Auch im heilpädagogischen Bereich ist es somit *unerläßlich,* von der Betrachtung einzelner Persönlichkeitsbereiche wegzukommen und *zum Gesamthaften* dieser Kinder *vorzustoßen.* Darüber hinaus dürfen wir sie nicht isoliert betrachten, sondern müssen ihr Hineingestelltsein in eine Familie als kleine Gruppe und in unsere Gesellschaft als übergeordneten Bereich im Auge haben. So gesehen, werden die mongoloiden Kinder zu einem „Rufer an uns alle" (*Richmond* 545), „in der Anerkennung ihres „So-Seins" selbst menschlich zu reifen und somit maßgeblich zu ihrer Lebenserfülltheit beizutragen" (*Reichenbach* 533). Davon werden wir im abschließenden Kapitel noch mehr zu sagen haben.

2. *Fehlziele und Fehlhaltungen*

Es ist verständlich und begreiflich, daß es bei der heilpädagogischen Betreuung des mongoloiden Kindes und seiner Eltern zu den verschiedensten *Fehlzielen,* sowohl bei den Eltern als auch bei den übrigen Betreuern, kommen kann. Diese Situation führt zu *Fehlhaltungen* der Umwelt und des mongoloiden Kindes selbst.

Als *Möglichkeiten solcher Fehlziele* nennt *Bach* (19) die *„überhöhten Ziele“*, die sich nicht nach den Gegebenheiten richten. Sie führen in der Regel zu *„verkümmerten Zielen“* aus Resignation. Ein ausschließliches Ausrichten der pädagogischen Bemühungen auf *„Brauchbarkeit“* und *„Verwendbarkeit“* sind ebenfalls solche Fehlziele. Sie alle machen die Eltern unsicher und führen so zu wechselnden, gegenteiligen und damit *„unsteten Zielsetzungen“*.

Neben falschen Zielsetzungen können *unsachgemäße pädagogische Methoden* zu Fehlhaltungen und Fehleinstellungen führen. Die pädagogischen Bemühungen müssen „der Entwicklungsstufe des mongoloiden Kindes angepaßt, auf die individuelle Situation abgestimmt, stetig ganzheitlich ausgerichtet, differenziert, eindringlich, betont, in Stufen gegliedert, belebt, anschaulich, konkret, einprägsam, lustbetont, durchdacht, vorbereitet und überprüfbar sein“ (*Bach* 19, S. 42 ff.).

Als Beispiele von *Auswirkungen solcher Fehlhaltungen und Fehleinstellungen* seien, nach *Bach* (19), der *„Erziehungsmangel“* und die *„Erziehungsbedrängnis“* aufgeführt. Auf die vielschichtigen und tiefenpsychologisch verständlichen Gegebenheiten und Motivationen, die hierbei ursächlich in Frage kommen, sind wir ausführlich bei der Elternberatung im Kapitel der ärztlichen Betreuung eingegangen.

a) Erziehungsmangel

Der eine Pol der Fehlerziehung ist der *Erziehungsmangel* mit allen möglichen Graduierungen. Oft handelt es sich hierbei um eine Inkonsequenz in erzieherischer Hinsicht, da man vom Erfolg der vorgeschlagenen und durchzuführenden Maßnahmen nicht überzeugt ist. Wir finden diese Einstellung auch nicht selten bei den von uns vorgeschlagenen ärztlichen Maßnahmen. Sie tritt besonders dann in Erscheinung, wenn divergierende Ratschläge von Laien oder Fachleuten an die Eltern erteilt werden und sie so die Orientierung und schließlich den Glauben an die angebotene Hilfe verlieren.

Eine regelrechte *Vernachlässigung* kann die Folge sein, die sich nicht nur auf erzieherische Maßnahmen, sondern auch auf alle anderen Bereiche ausdehnen kann. Beispiele dieser Art sehen wir in unserer Praxis begreiflicherweise nur selten.

Dagegen begegnen wir eher der Fehlerziehung im Sinne einer Verwöhnung, sei es in Form einer Überfütterung, einer Überhäufung mit Spielgegenständen oder einer Entlastung von jeglicher sinnvollen Tätigkeit und Verantwortung. Jeder Wunsch wird dem „armen Kind" von den Augen abgelesen. Handelt es sich hierbei um eine Fehleinstellung der Mutter, so sprechen wir mit *Levy* (409) von einer mütterlichen *„overprotection"*. Sie kann, wie wir gleich hören werden, auch zum Gegenteil, der Erziehungsbedrängnis, führen. Beide finden wir auch wechselseitig beim gleichen Kind.

Steht die Verwöhnung im Vordergrund, führt diese Art der Fehlerziehung nach *Marberg* (439) durch übermäßiges Nachgeben und ungenügende Forderung an das Kind zu einer unangepaßten, anspruchsvollen, ängstlichen oder rebellischen, ungehemmten oder neurotischen, aber immer „ich-kranken Persönlichkeit". Diese Gefahr einer elterlichen Fehlhaltung ist bei mongoloiden Kindern am größten, zumal ihre Strukturen und ihr liebenswertes Wesen einer solchen elterlichen Fehlhaltung Vorschub leisten. Diese Erkenntnis haben wir bei unseren Elternberatungen zu berücksichtigen. Tun wir es nicht, führen die planlosen, distanzlosen, ungesteuerten und nur auf aktuale Befriedigung ausgerichteten Aggressionen mongoloider Kinder, die keine Grenzen kennen, zu einer ernstlichen Gefährdung ihrer Persönlichkeitsentwicklung und damit zu einer nicht notwendigen Infantilisierung. Wir haben den Eltern klar vor Augen zu führen, daß sie die „Regisseure" und die mongoloiden Kinder die „Akteure" bei diesem dynamischen Spiel zu sein haben. Daß es oft umgekehrt ist, kann nicht bestritten werden. Nicht selten können so mongoloide Kinder zu Tyrannen ihrer Umwelt werden, was keinesfalls zu sein braucht. Ältere Eltern mongoloider Kinder und „die lieben Großeltern" neigen erfahrungsgemäß besonders zu dieser Form einer Fehlerziehung.

Wir können hier *Bach* (19, S. 49) nicht zustimmen, wenn er diese Fehlhaltungen mit den Hoffnungen auf medizinische Besserungsmöglichkeiten in Beziehung setzt, auch wenn er, einschränkend, nur die unangemessenen Hoffnungen dafür anschuldigt. Bei fachgerechter Anwendung und richtiger Dosierung werden die im Rahmen einer ärztlichen Betreuung für notwendig erachteten Medikamente nicht für solche sichtbaren Auswirkungen von Fehleinstellungen verantwortlich gemacht werden können, wie es nicht selten geschieht. Es wird von uns darüber hinaus der Standpunkt vertreten, daß eine sinnvolle ärztliche Betreuung mongoloider Kinder und ihrer Eltern eine unabdingbare Notwendigkeit darstellt, zumal sie auch eine heilpädagogische Betreuung mit einschließt, und diese – wo auch immer – in die Tat umzusetzen versucht. Nach unseren Erfahrungen wird die *Notwendigkeit beider Ansatzpunkte* leider von heilpädagogischer Seite oft nicht genügend klar gesehen und viel zu selten in der Praxis realisiert. Hierfür sind z. T. auch wir Ärzte selbst mitverantwortlich, da wir unsere Zielsetzungen im Rahmen der ärztlichen Betreuung mongoloider Kinder viel zu wenig klar präzisieren und durch unsere Standesorganisationen vertreten.

Wie wir an vielen Stellen betonten, sehen wir *keine Alternative zwischen ärztlichem und heilpädagogischem Bemühen,* sondern nur eine sinnvolle und unbedingt notwendige Koordination. Es ist verständlich und nur allzu menschlich, wenn es in beiden „Lagern" Fehlhaltungen der „Betreuer" gibt, unter denen die anderen, die es ernst meinen, nicht zu suchen sind.

Ohne Hoffnung wird man weder mit ärztlichen noch mit heilpädagogischen Maßnahmen etwas ausrichten können, da die Überzeugungskraft fehlt. Wir haben die Erfahrung gemacht, daß in der Regel die gleichen strukturellen Voraussetzungen angenommen werden dürfen, weshalb heilpädagogische oder ärztliche Vorschläge nicht aufgegriffen oder konsequent weiterverfolgt werden.

b) Erziehungsbedrängnis

Ein Übermaß an Erziehung, falsche Zielsetzungen oder ein Nichtberücksichtigen der Erziehungsmethoden kann zum Gegenteil des Erziehungsmangels, zur *„Erziehungsbedrängnis"* (*Bach* 19) führen.

Oft ist übertriebener *Ehrgeiz* der Betreuungspersonen mit extremer erzieherischer *Härte* dafür verantwortlich zu machen. Das kann bis zur erzieherischen Erpressung mit angedrohtem Liebesentzug führen. Wie *Schaefer* (600) erwähnt, vermag sich auch eine „overprotection" in einer Erziehungsbedrängnis in Form einer Überbesorgtheit zu äußern. *Schaefer* und *Bell* (601) haben mit Fragebögen Untersuchungen über die Verursachungen und Hintergründe solcher Fehlhaltungen angestellt. Gehemmtheit, Ängstlichkeit, Zwangshaltungen, Bedrücktsein, Unfreiheit, Depressionen, Resignation und „Umschwünge" in das Gegenteil mit Hemmungslosigkeit und Aggression sind Folgen solcher Erziehungsbedrängnis (19).

c) Heilpädagogische Maßnahmen bei Fehlhaltungen

Solchen Fehlhaltungen mit heilpädagogischen Maßnahmen zu begegnen, ist Aufgabe wirklichen Heilens im pädagogischen Sinn (*Bach* 19, S. 52 ff.). Bei *Erziehungsmangel* müssen die Voraussetzungen geschaffen werden, daß eine *Nacherziehung* Aussicht auf Erfolg verspricht. Hierzu sind *auch wir Ärzte aufgerufen,* wenn wir diesen Erscheinungen im Rahmen unserer Elternberatung begegnen, was nicht selten der Fall ist. Wie wir gleich sehen werden, gilt das *besonders für das Kleinkindesalter,* das ja für die Einstellungen der Eltern zu ihren mongoloiden Kindern von ausschlaggebender Bedeutung ist. Gerade hier erwachsen dem Arzt ganz besondere Aufgaben und eine hohe Verantwortung. Die von uns gemachten Erfahrungen sprechen dafür, daß sich ausgezeichnete Erfolge erzielen lassen, wenn von Anfang an eine Koordination zwischen ärztlicher und heilpädagogischer Betreuung angestrebt wird.

Gelegentlich sehen wir uns vor die Notwendigkeit gestellt, durch *Umerziehung* der Beziehungspersonen den Auswirkungen einer *Erziehungsbedrängnis* entgegenzuwirken. Wir müssen auf jeden Fall über diese Fragen informiert sein und entsprechende Maßnahmen einleiten können. Fühlen wir uns überfordert, wird es gut sein, die Hilfe weiterer Fachleute, speziell der Heilpädagogen oder des Psychologen, hinzuzuziehen. Ganz allgemein möchten wir die Feststellungen von *Vliegenthart* und *v. d. Dunk* (678) unterstreichen, daß wir, im Rahmen unserer Praxis, sehr viel mehr positiven, richtigen und – bei Berücksichtigung der Gesamtsituation – bewundernswerten Einstellungen der Eltern sowie dementsprechend günstigen Entwicklungstendenzen mongoloider Kinder begegnen als den hier beschriebenen Fehlhaltungen. Das mag daran liegen, daß wir es nicht mit einem repräsentativen Querschnitt, sondern mit einer Auslesesituation zu tun haben. Entscheidend wichtig ist es, daß wir schon von Anfang an in diesem Sinn auf unsere Eltern und ihre mongoloiden Kinder einwirken. So werden wir am besten eine optimale Entwicklungstendenz und eine Lebenserfülltheit unserer mongoloiden Kinder sowie eine positive Einstellung der Eltern zu ihrem schweren Schicksal erreichen können, das ihnen auferlegt wurde.

Über die vielfachen Möglichkeiten einer speziellen Heilerziehung und Heilpädagogik im Rahmen der Sondereinrichtungen soll später noch etwas gesagt werden. Wir werden uns dazu nur kurz äußern und in erster Linie auf die Fachliteratur verweisen, da sonst der Rahmen unseres Buches überschritten würde.

Zunächst soll die Frage der heilpädagogischen Betreuung der mongoloiden Kinder in den ersten Lebensjahren aufgegriffen werden, die uns schon mehrfach beschäftigte.

3. Heilpädagogische Betreuung der mongoloiden Kinder in den ersten Lebensjahren

Wir haben an mehreren Stellen, speziell im Abschnitt „Elternberatung“ im Kapitel über die ärztliche Betreuung der mongoloiden Kinder und ihrer Eltern, dargelegt, weshalb u. E. der Arzt im Mittelpunkt der gesamthaften Betreuung der mongoloiden Kinder in den ersten Lebensjahren steht. Um Wiederholungen zu vermeiden, muß auf das dort Gesagte verwiesen werden.

In der Regel stellt der Arzt die Diagnose Mongolismus. Er tritt damit erstmals in das so entscheidende Spannungsfeld zwischen Umwelt und „Wir-Welt" der mongoloiden Kinder und ihrer Eltern (7). Das gilt in besonderem Maße für den Frauenarzt, Hausarzt, den hausärztlich tätigen Kinderfacharzt und den Kinderpsychiater.

Vom Arzt werden hier, neben entsprechenden menschlichen Qualitäten, besondere Kenntnisse der seelischen Strukturen der Betroffenen, ein verstehendes „Sich-Einfühlen-Können" in deren Psyche, ein Mobilisieren selbst erlebter vergleichbarer innerer Zustände sowie eine Grundhaltung zu diesen Problemen gefordert, wie sie *Bach* (19) für die Heilerziehung geistig behinderter Kinder herausgestellt hat.

Indem wir Ärzte den gleichen Anspruch erheben, müssen wir uns über die damit verbundenen Verpflichtungen im klaren sein und uns den vielfältigen Aufgaben stellen. Da sie vielfach den Rahmen der strukturellen Gegebenheiten einer Arztpraxis und die Ausbildung des Arztes überschreiten, wird der Arzt hiermit zu einer optimalen Koordination aller auf diesem Gebiet arbeitenden Fachleute aufgerufen. Es liegt vielfach an ihm, ob die Möglichkeiten wahrgenommen und sinnvoll genutzt werden (424–428). Der *Arzt darf sich dieser Verantwortung nicht entziehen,* da er als zentrale Figur für die Eltern in den ersten Lebensjahren ihrer mongoloiden Kinder fungiert. Er kann sich nicht, im Sinne einer „Verdrängung", als nicht zuständig ansehen und die vielfachen Aufgaben allein anderen Fachleuten, speziell dem Heilpädagogen, überlassen. Es ist sehr gut verständlich und nur zu begrüßen, wenn hier ärztliches Tun in diesem Sinne wirksam wird. Ohne einen weiteren Ausbau unserer Fachausbildung und ohne eine spezielle Ausrichtung auf diese Fragen, werden wir kaum der uns überkommenen ärztlichen Verpflichtung gerecht.

Ärztlichen Beratungsstellen (181) sowie die gerade in den letzten Jahren ins Leben gerufenen *kinderneurologischen oder kinderpsychiatrischen Zentren* können und sollen die zur Diskussion gestellte Betreuung des praktisch tätigen Facharztes auf diesem Gebiet nicht ersetzen, sondern nur sinnvoll ergänzen.

Besser als viele Worte können die *„Leitlinien für die heilpädagogisch-kinderpsychiatrische Arbeit* als Ergebnis langjähriger Patientenbeobachtung" des Schweizer Kinderpsychiaters *Jakob Lutz* (429) unsere Meinung zu diesen Fragen zum Ausdruck bringen: „Jeder Keim ist erfüllt vom alles durchdringenden mächtigen Drang, seine Potenzen zu realisieren, Stoff und Gestalt anzunehmen, vom Körperlich-Potentiellen im Laufe der Jahrzehnte im Körper reif zu werden und in Seele und Geist zu sich selbst zu kommen, zum Eigenen." Und an anderer Stelle (S. 412): „Die ganze, vor allem die menschliche Umwelt, bietet dem Kind eine einzige große Lebensanleitung und entspricht genau dem, was seinem Ziel entspricht, eben leben zu lernen." Mongoloiden Kindern hierzu zu verhelfen, scheint uns eine ganz vordringliche Aufgabe des Arztes in dieser entscheidenden Lebensphase zu sein. Der Arzt muß lernen, wie *Lutz* betont, daß hier *nicht „von dem Leiden eines Kindes"* – in unserem Fall Mongolismus, Down-Syndrom oder Trisomie 21 –, *sondern „vom leidenden Kind" die Rede* ist.

Neben der Betreuung des mongoloiden Kindes selbst, steht die *Elternberatung und Elternbetreuung im Mittelpunkt* unserer Bemühungen. Wir haben diese entscheidende Aufgabe deshalb an oben genannter Stelle ausführlich abgehandelt. Bei den stark prägenden Eltern-Kind-Beziehungen in den ersten Lebensjahren (595, 704), haben wir diese Verpflichtung ganz besonders ernst zu nehmen. Hiervon hängt entscheidend das weitere Schicksal der mongoloiden Kinder und ihrer Eltern ab. Außerdem können wir die anschließende und später so entscheidende Arbeit des Heilpädagogen hierdurch wesentlich erleichtern.

Das hier gezeichnete *Wunsch- und Idealbild des Arztes* entspricht, leider, vielfach nicht den realen Gegebenheiten. So begnügen sich viele Ärzte damit, die Diagnose Mongolismus zu stellen. Nicht selten wird damit die deprimierende, unheilvolle und unrichtige Ansicht verbunden, man könne für diese Kinder und ihre Eltern überhaupt nichts tun. Man solle nur „lieb" zum Kind sein oder es, so bald als möglich, in ein Heim geben, bevor man nähere Beziehungen zu ihm hergestellt habe. Über ein entsprechendes Erlebnis von Eltern berichtet *Weinsheimer* (693). Es steht für viele andere. Solche offen ausgesprochenen Unzulänglichkeiten unserer ärztlichen Haltung zeigen, wie sehr hier noch Umstrukturierungsprozesse notwendig sind. Dies gilt in gleicher Weise für viele andere Bereiche und auch für die Gesellschaft ganz allgemein, in die solche Eltern und ihre Kinder hineingestellt sind.

Es ist nur zu gut verständlich, daß unter den soeben gezeichneten Gegebenheiten in zunehmendem Maß auch im Frühbereich der Entwicklung mongoloider Kinder *von heilpädagogischer Seite* aus *Initiativen* entwikkelt werden, hilfreich tätig zu sein. Dies geschieht entweder in *Erziehungsberatungsstellen* mit pyschologischem oder pädagogischem Hauptgewicht, wie sie speziell von *Hetzer* (268, 270) und *Giehr* (208, 210, 211) angestrebt werden, oder im Rahmen von *Hausbetreuungen,* meistens in Verbindung mit irgendwelchen Institutionen oder der Elternvereinigung „Lebenshilfe für geistig Behinderte", ganz selten in freiberuflicher Tätigkeit. Im Rahmen der „Lebenshilfe" haben sich *Schmidt-Thimme* (612–614) sowie *Thomae* (654–657) auf diesem Gebiet sehr verdient gemacht. Solche Hausbetreuungen in dieser Altersstufe werden u. a. auch von *Kiphard* (344–350) gefordert und realisiert, da wir aus der praktischen Erfahrung wissen, wie wichtig die *Rolle der Mutter als Therapeutin* ist.

Wie eng und *gleichzeitig* sinnvoll hier *ärztliche und heilpädagogische Bemühungen* verflochten sein können und müßten, zeigen die therapeutischen Ansatzpunkte von *Lenzen* und *Ritzl* (406) am Heilpädagogischen Institut der Pädagogischen Hochschule Köln.

In dieser *Frühphase der Entwicklung* muß das mongoloide Kind dazu gebracht werden, im Rahmen seiner Möglichkeiten die *motorischen Funktionen* zu *erlernen*, alle *Sinnesorgane* (Auge, Ohr, Tastsinn, Geruchssinn) zu *schulen* (36), die *Gegenstandswelt* und die personelle „*Wir-Welt*" *bewußt zu erleben*, in diese Welt tätig einzugreifen und in zunehmendem Maß zu einem sinnvollen Tun zu gelangen, seinen *eigenen Körper und sein Ich zu erleben* (31, 695).

Ganz früh sollen mongoloide Kinder *über die Wahrnehmung zum Denken* angeleitet werden (193, 194). Es gilt, *emotionale Bereiche* anzusprechen *und Sprachanbahnungen* einzuleiten. Wir empfehlen den Eltern, möglichst früh und oft in den „wachen Phasen" mit ihrem mongoloiden Kind zu sprechen, da das Gehörte gespeichert und sehr viel früher verstanden wird, als es durch die Sprache zum Ausdruck kommt. Wir können dies an vielen Reaktionen mongoloider Kinder ablesen. Eltern müssen somit lernen, ihre Kinder richtig zu beobachten (211, 212, 269, 426, 462–466), um entsprechende Schlußfolgerungen ziehen zu können.

Wir alle sollten bedenken, daß dieser *gesamte Gestaltungsprozeß* eines mongoloiden Kindes neben nicht änderbaren Anlagefaktoren ganz entscheidend *durch Umweltbedingungen geprägt* wird (717).

Die Eltern müssen durch unser Verhalten wissen, daß es sich hier um eine *ernste Arbeit* handelt, die sie zu leisten haben und auf die es sich zu *konzentrieren* gilt (271–274). Sie haben dafür zu sorgen, daß die an das Kind gestellten *Aufgaben* auch *befolgt* werden (271–274).

Eltern sollten lernen, *Geduld* zu haben, *kleine Entwicklungsschritte* ihrer Kinder anzustreben (342, 417), ihre *Anforderungen der* jeweiligen *Entwicklungsstufe* ihrer Kinder *anzupassen*, *Lust und Lieblingseinstellungen* ihrer Kinder zu wecken sowie *Erfolgserlebnisse* zu vermitteln.

Mit *Kiphard* (344–350) sowie *Böge* (64) glauben wir, daß man Eltern schriftliche Anweisungen mitgeben sollte, in denen das zuhause zu Übende in einzelnen Schritten aufgeführt ist. Uns ist es ein ganz besonderes Anliegen, *Eltern* pädagogisch *nicht* zu *überfordern*, da sonst Fehlhaltungen der verschiedensten Art die zwangsläufige Folge sind. Mehr als insgesamt $^1/_2$–1 Stunde am Tag werden Eltern wohl kaum gezielte Übungen mit ihrem Kind machen können.

Gerade in dieser Phase der Entwicklung ist es wichtig, daß die Eltern lernen, sich selbst ein klares Bild über das aktuale „So-Sein" ihrer Kinder und über deren Entwicklungsstand zu machen. *Elterliche Beobachtungen* sind durch keine *psychologischen Testuntersuchungen* zu ersetzen, sondern sollen sie *ergänzen*, um so den individuellen Gegebenheiten am nächsten zu kommen.

Wir selbst besprechen deshalb die Ergebnisse unserer fachlichen Beurteilungen, die wir nach den Entwicklungsdaten von *Bühler* und *Hetzer* (78) bestimmen und in die auch elterliche Beobachtungen miteinfließen, immer mit den *Eltern* und geben unseren anschließenden *schriftlichen Bericht* auch *in ihre Hände*. Es wird von uns die Meinung vertreten, daß die *Elterninformation* auch auf allen anderen Gebieten *realisiert* werden sollte.

Wir haben so erfahren dürfen, daß unsere früh und kontinuierlich angelernten und betreuten *Eltern* in vielen Bereichen ihres Kindes und den damit zusammenhängenden Fragen gesamthaft *besser orientiert* sind *als* viele *Fachleute mit einseitiger Ausrichtung*, da hier ein größeres Bedürfnis nach allgemeiner Information vorliegt.

Die Festlegung des Entwicklungsstandes nach *Bühler-Hetzer* ist nur eine Möglichkeit der Erfassung. Andere Beurteilungen sind mehr sozial oder lebenspraktisch orientiert (356). Anregungen in dieser Hinsicht geben u. a. auch die Entwicklungsskalen von *Doll* (139), die speziell in Amerika angewandt werden, in Deutschland aber zu wenig bekannt sind, worauf auch *Specht* (590) hinweist.

Wir möchten dieses Kapitel mit dem praktischen Hinweis abschließen, daß die „Anregungen für die Hauserziehung geistig behinderter Kinder" von *Peter* (512) gerade für Eltern mongoloider Kinder sehr wohl geeignet sind, wichtige Anregungen zu erhalten, die Breitbasigkeit unserer Bemühungen zu sehen und sich durch Hinweise auf weitere Literatur zu informieren.

4. Heilpädagogische Betreuung der mongoloiden Kinder im Kindergartenalter

Mit dem Eintritt der mongoloiden Kinder in das Kindergartenalter bzw. in das Alter, in dem sie im Kindergarten Aufnahme finden sollten, beginnt in der Regel die spezifische Betreuung durch heilpädagogisch ausgerichtete Fachkräfte.

Dies führt, aus unserer Sicht, zu *3 Folgeerscheinungen:*

1. Werden mongoloide Kinder in *Sonderkindergärten* aufgenommen, die in der Regel als *Ganztagseinrichtungen* arbeiten, *verliert* ganz zwangsläufig der *Einfluß der Eltern* auf die Entwicklung ihres mongoloiden Kindes quantitativ und qualitativ *an Bedeutung*. Ihre Maßstäbe und Einstellun-

gen sowie ihr Engagement am Kind haben sich nunmehr einer Gemeinschaft unterzuordnen, deren Spielregeln von den Eltern nicht oder nur unwesentlich beeinflußt und gesteuert werden können.

2. Gleichzeitig wird das mongoloide Kind *mit anderen Behinderten unterschiedlicher Art und Intensität* den ganzen Tag über *konfrontiert*. Bislang hatte es sich in erster Linie an „gesunden“ und „normalen“ Umweltpersonen orientieren können. Da mongoloide Kinder sehr stark durch die Art der Umweltgegebenheiten beeinflußt werden, ist diese Tatsache von entscheidender Bedeutung für sie.

3. Nicht nur der *Einfluß* der Eltern, sondern auch derjenige *des Arztes* wird mit Eintritt des Kindes in diese Entwicklungszeit *geringer*. Eine *Ausnahme* machen nur *Spezialkliniken* oder auf diese Probleme ausgerichtete *Fachpraxen*, wie die unsrige. Dieser Situation muß von seiten der Heilpädagogen Rechnung getragen werden, die normalerweise geneigt sind, ihre Betreuung separativ und ohne Einfluß von außen zu betreiben.

In den meisten Fällen entschließen sich die Eltern, in dieser Phase der Entwicklung ihre Kinder in *Sonderkindergärten* zu bringen, zumal mit der Errichtung von Sonderkindergärten die Bereitschaft abnahm, mongoloide Kinder in „gewöhnlichen Kindergärten“ aufzunehmen.

Es ist in erster Linie der Initiative der Elternvereinigung „Lebenshilfe für geistig Behinderte“ zu verdanken, daß, seit der Gründung im Jahre 1958, in ganz Deutschland *Sonderkindergärten* für geistig behinderte Kinder ins Leben gerufen wurden. In ihnen findet ein Großteil der mongoloiden Kinder im Vorschulalter eine heilpädagogische Förderung durch Fachkräfte. *Ziel dieser Einrichtungen* ist die fachkundige Früherziehung, die Vorbereitung für die Erziehungs- und Bildungsaufgaben in den Sonderschulen sowie die erste praktische Entlastung in erzieherischer Hinsicht für das Elternhaus. Über weitere Aufgaben und Arbeitsweisen berichtet u. a. *Thomae* (654–656). Es ist kein Geheimnis, daß, trotz aller Anstrengungen, die Zahl der Kindergärten noch viel zu klein ist, um die große Zahl der geistig behinderten Kinder im Vorschulalter aufzunehmen und zu betreuen, worauf *Bach* (20) und *Schomburg* (620) hinweisen.

Die Vorteile der Sonderkindergärten sind offensichtlich. Hier kann man durch eine gezielte heilpädagogische Zuwendung *in kleinen Gruppen* auf die Möglichkeiten und Bedürfnisse des mongoloiden Kindes eingehen. Das mongoloide Kind lebt somit in einer *ihm gemäßen Umwelt*. Hierauf haben wir in unserem Begleitbuch zur Fernsehserie „Unser Walter“ (660) hingewiesen.

Mit dieser Maßnahme sind jedoch auch *Nachteile und Gefahren* verbunden, auf die wir hinweisen müssen. In Punkt 1 haben wir betont, welche Probleme mit dem Eintritt des mongoloiden Kindes in den Sonderkindergarten für die Eltern gegeben sind. Die Betreuungspersonen in den Einrichtungen müssen u. E. noch sehr viel mehr Initiativen entwickeln, die *Eltern am Erziehungsprozeß teilhaben zu lassen* und sie auch weiterhin in diesen Rahmen einzufügen.

Dies wird von einsichtigen Heilpädagogen immer wieder gefordert. Es ist auch in den Richtlinien des pädagogischen Ausschusses der „Lebenshilfe“ (159) festgelegt.

Die Realisierung wird dadurch erschwert, daß die Kinder mit *Sonderfahrzeugen* ohne ihre Eltern in die Einrichtungen gebracht und von dort wieder nach Hause gefahren werden. Dies mindert zweifelsohne elterliche Initiativen hinsichtlich der weiteren Betreuung ihrer Kinder. Die Eltern müssen deshalb aufgefordert werden, immer wieder in die Einrichtungen zu kommen und Kontakt mit den Betreuungspersonen zu halten.

Es sollte möglich sein, daß in den Einrichtungen *auf die Eßgewohnheiten* mongoloider Kinder geachtet wird und unsere *ärztlichen Bemühungen* in dieser Hinsicht, vor allem wegen der Gefahr der Fettsucht mongoloider Kinder, *unterstützt werden.*

Sonderkindergärten sollten u. E. *nicht in völlig getrennten heilpädagogischen Zentren,* beginnend vom Sonderkindergarten und endend mit der beschützten Werkstätte, integriert sein. *Bach* (23) spricht in diesem Zusammenhang von den Nachteilen und *Gefahren* extremer Einstellungen im Sinne *einer „totalen Edukation“* (Gesunde und Behinderte zusammen) *oder* einer *„spezialisierenden Separation“* (völlige Abtrennung der Behinderten). Er empfiehlt *statt dessen* eine *„differenzierte Integration“*, bei der es zu einem lebendigen „Zusammenmiteinandersein“ kommen sollte (238, 521). Wir teilen die Meinung von *Bach,* daß hier „Spezialisierungsfanatismen“ und „Integrationsideologien“ nicht angebracht, unfruchtbar und auch nicht sinnvoll zu realisieren sind.

Im Mittelpunkt der heilpädagogischen Betreuung im Sonderkindergarten steht *die Gruppe.* An ihr und mit ihr lernt das mongoloide Kind sehr viele lebenspraktische und soziale Leistungen, die nur in der Gruppe möglich sind.

Daneben sollte es jedoch möglich sein, *auch innerhalb der Gruppe eine Einzelbetreuung* mongoloider Kinder zu realisieren. Nur so werden die individuell doch recht unterschiedlichen Möglichkeiten der einzelnen Kinder zur vollen Entfaltung und Entwicklung gebracht. Bei der *großen Streubreite* innerhalb der Gruppe halten wir diesen Anspruch für legitim, auch wenn er in der Praxis nur sehr schwer zu verwirklichen sein wird. Wir persönlich glauben deshalb, daß hier mehr auf die Mithilfe der Angehörigen zurückgegriffen werden sollte, in der Hoffnung, daß die Einzelbetreuung auch in dieser Altersstufe durch die Eltern zu Hause in Angriff genommen werden kann. Bei der sehr geringen Zeit, die hierfür zur Verfügung steht, ist dies jedoch sehr schwer durchführbar. Aus der praktischen Erfahrung im Rahmen unserer Praxis wissen wir jedoch, daß solche Schwierigkeiten bei beiderseitigem Verständnis überwunden werden können. Die Problematik der Ganztagseinrichtungen im Kindergartenalter wird hier deutlich sichtbar.

Großen Wert müssen wir auf eine *optimale Gestaltung der Gruppe* legen, um eine unterschiedliche Entwicklungstendenz der einzelnen Glieder innerhalb der Gruppe nicht zu gefährden.

Diese Einsichten veranlassen uns, im Rahmen der Elternberatung auch in dieser Entwicklungsphase den Eltern auf die individuelle Situation ihrer Kinder ausgerichtete *Vorschläge in heilpädagogischer Hinsicht* zu unterbreiten. Wir sind dabei bemüht, Anregungen zu geben, die Form-, Farb- und Bilderfassung der Kinder zu fördern. Die Untersuchungsergebnisse von *Walburg* (684) zeigen, daß Form- und Farberfassung durchaus unterschiedlich ausgeprägt sein können.

Viele *pädagogisch nutzbare Spiele und Bücher* sind uns dabei dienlich. Wir erklären den Eltern die Anwendung dieser Lernmaterialien.

Es ist ganz unmöglich, im Rahmen unseres Buches noch weitere Einzelheiten anzufügen, zumal hierdurch u. E. auch *keine* auf die jeweilige Situation ausgerichtete *Elternbetreuung zu ersetzen* ist.

Nicht selten geschieht es, daß wir Eltern gut sich entwickelnder mongoloider Kinder raten, ihre Kinder nicht in einen Sonderkindergarten, sondern in einen „gewöhnlichen Kindergarten“ zu geben. Um hier nicht mißverstanden zu werden, müssen wir noch einige Erläuterungen und Begründungen für unsere Einstellung geben. Wenn wir uns hierzu entschließen, müssen uns zuvor davon überzeugen, ob – bei Berücksichtigung aller Faktoren – diese Lösung sinnvoller erscheint als die mit großen Belastungen und Schwierigkeiten erzwungene oder gar nicht mögliche Aufnahme im Sonderkindergarten. Wir haben dabei die Erfahrung gemacht, daß ein größerer Teil der von uns betreuten mongoloiden Kinder ausgezeichnet in „gewöhnlichen Kindergärten“ betreut und gefördert wird, und daß sie dort völlig in die Gemeinschaft der „Normalen“ integriert sind.

Der „gewöhnliche Kindergarten“ hat darüber hinaus den Vorteil, daß das Vorbild der „normalen“ Kinder, gerade in dieser Altersstufe, sehr anregend für ein gutes mongoloides Kind ist, da das unterschiedliche „So-Sein“ noch weniger wahrgenommen wird als später. Auf die positiven Erziehungsreize und die „erzieherischen Einfälle“ (*Bach* 19) wurde schon hingewiesen.

Schließlich glauben wir, daß es für gesunde Kinder und ihre Eltern sowie für die Betreuerinnen in solchen „gewöhnlichen Kindergärten“ aus erzieherischen Gründen recht gut ist, wenn sie hierdurch mit einem derartigen Schicksal in Kontakt kommen und so mehr Verständnis für die Belange dieser Kinder und ihrer Eltern haben.

Auch für die gesamte Gesellschaft, die sich vor den eigentlichen Problemen der Behinderten als „Nichtbetroffene“ begreiflicherweise nach wie vor viel zu sehr verschließt, wirkt sich die zu frühzeitige Separation der Behinderten negativ aus. Sie wird hierdurch unfähig, sich mit den Problemen des behinderten Kindes auseinanderzusetzen. Solche Gefahren sind bei einer integrierten Betreuung im Rahmen eines „normalen Kindergartens“ nicht gegeben. Hier entsteht jedoch die Frage, ob diese Einrichtungen und ihre Erzieher den damit verbundenen Aufgaben wirklich gewachsen sind.

Eine praktische Erfahrung sei hier noch angefügt: wir erleben es gelegentlich, daß mongoloide Kinder keine Aufnahme in Kindergärten finden, da sie angeblich noch nicht „reif“ dafür sind. Dies hat zur Folge, daß solche Kinder ohne eine heilpädagogische Betreuung bleiben, die Eltern dadurch resignieren und außerdem sehr stark überlastet werden. Kommen diese langsamer sich entwickelnden Kinder dann zu einem Reifegrad, der die Aufnahme im Kindergarten ermöglichen könnte, wird nun das inzwischen erreichte Lebensalter als Hinderungsgrund für die Aufnahme angeführt. Daß diese „Lösung“ untragbar ist, liegt auf der Hand.

Neben den vorbereitenden Erziehungsaufgaben in sozialer und lebenspraktischer Hinsicht, steht bei der heilpädagogischen Betreuung des mongoloiden Kindes im Vorschulalter das *Spiel* ganz *im Mittelpunkt* (268, 269, 274, 284, 465 u. a.).

Aus den Erfahrungen der Praxis möchten wir empfehlen, daß Betreuungspersonen in den Sonderkindergärten oder den „gewöhnlichen Kindergärten“ bereit sind, wenigstens kurz ihre *Erfahrungen und ihre* pädagogischen *Zielsetzungen einmal jährlich schriftlich zu fixieren* und diese Berichte den Eltern auszuhändigen, damit sie für sie und für andere Personen, wie z. B. uns, fruchtbar gemacht werden können. Wir selbst geben den von uns betreuten Eltern immer wenigstens zwei Durchschriften unserer Beurteilung, mit der Bitte, sie an Sonderkindergärten oder Schulen weiterzuleiten. Direkte Benachrichtigungen an pädagogischen Einrichtungen sind uns nur dann möglich, wenn wir von den Eltern ausdrücklich von unserer ärztlichen Schweigepflicht entbunden werden.

5. Heilpädagogische Betreuung der mongoloiden Kinder im Schulalter

Es hat langer Kämpfe bedurft, das *Recht der mongoloiden Kinder auf* eine *schulische Betreuung* gesetzlich zu verankern. Die Verwirklichung dieses Anrechts ist von Land zu Land und von Stadt zu Stadt noch sehr unterschiedlich weit vorangekommen. Jedes Land hat seine eigenen Richtlinien, die für die Aufnahme solcher Kinder in *Sonderschulen für geistig behinderte Kinder* und für die Art der heilpädagogischen Betreuung maßgeblich sind. Eine kurze Zusammenfassung über diese Entwicklung gibt *Bach* (16).

Auch hier hat die Elternvereinigung „Lebenshilfe für geistig Behinderte" den ersten Anstoß gegeben und viel zur Weiterentwicklung beigetragen.

Es würde den Rahmen unseres Buches überschreiten, die *Einzelaufgaben dieser Sonderschulen* näher zu erläutern. Es muß hier auf die sehr reichliche Fachliteratur verwiesen werden (60), die wir schon mehrfach erwähnten. *Bach* (16, 17, 19) nennt hier: Sozialerziehung, lebenspraktische Bildung, Arbeitsleistung, Gemütserziehung, Sinnesschulung, musische Erziehung, Spracherziehung, Verstandeserziehung, Leibeserziehung und religiöse Erziehung.

Das von *Kling* und *Bach* herausgebrachte Leistungs- und Beobachtungsheft für geistig Behinderte (356) erachten wir für den praktischen Gebrauch für ungeeignet. Es vermittelt keinen raschen und guten Überblick. Eine gewissenhafte Eintragung in das Heft benötigt darüber hinaus zu viel Zeit für die Lehrperson.

Vieles, was wir im letzten Abschnitt bei der Besprechung der heilpädagogischen Betreuung mongoloider Kinder im Kindergartenalter gesagt haben, gilt in gleicher Weise, wenn auch auf einer „höheren Stufe", für die Belange der Sonderschulen für geistig behinderte Kinder. *Die Rolle des Arztes tritt mit zunehmendem Alter* der mongoloiden Kinder *immer mehr in den Hintergrund.* Einmischungen in schulische Probleme durch ihn werden als „Anmaßung", unerwünschte Einmischung oder zumindest als ungewöhnliches Vorgehen (591) empfunden. Dies ist verständlich, da im schulischen Bereich die Voraussetzungen der Ärzte hinsichtlich ihrer Bildung auf heilpädagogischem Gebiet nicht mehr den hier notwendigen fachlichen Voraussetzungen entsprechen. Unsere Ausführungen sollen sich deshalb hier nur auf einige und besonders wichtig erscheinende Fragen konzentrieren, die sich im Rahmen unserer Betreuung immer wieder stellen.

Mit Eintritt des mongoloiden Kindes in die Schule wird auch der *Einfluß der Eltern auf den Bildungsgang ihres Kindes* zweifelsohne *geringer.* Es wäre sicher wünschenswert, daß die *Empfehlungen des pädagogischen Ausschusses der „Lebenshilfe"* in seiner Sitzung vom 16./17. 6. 1970, die sich mit diesem Fragenkomplex befassen (159), in der Praxis mehr realisiert würden. So steht hier in B: „Aufgaben" unter Punkt 2: „Anregungen für die Unterrichtsarbeit und für die Gestaltung der Schulordnung seitens der Eltern können die Wirklichkeitsnähe der schulischen Bemühungen wesentlich fördern". Oder unter Punkt 3: „Die Zusammenarbeit darf nicht auf die Behebung von Notfallsituationen beschränkt werden. Sie muß sich vielmehr auf regelmäßige wechselseitige Informationen, auf Erfahrungsaustausch sowie auf rechtzeitige Bemühungen um Klärung auftretender Probleme erstrecken". Hier ergeben sich u. E. noch viele Ansatzpunkte für ein Umdenken, was für die schulische Betreuung mongoloider Kinder nur förderlich sein kann.

Auch in der heilpädagogischen Betreuung mongoloider Kinder im Schulalter ergibt sich die *Notwendigkeit* einer möglichst *optimalen Differenzierung*, die sich mit Hilfe organisatorischer Maßnahmen als „äußere Differenzierung" nach *Höss* (286) den individuellen Gegebenheiten der Kinder anzupassen hat, während didaktische Maßnahmen als „innere Differenzierung" die Wege des heilpädagogischen Vorgehens im Auge haben.

Mit *Bach* und vielen anderen Heilpädagogen sind auch wir der Ansicht, daß die *lebenspraktische Bildung* der mongoloiden Kinder *ganz im Vordergrund* der heilpädagogischen Förderung steht. Dies wird im Rahmen unserer Elternberatungen den Eltern immer wieder klar und unmißverständlich gesagt, um hier keine falschen Zielsetzungen aufkommen zu lassen.

Diese Einsicht schließt u. E. nicht aus, daß wir das *Erlernen der sog. Kulturtechniken* im engeren Sinn auch in den Sonderschulen für geistig behinderte Kinder den mongoloiden Kindern anbieten sollten, die aufgrund ihrer Veranlagung und ihrer kontinuierlichen, früh begonnenen und breitbasigen Förderung dazu in der Lage sind. Wir dürfen jedoch nicht so verstanden werden, daß wir die Ansicht vertreten, jedes mongoloide Kind sei in der Lage und habe deshalb ein Anrecht darauf, die Kulturtechniken in der Sonderschule zu erlernen.

Auf der anderen Seite wird von uns der Standpunkt vertreten, daß *diese Zielsetzungen in den Bildungsplänen der Sonderschulen für geistig behinderte Kinder nicht genügend berücksichtigt* werden (15), oder gar nicht mehr aufgeführt sind, was vielerlei Hintergründe hat, auf die wir nicht näher eingehen können. Ein möglichst frühzeitiger Beginn und ein den Gegebenheiten der Kinder angepaßtes Vorgehen sind hier notwendig.

Unter den sog. *„Kulturtechniken im engeren Sinn"* sollen das *Erlernen des Lesens und Schreibens, jedoch weniger das Rechnen*, gemeint sein. Zu dieser Frage haben wir immer wieder Stellung genommen (717–722, 724, 725), da die Ansichten von *Bach* (19, Seite 37 ff.) in ihrer apodiktischen Form u. E. nicht unwidersprochen bleiben dürfen, zumal sich ihr Einfluß auf viele Bildungspläne auf Länderebenen ausgewirkt hat. Aus der praktischen Erfahrung wissen wir, daß es nicht richtig ist, das Erlernen von Lesen und Schreiben mehr oder weniger vollkommen aus der heilpädagogischen Zielsetzung auszuklammern oder erst in der Oberstufe anzubieten. Mit unserer Ansicht stehen wir keinesfalls allein (144, 431 u. a.). Sehr ausführlich setzt sich auch *Speck* in seinem Buch „Der geistig behinderte

Mensch und seine Erziehung" (591) mit den Fragen der sog. „Kulturtechniken" auseinander (Seite 174 ff.). Die Berechtigung der Aufnahme der sog. „Kulturtechniken" in den Lehr- und Lernplan der Schulen für geistig behinderte Kinder werden von ihm in sozial-rehabilitativer, charakterologischer und kommunikativer Hinsicht untersucht. Jedem Interessierten kann die Lektüre dieser Passagen unbedingt anempfohlen werden, auch wenn wir die hier vorgebrachten Ansichten nicht in allen Einzelheiten teilen können. Unsere Meinung geht dahin, daß wir, gerade bei mongoloiden Kindern, nicht nur die *Gefahren der Überforderung,* sondern sehr *viel mehr* auch die *Gefahrung der Unterforderung herausstellen* müßten. Unser Standpunkt wird auch von *Bernart* (49) vertreten und an 44 Fallberichten dokumentiert. Wir halten es für eine Unterforderung, wenn Bach als Lernziel der Oberstufe angibt, daß die Kinder „nach Möglichkeit ihren Namen und ihre Adresse gut lesbar und sauber ‚abzumalen' und danach auch auswendig ‚aufzumalen' sowie einige häufig vorkommende und praktisch wichtige Wortbilder zu erkennen in der Lage sind". Bei vielen mongoloiden Kindern dürfen wir uns nicht mit dem Lesen und Schreiben von Signalworten (336) begnügen, da dies weit unter ihren Möglichkeiten liegt. Das Erlernen von „Signalworten" hat auf jeden Fall nichts mit dem zu tun, was uns hier am Herzen liegt.

Unsere Erfahrungen sprechen eindeutig dafür, daß ein großer Teil der mongoloiden Kinder das Lesen und Schreiben mit unterschiedlicher „Gestaltsstufe" ohne weiteres erlernen kann. Sie vermögen das Erlernte auch durchaus, im Rahmen ihrer Möglichkeiten, sinnvoll einzusetzen und zu nutzen. Es besteht für uns kein Zweifel daran, daß ein mongoloides Kind mit der ihm möglichen *Beherrschung der Kulturtechniken* eine ihm gemäßere *Lebenserfülltheit* hat, als wenn ihm eine derartige Chance aus grundsätzlichen heilpädagogischen Erwägungen versagt wird. Die Kulturtechniken sind, so gesehen, eine absolut *lebenspraktische Notwendigkeit.* Natürlich muß man den individuellen Gegebenheiten einen möglichst breiten Raum geben und Verallgemeinerungen nach oben und unten vermeiden (133).

Das *Erlernen der Kulturtechniken* darf u. E. auch *nicht erzwungen* werden, wie es z. B. von *Hewett* und Mitarb. (277) in Form eines Lernautomats empfohlen wurde, der gute Leistungen mit Süßigkeiten und Geld belohnt. Das scheinbare oder effektive *Unvermögen zum Erlernen der Kulturgüter kann* auch *nicht über die Aufnahme in die Sonderschule für geistig behinderte Kinder entscheiden,* zumal man diese Frage vorher schwer beurteilen kann. Das Ergebnis einer Intelligenzuntersuchung wird hier wenig zur Klärung beitragen.

Es ist für uns immer wieder überraschend zu sehen, wie schnell mongoloide Kinder – trotz ihres Unvermögens, abstrakt denken zu können – mit *Hilfe ihrer guten optischen Gestalterfassung* das *Lesen* lernen. Aus gestaltpsychologischer Sicht ist dieser Sachverhalt jedoch gut verständlich und begreiflich. Wir haben darauf bei der Besprechung gestaltpsychologischer Gesetzmäßigkeiten hingewiesen. Aufgrund unserer empirischen Erfahrungen möchten wir empfehlen, beim Lesevorgang mongoloider Kinder *nicht* zu lange *bei einzelnen Buchstaben stehenzubleiben,* da sie für mongoloide Kinder entweder Abstraktionen darstellen oder zu Signalbegriffen führen (D = Damen, H = Herren). Wir halten es für weit günstiger, möglichst bald zu konkreten Ganzheiten überzugehen, entweder in Form einzelner Silben, die mit konkreten Begriffen verbunden werden, oder in Form von kleinen Worten. Bewußt verallgemeinernd darf gesagt werden, daß bei mongoloiden Kindern zum Erlernen des Lesevorgangs offensichtlich eine abgeänderte Art einer „Ganzheitsmethode" früher zum Erfolg und zum unbedingt notwendigen Erfassen der konkreten Sinngehalte führt. Der daran anschließende Differenzierungsprozeß in Form des Erlernens einzelner Buchstaben, aus denen solche Ganzheiten zusammengesetzt sind, muß selbstverständlich nachfolgen, damit unterschiedliche Ganzheiten voneinander unterschieden werden können (z. B. Hans und Haus). U. E. wird auf diese durch empirische Befunde zu belegenden Sachverhalte in der praktischen Unterrichtung mongoloider Kinder zu wenig Rücksicht genommen.

Es ist sicher auch gut, sich das *Gelesene* immer wieder von den mongoloiden Kindern mit eigenen Worten *erzählen zu lassen,* um eine seelenlose Gestaltentnahme zu vermeiden. Daß das Erlernen des Lesens auch *positive Auswirkungen auf die Sprachentwicklung* dieser Kinder hat, wird auch von *Speck* (591) anerkannt.

Dagegen macht in der Regel das *Erlernen des Schreibens* bei mongoloiden Kindern größere Schwierigkeiten. Das liegt an der schon vielfach erwähnten motorischen Behinderung, speziell im Bereich der Feinmotorik. Umso mehr sollte schon ganz frühzeitig mit Vorübungen begonnen werden. Hier haben sich uns in der praktischen Erfahrung das Übungsheft von *Peter* und *Longwitz* „Auf und ab und kugelrund" (513), das mehr praktisch orientierte Heft „Spielend schreiben lernen", Lehrmittelverlag Wilhelm Hagemann, 4 Düsseldorf, Postfach 5129, sowie ein möglichst früh und konsequent durchgeführtes Wahrnehmungstraining nach *Marianne Frostig* (192) außerordentlich bewährt.

Daß auch hier mongoloide Kinder zu einer erstaunlichen Fertigkeit gelangen können, wollen wir durch einige Briefe und Postkarten mongoloider Kinder aus unserer Praxis vor Augen führen (Abb. 25–39). Gelegentlich begegnen wir dem Einwand, daß die Briefe durch die Eltern stark mitbeeinflußt oder gar durch sie entstanden seien, was wir mit Nachdruck zurückweisen wollen. Es ist auch nicht so, daß es sich nur um eine kleine Zahl von mongoloiden Kindern handelt, die zu einer solchen „Gestaltstufe“ gelangen können. Wir wären durchaus in der Lage, viele weitere Briefe dieser Art vorzuweisen. So ist z. B. die jetzt über 20jährige Gertrud (siehe Brief Abb. 25) Protokollführerin eines von Behinderten gegründeten Jugendclubs. In ihrem Protokollheft führt sie genau Buch über alle Sitzungen. Ihr frei entstandenes Protokollheft weist nicht mehr orthographische Fehler auf als der abgebildete Brief. Daß hier vor allem Briefe von Mädchen aufgeführt sind, ist sicher Zufall. Jungens sind meistens nur schreibfauler. Wir haben genügend mongoloide Jungen, die ähnliche Briefe schreiben können. Einige davon haben wir bei der Neuauflage mit aufgenommen (Abb. 31, 32, 34, 35). Das vor kurzem herausgekommene „Tagebuch eines mongoloiden Jungen, die Welt des Nigel Hunt“ (299) zeigt deutlich, zu welchen „Gestaltstufen“ mongoloide Kinder kommen können, wenn sie eine entsprechende Förderung erhalten. Wir können allerdings dem Geleitwort zur deutschen Ausgabe von *Speck* nicht ganz folgen. Das gilt vor allem für den Hinweis, daß diese Leistung praktisch nur für Nigel Hunt „angemessen und möglich“ war. Es wird von uns der Standpunkt vertreten, daß das Erlernen der sog. Kulturtechniken auch für viele andere mongoloide Kinder „angemessen“ ist. Inwieweit es auch „möglich“ ist, kann nur eine darauf ausgerichtete pädagogische Betreuung zeigen. Wir teilen die Ansicht des Vaters von Nigel Hunt, der in seiner Einführung betont, daß es schwierig sein dürfe, irgend jemand zu überzeugen, daß dieses Buch genau das ist, was es vorgibt zu sein, weil viele Experten vorgefaßte Meinungen haben und zu Verallgemeinerungen neigen. Sehr viel wichtiger als „möglichst hohe Gestaltstufen“ erscheint uns hier ein „Mitmachendürfen“, „Mitteilenkönnen“ und ein verbessertes Verständnis für die Umwelt. Das Erleben des eigenen Könnens vermittelt dem mongoloiden Kind, auch auf diesem Gebiet, eine *Steigerung seines Selbstwertgefühls*, worauf *Ollendieck* und Mitarb. (499), *Wasna* (687) sowie *White* (700) hinweisen. Dies führt, nach *Dreyer* (143), zu einer *verbesserten Weltorientierung.*

Bei der stark ausgeprägten Umweltzuwendung mongoloider Kinder sind sie auf *Kommunikationsmöglichkeiten* ganz besonders angewiesen. Sie wollen sich selbst gestalten, anderen mitteilen, von anderen verstanden werden und andere verstehen. Neben Blickkontakt, Gestik, Mimik, Berührung, Sprache und Gehör sind dafür Schreiben und Lesen besonders geeignete Mittel. Durch das ständige Vorbild in ihrer Umwelt (Eltern, Geschwister, Freunde) lernen sie schon frühzeitig den Wert des Lesens und Schreibens für das menschliche „Zusammenmiteinander“ schätzen. Sie wollen deshalb auch selbst darüber verfügen können. Fragen wir z. B. ein mongoloides Kind im Rahmen unserer Elternberatung, was es in der Schule denn mache, so erhalten wir prompt die Antwort: „Lesen, schreiben und rechnen“, obwohl dies vielfach gar nicht der Wirklichkeit entspricht.

Keinesfalls wollen wir das Erlernen der sog. „Kulturtechniken“ unter dem *Blickwinkel* eines falschverstandenen oder *eines übersteigerten Sozialprestiges* der Eltern mongoloider Kinder oder ihrer Betreuer gesehen wissen.

Es sei uns der Hinweis erlaubt, daß das *Erlernen des Schreibens* in Schreibschrift weit *günstigere Voraussetzungen* bietet als die Druckschrift, die dem Lesevorgang vorbehalten bleiben sollte. Es wird von uns der Standpunkt vertreten, daß beide Schriften, anfänglich zusätzlich mit Bild

Attaching: 18. 3. 69.

Lieber Herr Doktor Wunderlich:

Bin gut mit Vatis Auto heim gekammen,
Ich schreibe das versprochene Brieflein. Deine 80 Pfenndig
haben mich sehr gefreut. Deine Spritzen tun mir imer
noch weh. Ich weiß Du hilfst mir. Ich fahre jeden Tag
Rad und laufe mit unserem Waldi spatzieren. Ich
esse mis manchmal nicht soviel. Meine Tabletten nehme
ich jeden Tag. Jeden Tag nehme ich einen Apfel in die
Schule mit. Wie geht es Ihnen?

Viele Liebe Grüße an Deine Frau:

Van Deiner Gertrude Ritz aus Attaching

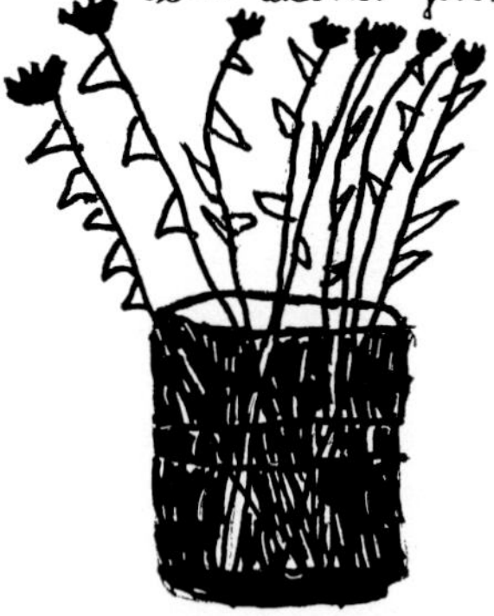

Abb. 25 Brief eines 16jährigen mongoloiden Mädchens

und realem Gegenstand, gleichzeitig angeboten werden sollten. Wir halten es nicht für günstig, mongoloide Kinder zunächst Druckbuchstaben malen zu lassen, bevor sie dann später vielleicht einmal die Schreibschrift erlernen dürfen. Die Schreibschrift, die aus der Bewegung heraus erfolgt, ist für ein mongoloides Kind auf jeden Fall leichter erlernbar als die Druckschrift. Die von uns vorgewiesenen Briefe sind fast ausschließlich in Schreibschrift geschrieben.

Dagegen bleibt das *Erlernen des Rechnens* bei mongoloiden Kindern sehr weit zurück. Es erscheint wenig sinnvoll, mongoloiden Kindern hier

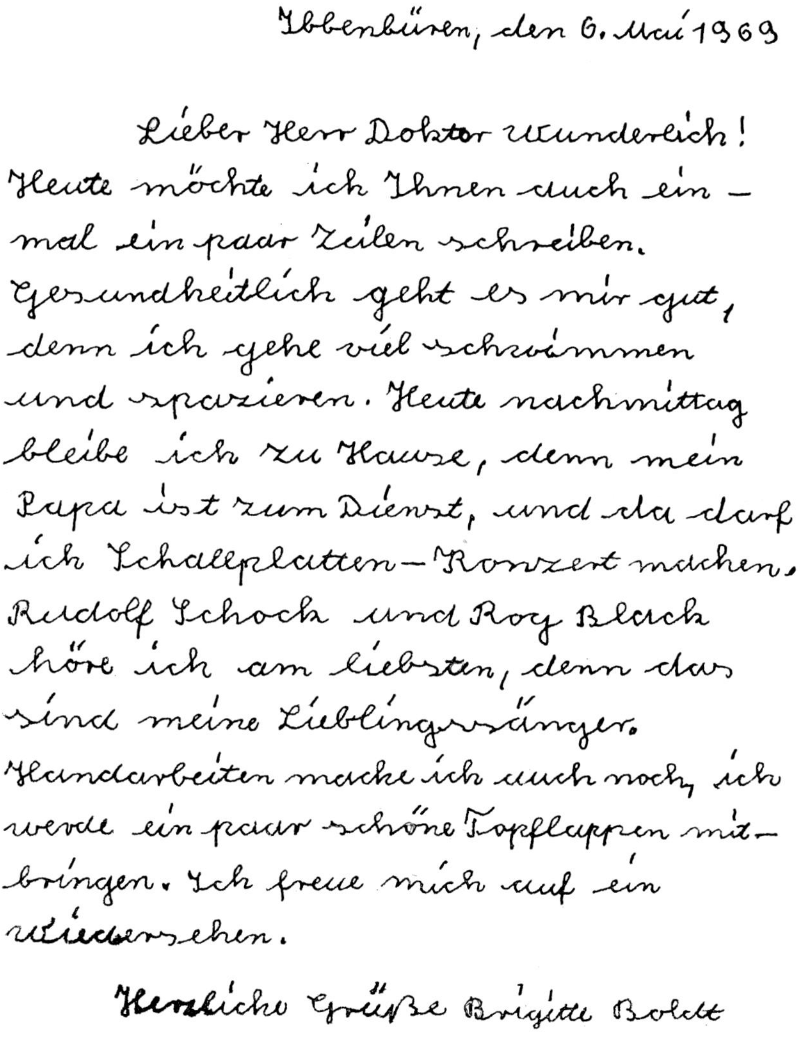

Ibbenbüren, den 6. Mai 1969

Lieber Herr Doktor Wunderlich!
Heute möchte ich Ihnen auch ein-
mal ein paar Zeilen schreiben.
Gesundheitlich geht es mir gut,
denn ich gehe viel schwimmen
und spazieren. Heute nachmittag
bleibe ich zu Hause, denn mein
Papa ist zum Dienst, und da darf
ich Schallplatten-Konzert machen.
Rudolf Schock und Roy Black
höre ich am liebsten, denn das
sind meine Lieblingsänger.
Handarbeiten mache ich auch noch, ich
werde ein paar schöne Topflappen mit-
bringen. Ich freue mich auf ein
Wiedersehen.

Herzliche Grüße Brigitte Boldt

Abb. 26 Brief eines 21jährigen mongoloiden Mädchens

mehr lernen zu lassen, als es ihren Vorstellungen entspricht. Mit dem Auswendiglernen des kleinen Einmaleins, wozu mongoloide Kinder vielfach in der Lage sind, ist somit wenig getan. Immer wird man bestrebt sein, das Gerechnete mengenmäßig erfassen zu lassen. Hier bietet der *Umgang mit Geldstücken und Geldscheinen* bei älteren mongoloiden Kindern gute Ansatzpunkte, zumal hiermit lebenspraktische Zielsetzungen verbunden werden. Mehr soll zu diesen Fragen hier nicht gesagt werden, da sie weit über die Perspektiven eines Arztes hinausgehen.

Der zweite Brief (Abb. 26) stammt von einem mongoloiden Mädchen, das in regelmäßigem Kontakt mit Film- und Fernsehstars sowie mit Schlagersängern und Schlagersängerinnen steht, deren Geburtstage es genau weiß und denen es hierzu gratuliert. Brigitte vermag mit ihrem Erlernten auch auf anderen Gebieten sehr viel „für sie Sinnvolles" anzufangen.

den. 30. 4. 1969

Sehr geehrter Herr Doktor!

Haben Sie vielen Dank für Ihren Brief, den ich vor einigen Tagen erhalten habe. Darüber habe ich mich sehr gefreut. Ich möchte mich entschuldigen, daß ich so lange nicht geschrieben habe. Ich mußte im Haushalt einspringen, denn Vati ist noch krank, da war ich jeden Abend müde und bin nicht mehr dazu gekommen Ihnen zu schreiben. Am vergangenen Sonntag durfte ich ins Kino gehen. Es war ein schöner Film. Der Film hieß: „Bei der blonden Kathrein". Dann habe ich mein Oma besucht und habe mir Bonanza angesehen. Mein Vetter hat mich dann nach Hause gefahren. Ich bin gerne bereit Ihnen zu schreiben. Mit meiner Mutti habe ich schon besprochen, daß ich Ihnen zu Pfingsten schreibe. Das Bild, das ich Ihnen zeichnen werde, ist ein schwerer Gegenstand. Das Wetter ist nicht berauschend schön, es hat zwischendurch geregnet. Viel Neues gibt es nicht zu berichten. Heute wird es ein kurzer Brief, das nächste Mal wird es ein langer Brief Für heute verbleibe ich mit den besten Grüßen an Sie und Ihre Frau

Ihre
Ursula
Sand.

Abb. 27 Brief eines 26jährigen mongoloiden Mädchens

Ein nicht kleiner Teil unserer langfristig betreuten mongoloiden Kinder und Jugendlichen wäre, wie Nigel Hunt, ebenfalls in der Lage, ihre Erlebnisse in Tagebuchform niederzulegen. Die *Briefe mongoloider Kinder berichten* ebenfalls *immer von Vergangenem* und nie von Zukünftigem. Dies entspricht den geistigen Möglichkeiten der mongoloiden Kinder, da die Zukunft immer abstrakte Denkvorgänge voraussetzt, zu denen sie nur sehr bedingt in der Lage sind.

Nach dem Gesagten nimmt es nicht wunder, wenn hier angemerkt werden muß, daß die veröffentlichten Briefe vielfach von älteren mongoloiden Kindern oder Jugendlichen stammen, die keine Sonderschulen für geistig Behinderte, sondern Sonderschulen für Lernbehinderte besucht haben. Dies könnte zur Meinung Veranlassung geben, daß es sich hier nicht um

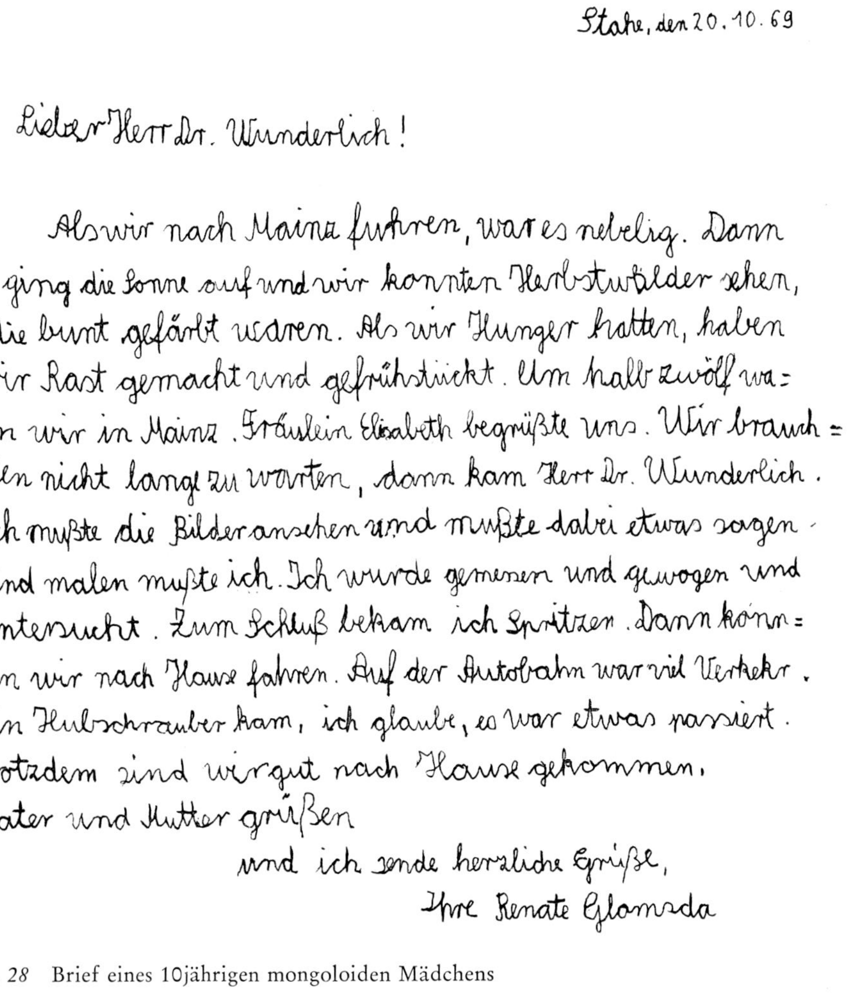

Stahe, den 20.10.69

Lieber Herr Dr. Wunderlich!

Als wir nach Mainz fuhren, war es nebelig. Dann ging die Sonne auf und wir konnten Herbstwälder sehen, die bunt gefärbt waren. Als wir Hunger hatten, haben wir Rast gemacht und gefrühstückt. Um halb zwölf wa= ren wir in Mainz. Fräulein Elisabeth begrüßte uns. Wir brauch= ten nicht lange zu warten, dann kam Herr Dr. Wunderlich. Ich mußte die Bilder ansehen und mußte dabei etwas sagen. Und malen mußte ich. Ich wurde gemessen und gewogen und untersucht. Zum Schluß bekam ich Spritzen. Dann konn= ten wir nach Hause fahren. Auf der Autobahn war viel Verkehr. Ein Hubschrauber kam, ich glaube, es war etwas passiert. Trotzdem sind wir gut nach Hause gekommen.
Vater und Mutter grüßen
und ich sende herzliche Grüße,
Ihre Renate Glomsda

Abb. 28 Brief eines 10jährigen mongoloiden Mädchens

Klopeiner See, den 26. August 1963

Lieber Herr Professor!
Wir verleben hier am Klopeiner See
eine herrliche Ferienzeit Unsere Pension
liegt direkt am See, und wenn wir auf
dem Steg durch das Schilf gehen, glei-
ten wir schon ins Wasser.
Ich schwimme alle Tage zwei Stunden,
und es macht mir einen riesigen Spaß.
Das Wetter ist herrlich, heut hatten
wir wieder 28 Grad.
Es grüßt Sie und Herrn Dr. Wunderlich

recht herzlich

Ihre
Regina

2 Fotos lege ich bei!

Abb. 29 Brief eines mongoloiden Mädchens (*Haubold* 249)

Gernsheim , am 11. März 1969

Lieber Herr Dr. Wunderlich!

Ich bedanke mich herrzlich für deinen Brief . Ich habe die Stadt München sehr gern , weil dort auch der Kommissar Freytag wohnt der Darsteller : Konrad Georg. Mein Bruder kommt auch bald nach München , der hat zwei Kinder . Wenn ich mit meinen Eltern dann Meinem Bruder besuche , darf ich dich auch einmal besuchen du bist ja mein eigener Freund . Du willst wissen , was ich am liebsten mache ? Fernsehen . Einmal habe ich einen nach = erzählten Aufsatz über den Kommissar Freytag geschrieben , und sogar eingechickt, und wer hat mir wieder beantwortet? der Onkel Otto. Ich habe Sie sehr lieb . Ich kannes nicht beschreiben , so lieb habe ich Sie mein lieber Freund . Sie sind es wirklich, so habe ich in meinem ersten Brief geschrieben .

Zu Fastnacht habe ich mich als Indianerin angezogen. Es war sehr lustig , aber von d em vielen Nispulver auf dem Kinderball habe ich sehr viel Husten bekommen, und bin sogar krank geworden.

Grußa an Sie , und Viele Grüße von deiner
Freundin Hildegard Menzel.

Abb. 30 Mit der Schreibmaschine geschriebener Brief eines 17jährigen mongoloiden Mädchens

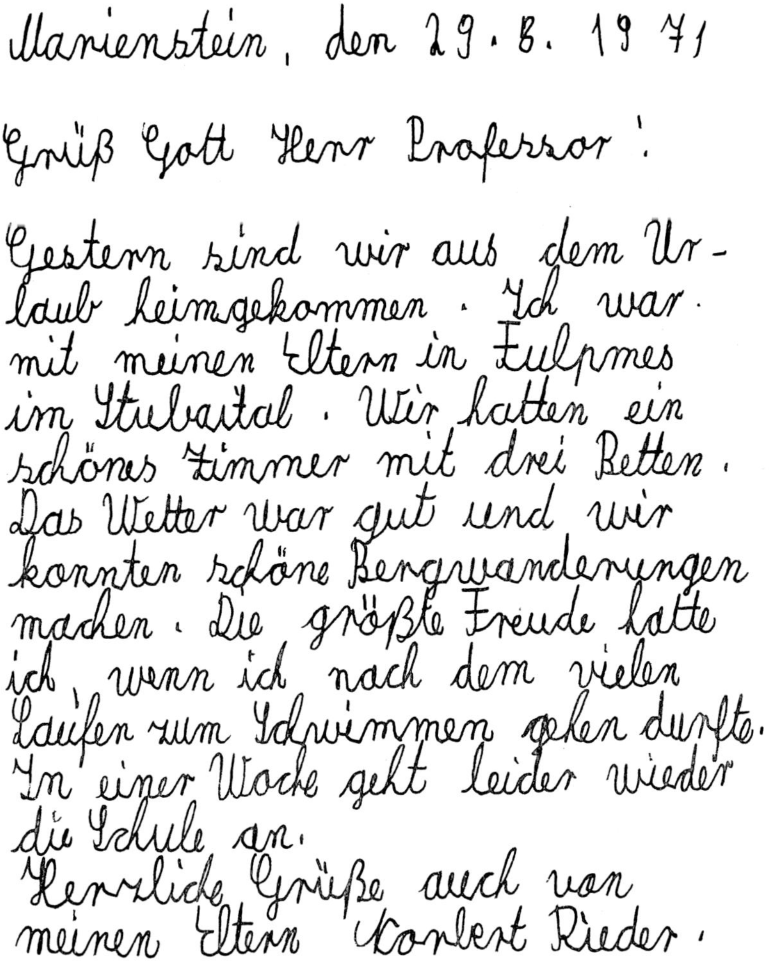

Marienstein, den 29.8.1971

Grüß Gott Herr Professor!

Gestern sind wir aus dem Urlaub heimgekommen. Ich war mit meinen Eltern in Fulpmes im Stubaital. Wir hatten ein schönes Zimmer mit drei Betten. Das Wetter war gut und wir konnten schöne Bergwanderungen machen. Die größte Freude hatte ich, wenn ich nach dem vielen Laufen zum Schwimmen gehen durfte. In einer Woche geht leider wieder die Schule an.
Herzliche Grüße auch von meinen Eltern Norbert Rieder.

Abb. 31 Brief eines 18jährigen mongoloiden Jungen

geistig behinderte mongoloide Kinder handle, sondern wirklich um Lernbehinderte. Dies trifft, nach unseren eingehenden psychologischen Untersuchungen zu schließen, nicht zu. Es darf somit festgestellt werden, daß mongoloide Kinder nur dann solche Fertigkeiten erlangen, wenn man entsprechende Anforderungen an sie stellt. Auf diesem speziellen Gebiet bieten die Sonderschulen für lernbehinderte Kinder für gute mongoloide Kinder bessere Voraussetzungen als die derzeitigen Sonderschulen für geistig Behinderte. Wir halten diese Feststellung für bedauerlich, da von uns im Prinzip nicht der Standpunkt vertreten wird, mongoloide Kinder in die Sonderschulen für Lernbehinderte einzuschulen.

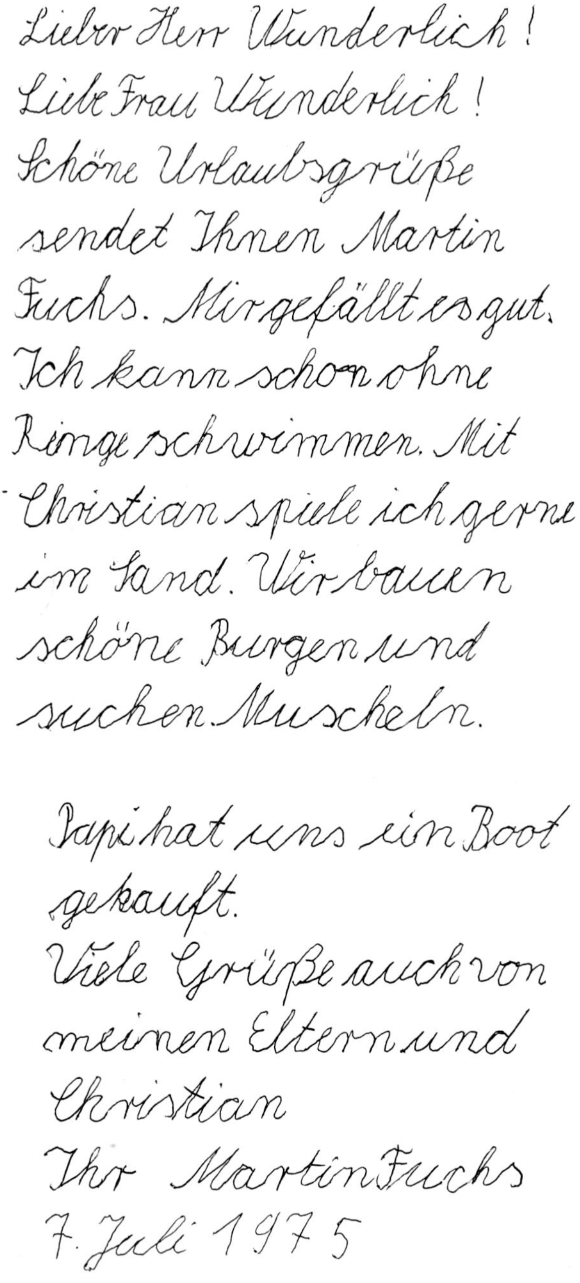

Lieber Herr Wunderlich!
Liebe Frau Wunderlich!
Schöne Urlaubsgrüße
sendet Ihnen Martin
Fuchs. Mir gefällt es gut.
Ich kann schon ohne
Ringe schwimmen. Mit
Christian spiele ich gerne
im Sand. Wir bauen
schöne Burgen und
suchen Muscheln.

Papi hat uns ein Boot
gekauft.
Viele Grüße auch von
meinen Eltern und
Christian
Ihr Martin Fuchs
7. Juli 1975

Abb. 32 Brief eines 10jährigen mongoloiden Jungen

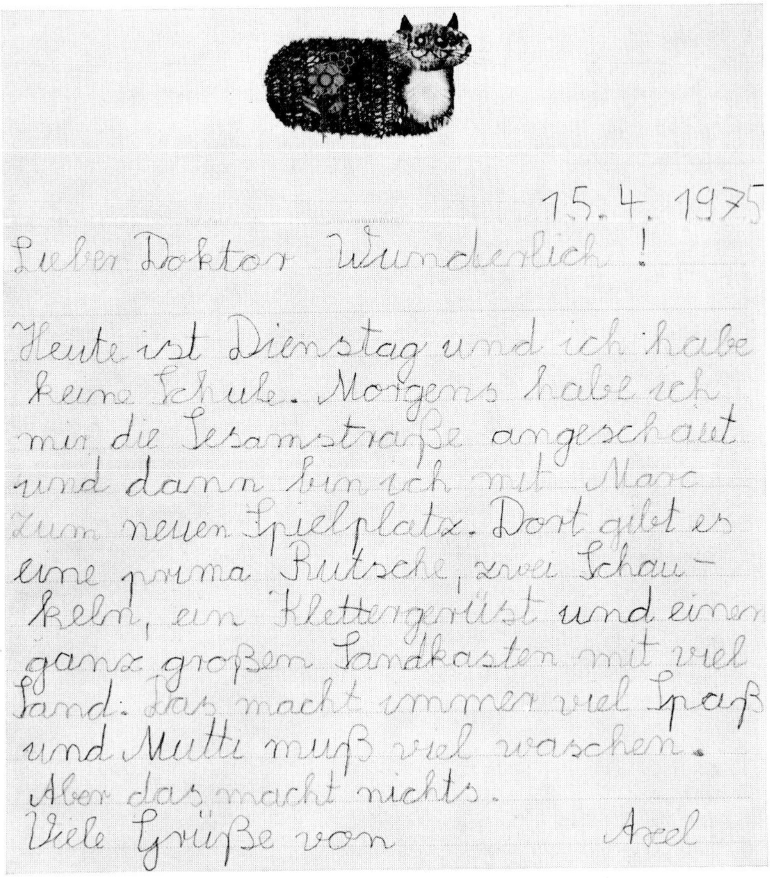
15.4.1975
Lieber Doktor Wunderlich!

Heute ist Dienstag und ich habe
keine Schule. Morgens habe ich
mir die Sesamstraße angeschaut
und dann bin ich mit Marc
zum neuen Spielplatz. Dort gibt es
eine prima Rutsche, zwei Schau-
keln, ein Klettergerüst und einen
ganz großen Sandkasten mit viel
Sand. Das macht immer viel Spaß
und Mutti muß viel waschen.
Aber das macht nichts.
Viele Grüße von Axel

Abb. 33 Brief eines 10jährigen mongoloiden Jungen

Reicht die manuelle Geschicklichkeit zum eigenen Schreiben nicht aus, kann die Schreibmaschine hilfreiche Dienste leisten (Abb. 30).

Am Beispiel eines knapp 9jährigen mongoloiden Mädchens, das zu Beginn der Betreuung – für ein mongoloides Kind – anlagemäßig keineswegs überdurchschnittlich günstig zu beurteilen war (EQ nach *Bühler-Hetzer* 51), möchten wir nochmals das uns überaus wichtig erscheinende *Problem der schulischen Förderung mongoloider Kinder* veranschaulichen. Das Kind aus einfachem, geordnetem und überaus warmem häuslichen Milieu war im Herbst 1968 – versehentlich oder absichtlich? – von der Schulbehörde in eine Sonderschule für Lernbehinderte eingeschult worden, obwohl am Ort eine Sonderschule für geistig Behinderte besteht, in die mongoloide Kinder üblicherweise eingeschult werden. Dieses recht leistungswillige und auch leistungsstrebige Mädchen hat in einem Jahr in der Sonderschule für Lernbehinderte – *beurteilt nach den Möglichkeiten*

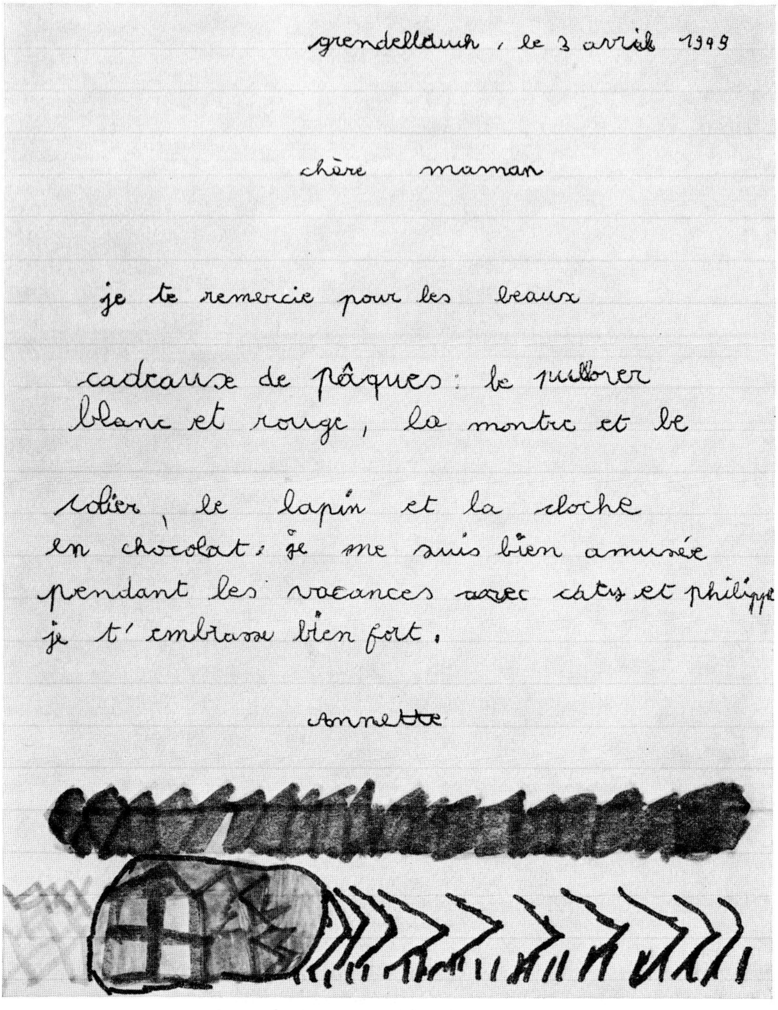

grendelbruch, le 3 avril 1949

chère maman

je te remercie pour les beaux
cadeaux de pâques: le pullover
blanc et rouge, la montre et le
collier, le lapin et la cloche
en chocolat: je me suis bien amusée
pendant les vacances avec caty et philippe
je t' embrasse bien fort.

Annette

Abb. 34 Brief eines 13jährigen mongoloiden Mädchens aus Frankreich

eines mongoloiden Kindes – kaum glaubliche und überaus bemerkenswerte Fortschritte beim Lesen und Schreiben gemacht. Eine wahllos aus dem mitgebrachten Schulheft entnommene Schriftprobe, die das Kind selbst schrieb, soll das Gesagte vor Augen führen (Abb. 37). Inzwischen sind die Leistungen natürlich viel besser.

Abb. 38 und 39 dokumentieren Schriftproben aus Schulheften eines mongoloiden Kindes, die in der Schule ohne Einfluß der Eltern entstanden sind.

Interessant war nun die *schulische Beurteilung* von Petra (Abb. 37), die sich nicht nach den begrenzten Möglichkeiten eines mongoloiden Kindes, sondern *nach den üblichen Anforderungen einer Sonderschule für lernbe-*

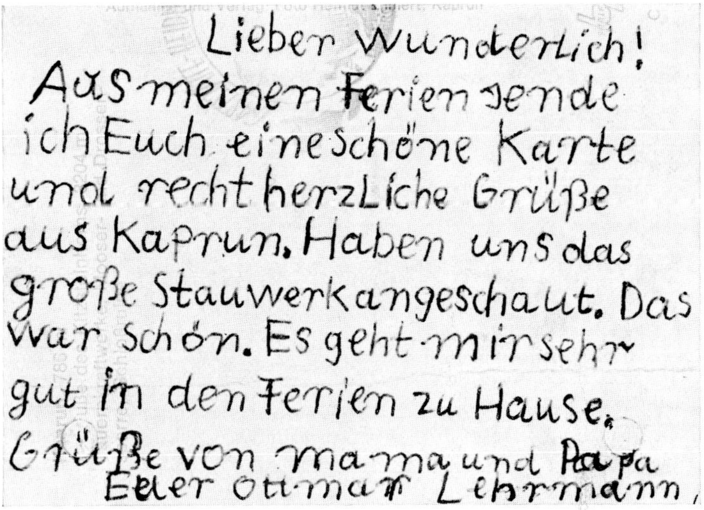
Lieber Wunderlich!
Aus meinen Ferien sende
ich Euch eineschöne Karte
und recht herzLiche Grüße
aus Kaprun. Haben uns das
große Stauwerkangeschaut. Das
war schön. Es geht mirsehr
gut in den Ferien zu Hause.
Grüße von mama und Papa
Euer Ottmar Lehrmann,

Abb. 35 Karte eines jetzt 24jährigen mongoloiden Mannes (s. unten)

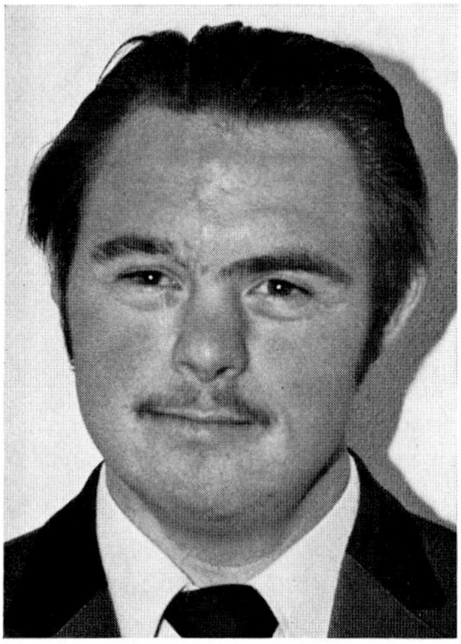

Abb. 36 Schreiber der Postkarte Abb. 35: Ottmar, 24jähriger mongoloider Mann

hinderte Kinder ausrichtete. So lautet die Beurteilung nach dem 1. Halbjahr: „Betragen im ganzen gut, Mitarbeit unzulänglich. Petra gibt sich im Lesen und Schreiben große Mühe. Die behandelten Laute sind ihr alle bekannt; das Zusammenziehen bereitet noch Schwierigkeiten. Zahlenbegriffe fehlen noch.“ Nach Abschluß des 1. Schuljahres heißt es: „Ihr Betragen ist im ganzen gut und ihre Mitarbeit ausreichend. Ihre Leistungen im Schreiben und Lesen sind ausreichend, im Rechnen noch mangelhaft.“

Die aufgeführte *Diskrepanz zwischen oft ganz erstaunlichem und nutz-*

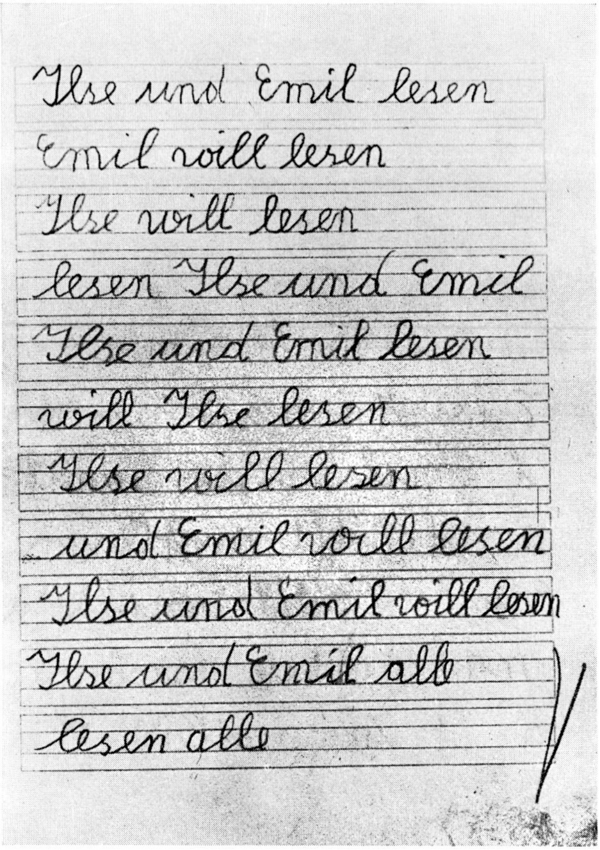

Abb. 37 Schriftprobe aus dem Schulheft eines 8,9jährigen mongoloiden Mädchens mit einem EQ von 51 (nach *Bühler-Hetzer*), das die 2. Klasse einer Sonderschule für Lernbehinderte besucht

bringendem Lernvermögen mongoloider Kinder bei entsprechenden Anforderungen in Sonderschulen für Lernbehinderte oder – seltener – in „normalen" Volksschulen *und unangebrachter schulischer Beurteilung* mit den in diesen Schulen sonst üblichen Maßstäben, sehen wir gar nicht so selten in unserer Praxis. Sie veranlaßt uns zu der Schlußfolgerung, daß „gute" mongoloide Kinder eine andere Schulform benötigten, die ihren ganz spezifischen Gegebenheiten und Möglichkeiten der Förderung gerecht wird. Die Zahl der dafür in Frage kommenden mongoloiden Kinder ist, nach unseren Erfahrungen zu schließen, weit größer als allgemein angenommen wird, wenn man sich, wie wir, um eine möglichst frühzeitige, langfristige und koordinierte Betreuung dieser Kinder bemüht. Die Tatsache, daß die vorgetragenen Ansichten und Forderungen unter den augenblicklichen Gegebenheiten in Deutschland noch nicht realisiert werden

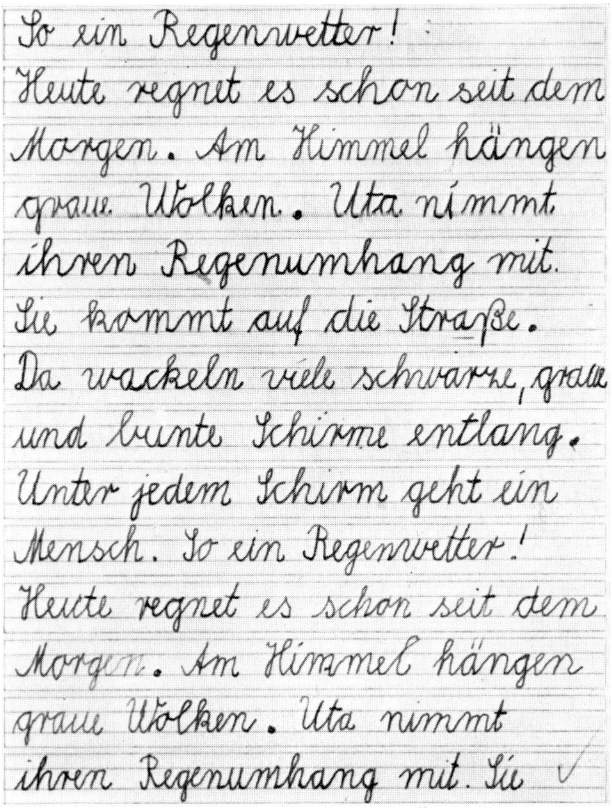
So ein Regenwetter!
Heute regnet es schon seit dem
Morgen. Am Himmel hängen
graue Wolken. Uta nimmt
ihren Regenumhang mit.
Sie kommt auf die Straße.
Da wackeln viele schwarze, graue
und bunte Schirme entlang.
Unter jedem Schirm geht ein
Mensch. So ein Regenwetter!
Heute regnet es schon seit dem
Morgen. Am Himmel hängen
graue Wolken. Uta nimmt
ihren Regenumhang mit. Sie

Abb. 38 Schriftprobe aus dem Schulheft eines 14jährigen mongoloiden Mädchens

können, hindert uns nicht daran, unsere Gedanken zu diesem umfassenden Komplex hier vorzutragen, in der Hoffnung, daß sie zur Diskussion anregen und vielleicht doch zu entsprechenden Überlegungen führen und zu Planungen der dafür zuständigen Gremien veranlassen.

Unsere Erfahrungen zeigen, daß man gerade auf der untersten Stufe einer gezielten Heilpädagogik niemals verallgemeinern darf, sondern vielmehr die unterschiedlichen Möglichkeiten des Einzelnen zu fördern trachten sollte. Dies würde für das mongoloide Kind einen Gewinn und für die Eltern solcher Kinder eine nicht zu verkennende, echte und richtig verstandene Verbesserung ihrer Situation bedeuten.

Auch im Schulbereich wäre es wünschenswert, daß mehr Kontakte zwischen Hauptschülern und Behinderten angestrebt werden, wie es z. B. von *Spanner* (589) mit recht gutem Erfolg praktiziert wird. Es sollte auf jeden Fall alles getan werden, die drohende Separation zu verhindern und eine „differenzierte Integration“ (*Bach* 23) anzustreben.

Mit diesem Hinweis wollen wir die heilpädagogische Förderung mongo-

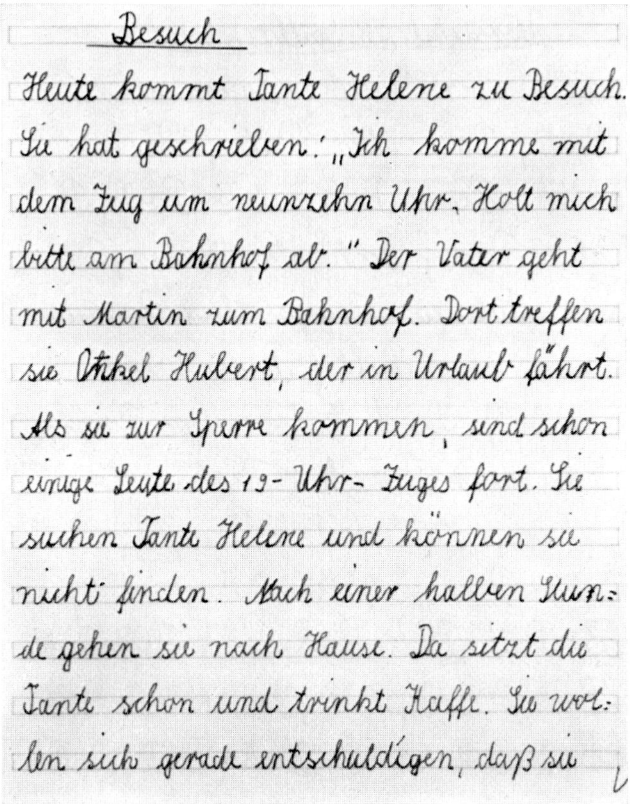

Besuch

Heute kommt Tante Helene zu Besuch.
Sie hat geschrieben: „Ich komme mit
dem Zug um neunzehn Uhr. Holt mich
bitte am Bahnhof ab." Der Vater geht
mit Martin zum Bahnhof. Dort treffen
sie Onkel Hubert, der in Urlaub fährt.
Als sie zur Sperre kommen, sind schon
einige Leute des 19-Uhr-Zuges fort. Sie
suchen Tante Helene und können sie
nicht finden. Nach einer halben Stun=
de gehen sie nach Hause. Da sitzt die
Tante schon und trinkt Kaffe. Sie wol=
len sich gerade entschuldigen, daß sie

Abb. 39 Schriftprobe aus dem Schulheft eines 14jährigen mongoloiden Mädchens

loider Kinder abschließen und uns nun der nachschulischen Förderung der mongoloiden Jugendlichen zuwenden.

6. *Nachschulische Betreuung der mongoloiden Kinder — „Werkstätten für Behinderte"*

Unsere jahrelangen koordinierten Bemühungen um das mongoloide Kind und seine Familie werden nur dann sinnvoll, wenn wir eine *nachschulische Betreuung* der aus dem Kindesalter entwachsenen mongoloiden Jugendlichen *anstreben und zu verwirklichen* in der Lage sind.

Bei uns in Deutschland sind die Voraussetzungen hierfür leider, – trotz mancher erfreulicher Ansatzpunkte – immer *noch sehr schlecht.* Das Vorurteil ist stark verwurzelt, die geistig Behinderten im allgemeinen und die mongoloiden Jugendlichen und Erwachsenen im besonderen könnten unmöglich in einen echten Arbeitsprozeß hineingestellt werden. Die Gesellschaft habe vielmehr die Pflicht, solche Menschen in eigene Bereiche zu bringen und von uns abzutrennen, sie mit zweckfreien spielerischen Betätigungen zu beschäftigen und von einer produktiven Arbeit abzuhalten, die sie doch nicht zu leisten vermöchten und die sie nur überfordere.

Einer derartigen Einstellung begegnete man nicht nur außerhalb der für solchen Menschen zugedachten „Reservate", den Anstalten, sondern vielfach auch innerhalb der Spezialeinrichtungen. *Diese* leider auch heute noch weit verbreitete *Einstellung* zum angeschnittenen Problem *verkennt* aber *den überragenden Wert einer* gezielten und den gegebenen Möglichkeiten angepaßten *Arbeit* für die gesamte Lebensführung und Lebenshaltung des mongoloiden Jugendlichen und Erwachsenen.

In eindrucksvoller Weise erleben wir es immer wieder, wie mongoloide Jugendliche, die in ihrer Einstellung den schulischen Anforderungen entwachsen sind, nun bestrebt sind, das Erlernte und Geübte in nutzbringende, sichtbare und für sie verwertbare echte Arbeit in geregeltem Rahmen umzusetzen. Sie drängen zu einer Arbeit, erleben das Gefühl des Erfülltseins sowie des Ernstgenommenwerdens, und sehen sich bestätigt, wenn die Arbeit die Grenzen ihrer Leistungsfähigkeit und ihrer gesamthaften Möglichkeiten berücksichtigt.

Ohne eine ihm angepaßte Arbeit versandet der aus der Schule entlassene mongoloide Jugendliche bald, da er ohne Arbeit nichts Sinnvolles mit sich anzufangen weiß. *Neben der materiellen Zielsetzung* und der damit verbundenen Entlohnung, kann diese *ideelle Seite der Arbeit* des geistig Behinderten nicht hoch genug veranschlagt werden (214). Sie erleichtert dem mongoloiden Jugendlichen und Erwachsenen die Eingliederung in die Gemeinschaft ganz entscheidend und bedeutet somit eine *unschätzbare persönliche Bereicherung* (223).

Es ist das große *Verdienst der „Lebenshilfe für geistig Behinderte"*, entsprechende Einrichtungen geschaffen zu haben, in denen mongoloide Jugendliche neben anderen geistig Behinderten einer sie befriedigenden und sie erfüllenden Arbeit nachgehen können. Solche *„Werkstätten für Behinderte"* gibt es, leider, noch viel zu wenige. Die rund 120 Werkstätten dieser Art mit über 5000 Beschäftigten in der Bundesrepublik reichen bei weitem nicht aus, um den anfallenden Anforderungen gewachsen zu sein. Zu diesem Fragenkomplex haben sich der frühere 1. Vorsitzende der Lebenshilfe *Mittermaier* (459), der jetzige erste Vorsitzende *Schomburg* (620) sowie Frau *Schmidt-Thimme* in ihrem Beitrag des Begleitbuches zur Fernsehserie „Unser Walter" (660) geäußert.

Neben solchen speziellen Werkstätten für Behinderte sollte man in *allen Betrieben* die Frage ernstlich überlegen, an welchen Stellen und in welchem Umfang geistig Behinderte in einen sinnvollen Arbeitsprozeß hineingestellt werden können. Um z. B. den anfallenden Spinat in einem Großbetrieb, der um die Herstellung von Fertiggemüsen für das Kind bemüht ist, vom Wagen auf das Fließband zu gabeln, bedarf es u. E. nur eines IQ, den auch mongoloide Jugendliche und Erwachsene vorweisen können. Bedauerlicherweise werden solche Überlegungen nur viel zu wenig angestellt und in den Bereich der Möglichkeit gezogen. *Hoff* (287, 288) fordert zur Verwirklichung solcher Gedanken gesetzliche Maßnahmen. Sie haben bei uns Gesetzeskraft erlangt, werden aber für unsere mongoloiden Jugendlichen nur selten zu verwirklichen sein. Besser und überzeugender wäre es, wenn dieses Ziel auch durch private Initiative erreicht würde. Beispiele mannigfacher Art bieten hier vor allem die Verhältnisse in Holland. Wir selbst kennen aus unserer Erfahrung manche Einzelfälle, bei denen durch private Initiative jugendliche Mongoloide einen Arbeitsplatz finden konnten.

Neben der eigentlichen Arbeit ist die Frage der *Freizeitbeschäftigung* und der *Freizeitgestaltung* für mongoloide Jugendliche von ganz großer Bedeutung (388), worauf auch *Schmidt-Thimme* (613) hinweist. Wie *Krenzer* (378) mit Recht betont, gilt es, die therapeutischen Möglichkeiten des Spiels mit Jugendlichen und Erwachsenen zu nutzen und diese Menschen so auf ihr Leben als Erwachsene vorzubereiten. Die sich hieraus auch für die Eltern der jugendlichen Mongoloiden ergebenden Probleme werden anschaulich von *Buchka* (76) sowie *Thomae* (658) besprochen, was wir aufgrund unserer eigenen Erfahrungen nur bestätigen können.
Da in der Regel die Eltern mongoloider Kinder zu dieser Zeit selbst schon in ihrem eigenen Leben weit vorangeschritten sind, nicht mehr die Spannkraft besitzen wie ehedem, oder gar schon gestorben sind, ergibt sich die dringende Notwendigkeit, *„Werkstätten für Behinderte“ mit Wohnheimen* zu versehen. Hier sind wir in Deutschland noch sehr weit zurückgeblieben, wenn man den Vergleich mit anderen Ländern, wie Holland und Skandinavien, anstellt (685).

Es ist der Initiative von Frau Heinemann zu verdanken, daß die „Hilda-Heinemann-Stiftung“ (279) neue Denkmodelle gesetzt hat. Hier leben erwachsene Behinderte in einer lebendigen Gemeinschaft zusammen und ergänzen sich durch ihre unterschiedlich gearteten Möglichkeiten in ihrem Zusammenleben. In der Fernsehserie „Aber Lotti ist glücklich“ des ZDF wurden diese Möglichkeiten anschaulich dargestellt.

Die *anthroposophischen Dorfgemeinschaften* werden, leider, nur für einen sehr geringen Teil der jugendlichen Mongoloiden eine Möglichkeit darstellen, unter der „heilenden Erziehung der Anthroposophie“ (260) ihre Persönlichkeit voll und ganz zur Entfaltung und Entwicklung zu bringen, über die auch *Müller-Wiedemann* (476) berichtet. Das Zusammenleben in solchen Dorfgemeinschaften ist für jugendliche Behinderte zweifelsohne als optimale Lösung zu sehen, was wir aus der praktischen Erfahrung mit diesen Einrichtungen wissen.

Für den heranwachsenden mongoloiden Jugendlichen und Erwachsenen, der aus der bisherigen Geborgenheit im häuslichen Milieu herauswächst, ergeben sich ganz *andere Probleme* für ihn selbst und für sein Elternhaus. Er muß lernen, so selbständig wie möglich zu werden und seinen *eigenen Lebenskreis aufzubauen*. Für seine Persönlichkeitsentwicklung ist es nicht gut, wenn er auch weiterhin nur „Kind" bleibt und die Verhaltensmuster seiner familiären Situation übernimmt. Die Eltern müssen deshalb den jugendlichen Mongoloiden rechtzeitig freigeben, loslassen und aus seinen engen familiären Banden lösen. Dies muß in Form eines aktiven Tuns von seiten der Eltern geschehen, da er sonst immer wieder gerne in die familiäre Geborgenheit flüchtet.

Besonders schwer hat es hier zweifelsohne die *Mutter*. Sie hat sich jahrelang in ganz besonders intensiver Weise ihrem mongoloiden Kind zuwenden müssen, um seine Entwicklung zu fördern. Von ihr wird nun verlangt, daß sie die ihr so gewohnten und liebgewordenen Bindungen löst. Diesen schmerzlichen Vorgang und das damit verbundene Gefühl der Leere wird von ihr noch stärker empfunden als von der Mutter eines gesunden Kindes. Beim mongoloiden Jugendlichen ist der Ablösevorgang nur über die Eltern möglich. Sie sollten sich im Glücksgefühl trösten, daß nicht zuletzt durch ihre jahrelange und mühevolle Arbeit ihr mongoloides Kind im Rahmen seiner Möglichkeiten doch eine eigenständliche Persönlichkeit geworden ist. Dies wäre ohne ihre Mithilfe nicht möglich gewesen. Nun können auch sie sich wieder stärker sich selbst zuwenden und zu ihrem eigenen Leben finden.

VI. Religiöse Erziehung

Wir wollen dieses Kapitel über die heilpädagogische Betreuung nicht abschließen, ohne wenigstens einige Worte über die *religiöse Erziehung mongoloider Kinder und Jugendlicher* gesondert gesagt zu haben. Mit unserer Herausstellung möchten wir betonen, wie wichtig gerade für diese Kinder religiöse Fragen sind. Sie erleben die irrationalen Quellen sehr intensiv und reagieren ganz besonders empfindlich auf alles, was aus der Gefühlswelt auf sie zukommt. Auch im religiösen Bereich benötigen sie die Hilfe ihrer Umwelt. Wie *Schmidt-Thimme* (660) mit Recht betont, sind für sie die Atmosphäre der Kirche, die feierliche Stimmung in der Gemeinde und die Zugehörigkeit zu ihr, das Gemüthafte und das Geborgensein, das Herausgenommenwerden aus dem Alltäglichen und das Angenommensein von

Gott ganz wichtige Faktoren für ihre Persönlichkeitsentwicklung (39, 62, 112, 422). Schon von früher Kindheit an sollte deshalb von seiten der Angehörigen diesen echten Bedürfnissen durch die Feierlichkeit des täglichen Gebets in der Familie, den Besuch des Gottesdienstes, durch das festliche Begehen der kirchlichen Feiertage und durch Konfirmation bzw. Kommunion der unbedingt notwendige Rahmen gegeben werden.

VII. Betreuung der mongoloiden Kinder und ihrer Eltern in soziologischer Sicht als Schlußbetrachtung

1. Zielsetzung dieser Betreuung

Bei unseren Überlegungen haben wir von vielen schon erwähnten Tatsachen auszugehen. Einige davon seien hier nochmals stichwortartig angeführt: bei rund 7–800 lebendgeborenen Kindern haben wir einmal mit einem mongoloiden Kind zu rechnen. Die Lebenserwartungen der mongoloiden Kinder sind durch die riesigen Fortschritte auf medizinischem Gebiet, gerade in den letzten 10–20 Jahren, ganz beträchtlich gestiegen. Dadurch erlangen diese Kinder für die davon betroffenen Eltern und für uns als Gesellschaft eine völlig andere soziologische Bedeutung als früher.

Nach den Untersuchungsergebnissen von *Dittmann* (136) besuchen allein rund 10 000 mongoloide Kinder in der Bundesrepublik Deutschland Sonderschulen für Geistigbehinderte. Das Verhältnis zu anderen Behinderten in diesen Sonderschulen beträgt 1 : 4,85. Die Zahl der mongoloiden Kinder im Vorschulalter ist bislang nie eindeutig erfaßt worden. Ein größerer Teil der mongoloiden Kinder im Schulalter wird zu den mongoloiden Jugendlichen und Erwachsenen dazustoßen, die jetzt schon die Schule verlassen haben, jedoch nach wie vor unserer Betreuung bedürfen. Mit Recht betont *Lutz* (429), daß wir von der sozialen Bedeutung dieses Problems erst dann ein Bild erhalten, wenn wir den gesamten Lebensweg der Behinderten im Auge haben.

Diese wenigen Zahlen und die angedeuteten Aspekte sollen vor Augen führen, wie groß die Aufgaben sind, die uns hier erwarten.

In den folgenden Abschnitten ist darzustellen, welche *Auswirkung* wir *in soziologischer Hinsicht* erwarten dürfen, wenn es uns gelingt, durch *unsere koordinierten Bemühungen* hier optimale Voraussetzungen zu schaffen.

Selbstverständlich müssen wir hierbei den keinesfalls gleichen Anlagefaktoren dieser Kinder gerecht werden, und uns den individuell unterschiedlichen Möglichkeiten der mongoloiden Kinder anpassen.

Im letzten Abschnitt dieses Kapitels soll betont werden, daß das Problem der mongoloiden Kinder und ihrer Eltern auch hohe Anforderungen an uns als Gemeinschaft stellt, denen wir nicht ausweichen dürfen und die wir ganz klar sehen müssen. Nicht zuletzt werden vom Ausmaß unserer gesamthaften Gesellschaftsleistungen, von unserer Einstellung, unserem Geist und von unserer inneren und äußeren Bereitschaft für diese Probleme das Schicksal der mongoloiden Kinder und ihrer Eltern nachhaltig beeinflußt und mitbestimmt.

2. *Das mongoloide Kind in der Familie und im Heim*

Im Verlauf unserer Darstellung haben wir an mehreren Stellen immer wieder betont, daß *optimale Eltern-Kind-Beziehungen* – speziell in den ersten Lebensjahren – *von entscheidender Wichtigkeit* für die gesamthafte Persönlichkeitsentwicklung mongoloider Kinder sind. Seit den Untersuchungen von *Spitz* (595) wissen wir, wie wichtig besonders die emotionalen Mutter-Kind-Bindungen in den ersten Lebensjahren für das gesunde Kind sind. Dies gilt selbstverständlich auch für das geistig behinderte Kind (504, 505, 612, 614, 704 u. a.). Vor allem beim mongoloiden Kind mit seiner starken Umweltbezogenheit haben diese Voraussetzungen eine ganz besondere Bedeutung, worauf wir immer wieder hingewiesen haben (717–722, 724, 725).

Unter den vielfältigen Faktoren, die den Entwicklungsverlauf mongoloider Kinder bestimmen und die wir im nächsten Kapitel noch näher besprechen wollen, erscheint uns deshalb die *Frage nach dem Einfluß der Familie oder einer Heimsituation* auf die Persönlichkeitsentwicklung mongoloider Kinder *einer gesonderten Darstellung wert.*

Jeder, der auf diesem Gebiet über eigene Erfahrung verfügt, muß zu dem Schluß kommen, daß das Verbleiben mongoloider Kinder in der Familie, vor allem in den ersten entscheidenden Lebensjahren, weit günstigere Voraussetzungen mit sich bringt als eine vorzeitige und vielfach unüberlegte Heimunterbringung, worauf auch *Stoeckenius* (635, 636) mit Recht hinweist.

Nur wenn es den Eltern gelingt, zu einer wirklichen Bewältigung des ihnen auferlegten Schicksals zu kommen, werden sie die positive Einstellung zu ihrem behinderten Kind finden, die für seine Entwicklung so bedeutsam ist (119, 120). Sie müssen den drohenden Verlust ihres eigenen Wertes wiedererlangen, indem sie ihre unbewußten Schuldgefühle überwinden lernen (333, 334). Nach *Diesing* und *Dittmann-Mitzscherlich* (134) ist das sofortige, frühzeitige oder unüberlegte Weggeben eines mongoloiden Kindes in ein Heim oft Ausdruck einer unbewußten oder auch bewußt erlebten Aggression der Eltern gegen ihr behindertes Kind.

In diesem Zusammenhang ist die Analyse von *Kugel* und Mitarb. (386) über die *Gründe für die Heimunterbringung* von hohem Interesse. Die Autoren kamen zur Schlußfolgerung, daß bei 77 mongoloiden Kindern, die ins Heim eingewiesen wurden, nur in zwei Fällen ärztliche Gründe verantwortlich waren. In 12 Fällen stellte das Nichtvorhandensein schulischer Einrichtungen den Einweisungsgrund dar. Bei 63 mongoloiden Kindern konnten, nach Ansicht dieser Autoren, mehr oder weniger ausschließlich soziale Überlegungen, wie Prestigeverlust u. a. oder aber – was noch bedenklicher stimmt - unüberlegte und abträgliche ärztliche Ratschläge für die Heimunterbringung der Kinder eruiert werden. In diesen Fällen waren die Eltern weder über das Wesen der Erkrankung, die Entstehungsweise und die Verursachungen, noch über die Möglichkeiten einer koordinierten Betreuung ihrer Kinder unterrichtet und aufgeklärt worden. Die Autoren fordern deshalb mit Nachdruck Beratungsstellen für Eltern junger mongoloider Kinder, da hier die entscheidenden Weichen gestellt werden, die für die Sozialprognose dieser Kinder von ausschlaggebender Bedeutung sind.

An Hand unserer *eigenen Erfahrungen* können wir nur bestätigen, wie häufig Eltern mongoloider Kinder fachlich uninformiert, im Hinblick auf die vielfältigen Betreuungsmöglichkeiten nicht unterrichtet und menschlich mit ihrem Schicksal allein gelassen sind. Dies ist der Grund, weshalb wir die *Beratung der Eltern in den Mittelpunkt unserer Betreuung der mongoloiden Kinder* gestellt wissen wollen.

Unsere Aufgabe muß es sein, Eltern mongoloider Kinder menschlich auf ihre schwere Aufgabe vorzubereiten, sie sach- und fachgerecht aufzuklären, ihnen alle Chancen für ihr geistig behindertes Kind aufzuzeigen, wie z. B. *Schmidt-Thimme* in ihrem kleinen Büchlein (612), ihnen Mut zu machen und ihnen vor allem jede tätige Hilfe zuteil werden zu lassen, die hier möglich ist.

Vergleichende Studien über die Entwicklungsverläufe mongoloider Kinder im häuslichen Milieu und in Heimsituationen von *Kugel* und *Reque* (387), *Shipe* u. *Shotwell* (576) sowie *Shotwell* u. *Shipe* (577) belegen mit Nachdruck unsere praktische Erfahrung, daß mongoloide Kinder im häuslichen Milieu in allen Bereichen besser abschneiden als mongoloide Kinder, die – und darauf muß besonders hingewiesen werden – gleich oder bald nach der Geburt in Heime eingewiesen werden. Das gilt sowohl für die körperlichen und psychisch-geistigen Entwicklungstendenzen sowie für die gesamthafte Persönlichkeitsentwicklung solcher Kinder. Der Appell von *Gerber* (203), die Kinder aus den Heimen zu holen und Alternativen zur Heimunterbringung zu entwickeln, ist aus dieser Sicht verständlich und richtig.

Es wäre jedoch falsch, *jede Heimunterbringung mongoloider Kinder abzulehnen.* Dies gilt vor allem für ältere mongoloide Kinder. Ungünstige häusliche Verhältnisse (92), das Nicht-Vorhandensein heilpädagogischer Einrichtungen oder Tod, Krankheit bzw. nicht mehr tragbare Belastung der Eltern können Indikationen für solche Heimeinweisungen darstellen, worauf auch *Stöckmann* (639) hinweist.

Unsere eigenen Erfahrungen bestätigen die Angaben von *Schipper* (604), daß mongoloide Kinder in der Regel sehr gut, dauerhaft und für alle Teile befriedigend in eine Familie zu integrieren sind. Das Zusammenleben mit den Eltern und das Hineingestelltsein in den Rahmen der erweiterten Familie ist für den Entwicklungsverlauf mongoloider Kinder zweifelsohne von großem Gewinn.

Auch für die gesunden Familienangehörigen bedeutet das mongoloide Kind vielfach positive Aspekte (191, 331). Es können hierdurch Persönlichkeitswerte entwickelt werden, die sonst vielleicht nicht zur Entfaltung gekommen wären. Wir möchten das zu Sagende durch ein Bild eines mongoloiden Mädchens mit seinem gesunden Bruder veranschaulichen, das für sich selbst spricht, und das wir unserem Buch vorangestellt haben (Abb. 1). In diesem Zusammenhang muß auf die allen Eltern mongoloider Kinder zu empfehlenden Bücher von *Görres* (216) und *de Vries-Kruyt* (130) hingewiesen werden, die ihr Leben mit einem mongoloiden Kind in seiner ganzen Vielschichtigkeit darstellen.

Wir möchten ausdrücklich betonen, daß das *Zusammenleben mit einem mongoloiden Kind nicht allein unter dem Blickwinkel des behinderten Kindes gesehen* werden darf. Jeder einzelne in der Familie hat das Recht auf sein Leben. Das mongoloide Kind darf somit nicht zum alleinbeherrschenden Element in einer Familie werden.

Dies setzt voraus, daß die Familie nicht als starre Einheit, sondern als „vibrierende funktionelle Entität" (*Müller* 472) im Sinne einer ständigen gegenseitigen Beeinflussung aufgefaßt und verstanden wird. Hierbei erweisen sich das allgemeine Wohlwollen und das positive Vorbild wichtiger als der Einfluß von Verstand, Willen und zu engen, starren und vorgefaßten erzieherischen Prinzipien, die den jeweiligen Situationen nicht Rechnung tragen. Unsere Erziehungsratschläge für Eltern mongoloider Kinder dürfen nicht dazu führen, daß sie den ihnen innewohnenden natürlichen erzieherischen Instinkt und damit ihre Selbstsicherheit verlieren.

Einen *Vorteil der häuslichen Atmosphäre* für das mongoloide Kind sehen wir schließlich noch darin, daß hier die von uns für unbedingt notwendig erachtete *ärztliche Betreuung konsequenter und dauerhafter durchführbar ist* als im Heim. Hier hat sich der Einzelne den Bedürfnissen der Ganzheit unterzuordnen. Welche Schwierigkeiten die gesonderte ärztliche Betreuung des Einzelnen oder einer kleinen Gruppe innerhalb einer größeren Anstalt mit sich bringt, konnten wir feststellen, als wir in den

Jahren 1951 und 1952 Versuche einer gezielten ärztlichen Betreuung in zwei Anstalten unternahmen. Dagegen macht es, nach unseren Erfahrungen zu schließen, keine zu großen oder gar unüberwindlichen Schwierigkeiten, eine ganz konsequente ärztliche Betreuung mongoloider Kinder, die im Familienverband leben, über Jahre hinaus aufrechtzuerhalten. Daß sich dies günstig auf den Entwicklungsverlauf solcher Kinder auswirken muß, soll im nächsten Abschnitt noch näher erläutert werden.

Wir kommen somit zu der *Schlußfolgerung*, daß in jedem Fall das Verbleiben eines mongoloiden Kindes in der Familie angestrebt werden sollte.

Jede Heimeinweisung muß genau überlegt und durchdacht werden.

Geschähe dies, würde die unerfreuliche Überfüllung der Heime mit ihren unübersehbaren Wartelisten eine wesentliche Entlastung erfahren. Die Mitteilung von *Atkins* und Mitarb. (9) über 370 Mongoloide in einer Anstalt (!) ist in ihrer Trostlosigkeit kaum mehr zu überbieten. Solche Einrichtungen müssen heute der Vergangenheit angehören. In ihnen können mongoloide Menschen nur vegetieren, aber nicht zu ihrer Persönlichkeitsentwicklung finden.

Es muß alles getan werden, Eltern in ihren Bemühungen der Betreuung ihres mongoloiden Kindes im häuslichen Milieu zu unterstützen. Sie stellt, in der Regel, die beste Lösung dar und ist auch für die Gemeinschaft in menschlicher, moralischer und finanzieller Hinsicht geeigneter als die Heimbetreuung.

Es bleiben noch genügend Gründe übrig, weshalb mongoloide Kinder in ein Heim eingewiesen werden müssen. Die gemachten Erfahrungen sollten schließlich zur Einsicht führen, daß – viel mehr als bislang vorhanden – Heimplätze geschaffen werden, die in etwa einer Familienstruktur mit kleinen Gruppen und Pflegeeltern entsprechen (166). Nur sie bieten die Gewähr dafür, daß eine sinnvolle koordinierte Betreuung des mongoloiden Kindes in diesem Rahmen gegeben ist.

Das „Foster Grandparent Program" in den USA, über das *Hofmann* (289) berichtet, wäre auch für unsere Heimsituationen dringend empfehlenswert. Im Ruhestand lebende Frauen und Männer kommen von Montag bis Freitag von 10–12 und von 14–16 Uhr in Heime zur Pflege und Betreuung ihrer „Enkelkinder", wobei immer eine Person ein Kind betreut. Diese Maßnahme kann zu einer echten Hilfe für alte Menschen, die Betreuungspersonen in den Anstalten und für die mongoloiden Kinder bzw. Jugendlichen in Einrichtungen werden. Man kann solche Programme selbstverständlich auch auf die häusliche Situationen übertragen. Große Anstalten alter Prägung können solchen vielfältigen Aufgaben u. E. nicht gerecht werden.

3. *Möglichkeiten und Grenzen von Entwicklungsverläufen mongoloider Kinder bei unterschiedlichen Faktoren*

In einer Arbeit (717) haben wir darauf hingewiesen, wie *unterschiedlich die Sozialprognose mongoloider Kinder* ist und wie stark diese Frage von vielerlei Faktoren abhängt. Die vielfach übliche Normierung und Pauschalierung „des Mongoloiden" halten wir für gänzlich verfehlt. Wie schon erwähnt, ist für diese verhängnisvolle Fehleinstellung in erster Linie die Orientierung an der besonders gearteten Intelligenzanlage der mongoloiden Kinder und an ihrem Unvermögen, abstrakt denken zu können, verantwortlich zu machen. Sie hat auch zur ganz ungerechtfertigten Namensgebung „mongoloide Idiotie" geführt.

Die Langzeitstudie von *Birch* und Mitarb. (58) zeigt, daß keinesfalls der IQ allein für die *Sozialprognose* des geistig behinderten Kindes *entscheidend* ist, sondern vielmehr die *Vielschichtigkeit anderer,* vorwiegend *soziologischer Faktoren.*

a) Erschwert wird die prognostische Beurteilung eines mongoloiden Kindes im Hinblick auf Möglichkeiten und Grenzen seiner Entwicklung durch die *unterschiedlichen Anlagefaktoren* dieser Kinder. Über die Streubreite der Intelligenzanlage mongoloider Kinder berichten u. a. *Dunsdon* und Mitarb. (147). Hierauf wurde u. E. bislang viel zu wenig abgehoben, z. B. auch nicht in der 1969 ausgestrahlten Fernsehsendung „Monitor" über die Behandlungsmöglichkeit mongoloider Kinder. Die unterschiedlichen Anlagefaktoren zeigen sich vor allem bei mongoloiden Kindern, die unter einer regelmäßigen, konsequent durchgeführten und koordinierten Betreuung stehen, was, wie wir soeben betonten, im häuslichen Milieu eher gewährleistet ist als in der Heimsituation. Im Heim wirken die mongoloiden Kinder viel gleichförmiger, als dies der Wirklichkeit entspricht.

Die von uns gemachten Erfahrungen sprechen eindeutig dafür, daß wir bei konstanten äußeren Bedingungen bei unseren mongoloiden Kindern keinesfalls immer das Gleiche erreichen. Nur die in ihnen ruhenden unterschiedlichen Möglichkeiten können wir durch unsere Betreuung zur Entfaltung und Entwicklung bringen. Therapeutische „Erfolge", um die wir uns selbstverständlich bemühen, lassen sich deshalb im Einzelfall schwer an einer nicht vorhersehbaren Entwicklungstendenz ablesen. Hier lassen statistische Vergleiche eher vorsichtige Schlußfolgerungen zu.

Wir selbst haben keinen Zweifel daran, daß die von uns umfassend betreuten mongoloiden Kinder bei weitem günstiger abschneiden als die nicht so versorgten mongoloiden Kinder. Das zeigt z. B. ein Vergleich mit den Angaben über Entwicklungsverläufe mongoloider Kinder von *Fishler* und Mitarb. (179). Hierfür sind aber u. E. nicht Veränderungen der Anlagefaktoren, speziell der Intelligenz, verantwortlich zu machen, sondern

Beeinflussungen anderer variabler Faktoren, wie z. B. Antrieb, Ausdauer, Aufnahmefähigkeit, Interesse, Zuwendung, sozialer Kontakt, Merkfähigkeit und manuelle Geschicklichkeit. Sie müssen deshalb in Abschnitt b eingereiht werden. Nennenswerte Beeinflussungen der Anlagefaktoren haben wir, trotz intensiver Bemühungen um diese Kinder, nicht gesehen. Solche Mitteilungen halten wir für ungerechtfertigte Fehlspekulationen, die in ihren Auswirkungen nur Unheil stiften können. Unsere Erfahrungen sprechen deshalb auch dagegen, daß wir mongoloide Kinder bis zur Volksschulreife bringen können, wie es in der oben erwähnten Fernsehsendung und in Laienpublikationen gesagt wurde, da ihre Anlagefaktoren das nicht ermöglichen. Wir stimmen vielmehr *Dunsdon* und Mitarb. (147) zu, daß ein IQ von 70 für ein mongoloides Kind im Schulalter die nur selten erreichbare Höchstgrenze darstellt. Bei der Mitteilung von *Cant* und Mitarb. (88) handelt es sich sicher nicht um ein mongoloides Kind, sondern um ein normalveranlagtes Mädchen mit einigen „mongoloiden Stigmata". Hier wäre eine Chromosomenuntersuchung von hohem Interesse gewesen, um viele Fragen abzuklären. Diese Erkenntnis schließt nicht aus, daß manche unserer mongoloiden Kinder eine Volksschule besuchen, wenn keine anderen sinnvolleren ortsständigen Möglichkeiten bestehen und die Kinder so besser pädagogisch betreut werden, als wenn sie zu Hause ohne gezielte Beeinflussung dieser Art bleiben. Einzelbeobachtungen lassen erkennen, daß einige mongoloide Kinder in den ersten Schulklassen, speziell in kleinen Klasseneinheiten, erstaunlicherweise vielen schulischen Anforderungen gewachsen sind. Hier rechtzeitig Grenzen zu ziehen, erscheint jedoch unerläßlich, da sonst Überforderungen und nicht erfüllbare Hoffnungen die unausbleibliche Folge sind. Wir selbst sprechen deshalb auch *nicht* von der *Behandlungsmöglichkeit des Mongolismus, sondern* immer von der *Betreuung des mongoloiden Kindes und seiner Familie,* für die wir uns allerdings mit Nachdruck einsetzen.

b) Mit dieser Feststellung wollen wir nochmals betonen, wie entscheidend die z. T. *recht unterschiedlichen Umweltfaktoren* den Entwicklungsgang mongoloider Kinder und deren Sozialprognose beeinflussen (374, 717–722, 724, 725). *Ihre Bedeutung kann nicht in exakten Zahlen* oder in statistischen Vergleichen *ausgedrückt,* sondern nur *in jedem Einzelfall erlebt und erfahren werden.*

Es ist für uns immer wieder beeindruckend zu sehen, wie ein sinnlos erscheinendes Spiel der Natur, das zu einer „besonderen Art Mensch-Sein" geführt hat, das die Eltern nicht oder nur kaum in ihrer Tragweite primär zu erfassen und zu begreifen vermögen und gegen das sie sich mit den ihnen zu Gebote stehenden Möglichkeiten auflehnen, immer mehr zu einer menschlichen Aufgabe wird, an der wir mittragen dürfen. Wir erleben, wie die Eltern an ihrem schweren Schicksal menschlich wachsen, und wie sich die dadurch freigewordenen physischen und psychischen Kräfte auf das mongoloide Kind übertragen lassen. Wenn es darüber hinaus gelingt, die physischen Voraussetzungen der mongoloiden Kinder zu stabilisieren und ihre psychisch-geistige Entwicklung im beschriebenen Rahmen durch die von uns durchgeführten therapeutischen Maßnahmen zu aktivieren und zu forcieren, führen diese wechselseitigen Beeinflussungen zu einer zunehmenden Verbesserung der anfänglich von den Eltern oft chaotisch empfundenen Situation. Immer mehr finden die Eltern zu sich selbst und zu einer Bestätigung ihres eigenen Wertes zurück (333, 334), der ihnen durch die Geburt des mongoloiden Kindes weitgehend verlorengegangen war. Hierdurch wird ihr eigenes Leben wieder lebenswerter. Gleichzeitig sind sie viel aufgeschlossener für die festzustellenden Entwicklungstendenzen ihrer mongoloiden Kinder, die sie, unter entsprechenden Anleitungen, im Sinne einer koordinierten ärztlichen, psychologischen, heilpädagogischen, heilgymnastischen und logopädischen Betreuung zu unterstützen und zu fördern trachten.

Es ist verständlich und begreiflich, daß *junge Eltern* mongoloider Kinder in der Regel rascher zu einer positiven Einstellung zu ihrem Kind finden und unverbrauchtere physische und psychische Kräfte mobilisieren können als ältere Eltern (28), die ja bei mongoloiden Kindern zahlenmäßig überwiegen. Viele ältere Eltern werden aber durch ihr mongoloides Kind und die daraus erwachsenden Aufgaben wieder jung und beweglich, worauf auch *Spock* und *Lerrigo* (597) hinweisen. In anderen Fällen springen hier die älteren gesunden Geschwister der mongoloiden Kinder hilfreich ein, was wir durch viele eindrucksvolle Einzelbeispiele belegen können (siehe Abb. 1).

Wir versuchen, unsere Eltern dahingehend zu beeinflussen, nur die Gegenwart ihrer Kinder zu sehen und diese mit allen nur möglichen therapeutisch ausgerichteten Gedanken auszufüllen. Der Blick in die fernere Zukunft erweist sich, nach unseren Erfahrungen, nur hinderlich und störend, da wir die Zukunft nicht vorhersehen können und die Gefahr zu negativer oder zu positiver Ausblicke droht.

Wir haben es auch aufgegeben, danach zu fragen, durch welche der vielschichtigen Einzelfaktoren ein von uns festgestellter positiver Entwicklungsgang unserer mongoloiden Kinder bedingt ist, da wir um die Komplexität solcher Wechselbeziehungen wissen. „Beweisführungen" irgendwelcher Art liegen uns deshalb fern.

Wir versuchen, auch dort mit den Eltern weiterzugehen und nach neuen Wegen zu suchen, wo sich der erhoffte und angestrebte positive Entwicklungsgang eines mongoloiden Kindes nicht oder nur unvollkommen einstellt. Ein „Erfolgsnachweis" kann und darf nicht allein entscheidend sein, wenn es um die Betreuung eines mongoloiden Kindes und seiner Eltern geht. Gleichermaßen vermessen wäre es, wenn wir nur den Krebskranken weiterbehandeln und betreuen dürfen oder wollen, der durch die von uns vorgeschlagene oder durchgeführte Therapie einer Besserung oder Heilung zugeführt werden kann.

Der unterschiedliche Erfolg unserer Bemühungen ist nicht allein auf die differenten Anlagefaktoren mongoloider Kinder zurückzuführen, wovon wir in Absatz a gesprochen haben. So haben wir im Rahmen unserer umfassenden Beratung gelegentlich das Gefühl, daß wir die Eltern nicht oder nicht voll erreichen konnten. Wir wissen deshalb nicht, ob unsere *Ratschläge so in die Tat umgesetzt werden,* wie wir es uns denken. In der Regel sehen wir die sich hieraus ergebenden Folgen bald, wenn die Eltern wiederkommen oder wenn sie, entgegen unserer Abmachung, ganz ausbleiben. Solche Erfahrungen zeigen die *individuellen Grenzen einer derartigen Betreuung,* die ohne Übertragungsmechanismen schwer dauerhaft wirksam sein kann.

Es erscheint unbedingt notwendig, *verbesserte psychologische Kriterien* einzuführen (160, 244, 373, 611, 653), an denen wir den Entwicklungsgang mongoloider Kinder klarer ablesen können. Die Testbatterien für geistig Behinderte (TBGB) der Forschergruppe um *Bondi* (71) haben hier verbesserte Voraussetzungen geschaffen. Sie sind in der freien Praxis jedoch schlecht anwendbar. Es stellt sich somit die berechtigte Frage, ob wir hierdurch die von uns in der praktischen Erfahrung beobachteten entscheidend verbesserten Entwicklungsverläufe mongoloider Kinder unter einer koordinierten Betreuung eindeutiger objektivieren können als bislang.

Wie immer wieder betont, haben wir zwar *keine Möglichkeit, den Mongolismus therapeutisch zu beeinflussen oder gar zu heilen* – so schön und wünschenswert dies wäre! Im Rahmen einer kinderpsychologisch-kinderpsychiatrisch orientierten umfassenden ärztlichen Betreuung haben wir jedoch *vielfache und vielseitige Möglichkeiten, durch ärztliche Maßnahmen und durch Medikamente den Entwicklungsgang mongoloider Kinder entscheidend zu beeinflussen.* Hierdurch werden Leistungsbereitschaft, Leistungsvermögen, das äußere Erscheinungsbild und die gesamte Persönlichkeitsentwicklung mongoloider Kinder entscheidend gefördert, was begreiflicherweise entsprechende Auswirkungen auf die Sozialprognose dieser Kinder hat. Sie können weitaus am besten realisiert werden, wenn die Betreuung frühzeitig beginnt, situationsgerecht, konsequent, dauerhaft und koordiniert mit psychologischen, logopädischen, krankengymnastischen und heilpädagogischen Bemühungen durchgeführt wird. So bedeutet z. B. allein schon die Beseitigung der Infektanfälligkeit durch eine sog. „Basistherapie" bei mongoloiden Kindern eine ganz wertvolle Hilfe. Mit Recht schreibt *Lempp* (398) wörtlich auf Seite 67: „Wer viele geistig behinderte

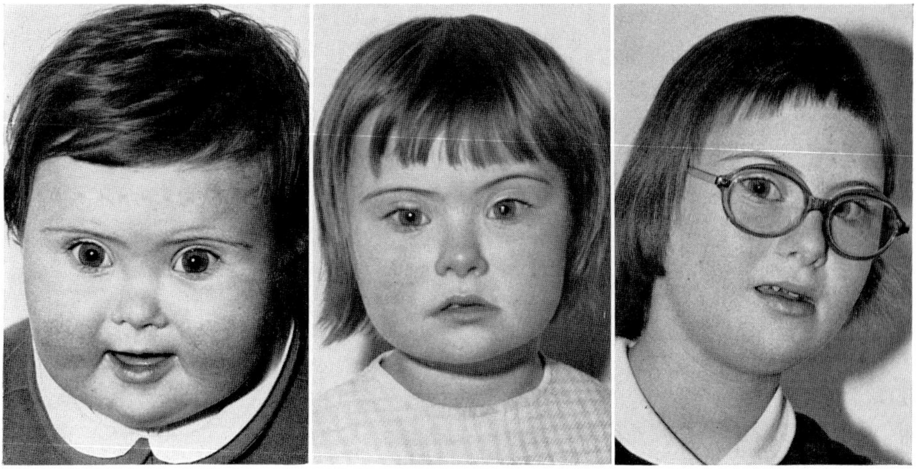

a) b) c)

Abb. 40 a–c Entwicklung eines mongoloiden Mädchens. Beispiel 1: a) mit 1 Jahr, b) mit 4 Jahren, c) mit 12 Jahren

Kinder zu untersuchen hat, vermag sehr wohl am allgemeinen Zustand zu unterscheiden, ob diese Kinder vom Säuglingsalter an – und darauf scheint es entscheidend anzukommen – eine solche unterstützende Basistherapie erhalten haben oder nicht." Wir können *Lempp* voll zustimmen, wenn er weiter schreibt: „Wer allerdings die Bedeutung auch kleiner geistiger Leistungsfortschritte für ein geistig behindertes Kind und für seine

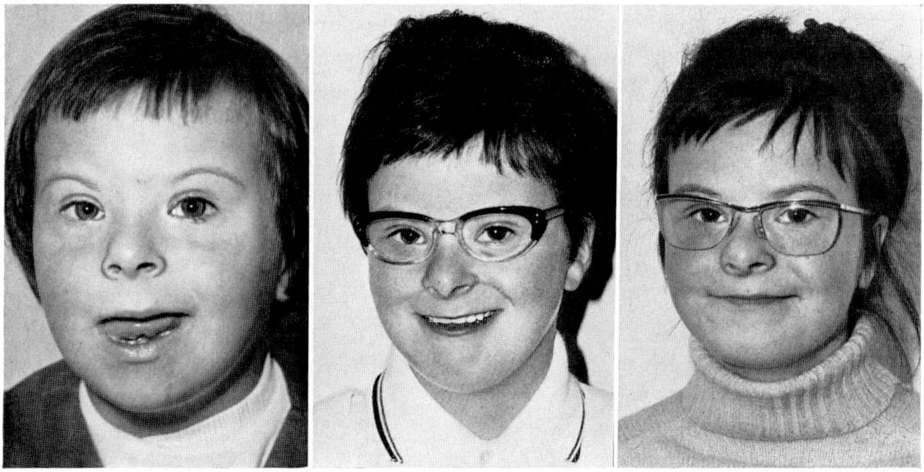

a) b) c)

Abb. 41 a–c Entwicklung eines mongoloiden Mädchens. Beispiel 2: a) mit 4 Jahren, b) mit 9 Jahren, c) mit 13 Jahren

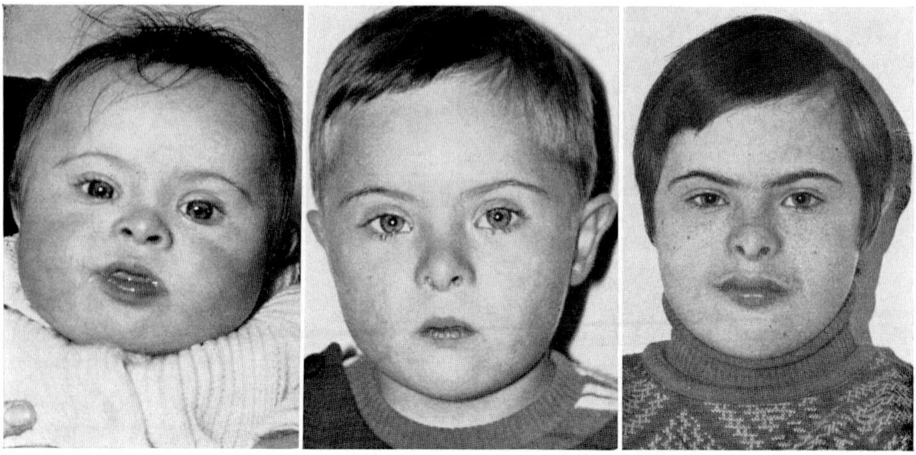

a) b) c)

Abb. 42 a–c Entwicklung eines mongoloiden Jungen. Beispiel 3: a) mit 6 Monaten, b) mit 4 Jahren, c) mit 12 Jahren

Umgebung kennt, wird auch einen solchen geringen Fortschritt nicht geringachten."

Es war vor allem *Haubold* (249), der immer wieder auf die soziologische Bedeutung der *Verbesserung des äußeren Aspektes mongoloider Kinder* unter der von ihm empfohlenen „Basistherapie" hingewiesen hat, was wir aufgrund unserer eigenen Beobachtungen bestätigen können. Wir wollen dies durch einige *vergleichende Abbildungen* (Abb. 40–42) vor Augen führen, um vor allem Eltern mongoloider Kinder zu zeigen, was für ihre Kinder getan werden kann und wie sehr ihre Mithilfe notwendig ist. Da wir in erster Linie nach dem äußeren Erscheinungsbild urteilen und werten, ist unsere Hilfe hier so wichtig. Mit unseren koordinierten Bemühungen wollen wir den Eltern mongoloider Kinder zu einer besseren Bewältigung ihres schweren Schicksals verhelfen und den mongoloiden Kindern selbst eine Rehabilitation und Integration erleichtern.

Es erscheint deshalb unerläßlich, die koordinierten therapeutischen Ansatzpunkte bei mongoloiden Kindern voll zu nutzen. Dies ist nur möglich, wenn endlich auch *die dafür notwendigen rechtlichen, materiellen und kassenwirtschaftlichen Voraussetzungen* geschaffen werden, um die wir schon seit vielen Jahren kämpfen. Nur so wird mongoloiden Kindern und ihren Eltern eine optimale Hilfe zuteil werden.

Eng mit diesen Fragen zusammenhängend sind für die Eltern mongoloider Kinder die überaus wichtigen rechtlichen und finanziellen Probleme, die wir im nächsten Punkt kurz berühren wollen.

4. Rechtliche Fragen – finanzielle und allgemeine Hilfen

a) Haben mongoloide Jugendliche das 18. Lebensjahr vollendet und sind damit Volljährige geworden, sollten sich ihre Eltern wegen der damit verbundenen *Rechtsfragen* an einen mit solchen Problemen vertrauten Rechtsanwalt wenden. Es gilt dabei, ihr Kind und sich selbst zu schützen. Es besteht die Möglichkeit, einen *Pfleger oder Vormund* durch das Vormundschaftsgericht zu bestellen. Die Eltern können selbst zu ihren Lebzeiten diese Funktionen einnehmen und auch testamentarisch Wünsche niederlegen, wer nach ihrem Tod diese Stelle einnehmen soll. Solche Maßnahmen sollten sich Eltern reiflich überlegen und mit Vertrauten auf diesem Gebiet besprechen. Was hier geschieht, darf nur dem Schutz des Betroffenen dienen und keinesfalls zu einer Entwürdigung und Herabsetzung führen.

Hinsichtlich *weiterer rechtlicher Fragen,* z. B. Haftpflicht, Aufsichtspflicht, Unterhaltspflicht, Eherecht und Erbschaftsfragen wird man ohne einen Rechtsberater nicht auskommen.

Zur Frage der *Grundrechte* geistig Behinderter schreibt Frau *Schmidt-Thimme* in dem Büchlein: „Kampf für ein behindertes Kind, z. B.: Mongolismus" (660) auf Seite 134: „Die Grundrechte, wie sie in unserer Verfassung formuliert sind sowie die allgemeinen Menschenrechte, zu denen sich die Vereinten Nationen bekennen, sind für alle Menschen dieselben. Wie sie auf den geistig behinderten Menschen anzuwenden sind, haben die Vereinten Nationen in einer besonderen Deklaration im Jahre 1972 bestimmt. Dieses Dokument wurde von der Internationalen Liga von Vereinigungen zu Gunsten geistig Behinderter, der auch die Deutsche Vereinigung ‚Lebenshilfe für geistig Behinderte' angehört, entworfen und vorberaten."

Weitere rechtliche Fragen müssen aus der Spezialliteratur (362, 363, 385) entnommen werden.

b) Wir wollen jetzt auf einige *Möglichkeiten finanzieller Hilfen* für Eltern mongoloider Kinder hinweisen.

Soweit Eltern mongoloider Kinder eine Lohn- oder Einkommensteuer entrichten, haben sie die Möglichkeit, durch eine versorgungsärztliche Bescheinigung einen *Steuerfreibetrag* zu erhalten. Nach jahrelangen Kämpfen ist es jetzt allgemein üblich, allen Eltern mongoloider Kinder den *Höchstsatz* dieses Steuerfreibetrags zukommen zu lassen, der *derzeit DM 7200,–* jährlich beträgt. Hierbei ist es notwendig, daß der zuständige Arzt die zu erwartende 100 %ige Erwerbsminderung und die zusätzliche Pflegebedürftigkeit dieser Kinder bescheinigt. Nur wenige Länder haben hierüber Ausführungsbestimmungen auf Landesebene.

Wesentlich problematischer ist die *Frage des Pflegegeldes.* Nach den

Bestimmungen des Bundessozialhilfegesetzes (BSHG) kann Eltern nach *§ 69 BSHG ein Pflegegeld aus sozialer Sicht* zugebilligt werden. Die hierfür maßgeblichen Einkommensverhältnisse sind jedoch sehr eng bemessen, so daß nur ein kleiner Teil der Eltern mit mongoloiden Kindern das soziale Pflegegeld erhalten wird. Es wird erst nach Abschluß des 1. Lebensjahres bezahlt. Außerdem werden Ausgaben über das BSHG für die Benutzung von Sonderkindergärten und Sonderschulen anteilig abgezogen. Der Höchstsatz des sozialen Pflegegeldes liegt z. Zt. bei DM 200,– mit ortsständigen Varianten.

Sehr umstritten ist die Frage, ob mongoloide Kinder ein *Pflegegeld wegen der Schwere ihrer geistigen und körperlichen Behinderung* erhalten können. Ein Pflegegeld für diese Gruppe der Schwerbehinderten war zunächst nur für die Blinden und, im weiteren Verlauf, auch für die schwer Körperbehinderten zugedacht worden. Erst in den neuen Novellen des BSHG finden auch die schwer Geistigbehinderten erstmalig *im § 24, Abs. 2, Ziffer 5 und 6* Erwähnung und Berücksichtigung. In der Präambel dieser Gesetzgebung war gedacht, die geistig Behinderten den schwer Körperbehinderten und Blinden gleichzustellen. Das trifft u. E. bei den derzeit gültigen Gesetzen jedoch nicht zu, da der § 24 und die Frage der Schwerbeschädigtensituation viel zu stark auf die Belange und Bedürfnisse der schwer Körperbehinderten abgestimmt sind. Dies ist u. E. nach dem Grundgesetz nicht zu vereinbaren. Es kann kein Zweifel darüber bestehen, daß die schwer geistig Behinderten, zu denen in jedem Fall die mongoloiden Kinder mit ihrem Unvermögen, abstrakt denken zu können, zu zählen sind, mindestens die gleiche Pflege und Betreuung bedürfen, wie die schwer Körperbehinderten und Blinden. Mit Recht betont Frau *Hetzer* an mehrfacher Stelle (271–273), daß Wartung und Pflege für geistig oder seelisch Behinderte nicht mit der Vorsorgung Körperbehinderter oder Blinder direkt vergleichbar sind. Der Gesetzgeber und die über solche Fragen entscheidenden Personen müßten hier vielmehr den spezifischen Belangen der Geistigbehinderten Rechnung tragen, da neben Betreuung und Pflege gerade bei diesem Personenkreis noch die schwere soziale Belastung hinzukommt. Im Gegensatz zu den Körperbehinderten und Blinden können mongoloide Kinder auf jeden Fall keine Selbständigkeit ohne einen beschützten Rahmen erreichen, sie bleiben somit bis zu ihrem Tod „zu Betreuende". Diese Ansicht vertritt auch Frau Dr. *Wiltraut Thust* in „Hilfe für Behinderte", Schriftenreihe, Band V (herausgegeben vom Bundesministerium für Jugend, Familie und Gesundheit – dort auch zu beziehen), wenn sie auf Seite 16 wörtlich schreibt: „Pflegegeld ist auch zu gewähren, wenn der Behinderte diese Fertigkeiten (gemeint sind dabei die sog. „Verrichtungen des täglichen Lebens" sowie die Möglichkeit zur Fortbewegung innerhalb und außerhalb der Wohnung mit oder ohne Hilfsmittel) zwar allein ausüben kann, sie jedoch nicht ohne ständige Anleitung und Aufsicht tut, was besonders bei geistig und psychisch Behinderten oft vorkommt." *Maier* (433, 434) hat sich zu diesem Fragenkomplex mehrfach geäußert und an den Novellen des BSHG mitgearbeitet.

Die hier angeschnittene Frage erachten wir von allergrößter Wichtigkeit, zumal sie für sehr viele Eltern mongoloider Kinder von praktischer Bedeutung ist. Bei diesem Personenkreis werden bei der Gewährung des Pflegegeldes *erhöhte Einkommensgrenzen nach § 81 BSHG* zugrunde gelegt. Die Einkommensgrenzen liegen so, daß doch ein größerer Teil der Eltern mongoloider Kinder dieses Pflegegeld erhalten würde, wenn ihre mongoloiden Kinder nach § 24, Abs. 2, Ziff. 5 und 6 als „Schwerbehinderte" anerkannt sind. Darüberhinaus liegt dieses Pflegegeld mit derzeit DM 599,— monatlich deutlich über dem sozialen Pflegegeld. Uneinheitlich ist die Regelung, daß bis zum 18. Lebensjahr nur die Hälfte dieses Betrages gewährt wird.

Wir sind uns darüber im klaren, daß die Anerkennung der mongoloiden Kinder als „Schwerbehinderte" den Staat vor hohe finanzielle Belastungen stellt. Auf der anderen Seite sparen Eltern, die ihre mongoloiden Kinder im häuslichen Milieu betreuen und nicht in entsprechende Heime geben, der öffentlichen Hand sehr viel höhere finanzielle Belastungen, da nach dem BSHG für die Kosten der Heimunterbringung weitgehend der Staat aufzukommen hat. Um die Entwicklung der Heimunterbringung zu verhindern, wurden diese Gesetze für die häusliche Betreuung der Schwerbehinderten geschaffen. Wir halten es für eine nicht gerechtfertigte Maßnahme, wenn Eltern mongoloider Kinder, die ihr Kind in eine Heimsituation geben, hier wesentlich bevorzugt werden vor Eltern, die ihre Kinder zu Hause betreuen. Welche Belastung die Betreuung eines mongoloiden Kindes im häuslichen Milieu darstellt, kann letztlich nur der beurteilen, der selbst in einer solchen Situation steht. Inzwischen sind auch diese Belange an die Versorgungsämter delegiert worden.

Nur in *wenigen Bundesländern sind „Landespflegegeldgesetze* für Schwerbehinderte" in Kraft getreten, so z. B. in Berlin, Bremen und Rheinland-Pfalz. Die praktischen Erfahrungen mit diesen Landesgesetzen, die sich z. T. wörtlich nach dem § 24 BSHG richten und die ein Pflegegeld *ohne Berücksichtigung der Einkommensverhältnisse* gewähren, lassen klar erkennen, vor welchen Schwierigkeiten in der Beurteilung wir hier stehen. Durch höchstrichterlichen Beschluß konnte z. B. in Berlin erreicht werden, daß alle Eltern mongoloider Kinder das Landespflegegeld erhalten. In den beiden anderen genannten Bundesländern ist die Frage noch nicht endgültig entschieden. Inzwischen wurden vielfach den Personenkreis sehr stark einengende Ausführungsbestimmungen erlassen, die für mongoloide Kinder kaum mehr in Frage kommen. Auch hier wird man mit Gerichtsentscheidungen rechnen müssen. Wir glauben nicht, daß man, auf die Dauer gesehen, zu unterschiedlichen Beurteilungen kommen kann, da dies dem Grundgesetz widerspricht. Wir selbst sehen uns hier veranlaßt, Eltern mongoloider Kinder unsere fachärztliche Hilfe angedeihen zu lassen, auch wenn wir mit dieser Maßnahme nicht immer auf Verständnis stoßen. Wir gehen dabei von der Vorstellung aus, daß auch bei den bestehenden Gesetzen die mongoloiden Kinder zur Gruppe der Schwerbehinderten zuzuzählen sind, da bei allen mongoloiden Kindern wegen ihrer geistigen Unreife mehr oder weniger ausgeprägte Grade einer motorischen Behinderung bestehen, so daß sie in ihren Handlungen und motorischen Abläufen unberechenbar sind und somit unserer ständigen Überwachung und Betreuung bedürfen.

Nach dem BSHG können von Eltern mongoloider Kinder auch *finanzielle Hilfen* bei der Berechnung des Wohngeldes, der Kfz-Steuer, bei Rundfunk- und Fernsehgebühren sowie bei Beantragungen von Darlehen für den Wohnungsbau aus öffentlichen Mitteln über die zuständigen Sozialämter beantragt werden. In jedem Fall sollten Eltern wegen solcher Fragen mit ihren zuständigen Sozialämtern Kontakt halten und sich nicht vor dem Gang zu dieser Behörde scheuen. Angestellte und Beamte der Behörden sollten bemüht sein, Eltern mongoloider Kinder jede erdenkliche Hilfe anzubieten und die Mentalität dieser Menschen zu verstehen.

Sind Eltern gezwungen, ihr mongoloides Kind in ein *Heim* zu geben, muß bei der überörtlichen Sozialbehörde ein Antrag gestellt werden, daß die *Kosten* über die Eingliederungshilfe, abzüglich der Kosten der häuslichen Ersparnis, *von der Sozialbehörde übernommen* werden. Schwierigkeiten ergeben sich im Vorschulalter und, noch mehr, im Säuglings- und Kleinkindesalter, obwohl gerade in dieser Altersstufe eine Eingliederungshilfe und eine Rehabilitation ganz besonders nottun.

Ist die Mutter eines mongoloiden Kindes wegen der Betreuung ihres Kindes außerstande, ihren Beruf weiter auszuführen, kann der Antrag beim Sozialamt gestellt werden, daß die *Versicherungsbeiträge* über das BSHG bezahlt werden.

c) Es gibt noch *weitere Vergünstigungen* für Eltern mongoloider Kinder, die hier nicht im einzelnen aufgezählt werden können.

In jedem Fall sollte von Eltern mongoloider Kinder der Antrag beim Versorgungsamt gestellt werden, daß ein *Ausweis für Schwerbehinderte* ausgestellt wird. Hier gibt es noch unterschiedliche Auslegungen. Nach den bisherigen Richtlinien bringt der Ausweis für Schwerbehinderte keine wesentlichen Erleichterungen, da bislang die kostenfreie Benützung der Bundesbahn für die Betreuungspersonen dieses Personenkreises nicht realisiert ist. Das wäre jedoch eine unerläßliche Maßnahme für neue Novellierungen.

Wir können diesen Abschnitt nicht beenden, ohne zu den zahlreichen *Wohltätigkeitslotterien und Spendenwerbungen* unserer Tage wenigstens kurz Stellung genommen zu haben. Hier muß vor allem die *„Aktion Sorgenkind“* Erwähnung finden, da sie für viele Betreuungsmaßnahmen mongoloider Kinder entscheidend mitbeigetragen hat. So sehr auch wir diese Bemühungen anerkennen, so darf trotzdem die Problematik solcher Aktionen nicht verkannt werden. Was diese Menschen benötigen, ist nicht allein materielle oder finanzielle Hilfe, sondern sehr viel mehr Recht und Anerkennung ihres „So-Seins“ mit allen damit verbundenen Konsequenzen für unsere Gesellschaft. Für die *Zukunft* erwarten wir, daß *jeder Behinderte* materiell und *finanziell* so weit *abgesichert* ist, daß er nicht ständig in einem Abhängigkeitsverhältnis zu seinen Eltern steht. Dieses Ziel ist z. B. in der Schweiz weitgehend verwirklicht.

Auch die *Frage der Krankenversicherung* mongoloider Kinder ist von großer Wichtigkeit. Bis zum Abschluß des Schulalters bzw. bis zum Eintritt in die „Werkstätte für Behinderte“ sind die Kinder durch ihre Eltern *im Rahmen der Familienhilfe* krankenversichert. Dies trifft zu, wenn der Unterhaltspflichtige einer Pflichtversicherung oder Ersatzkasse angehört. Nicht wenige Privatkassen nehmen, auch heute noch, keine mongoloiden Kinder in ihre Versicherung auf oder belasten die Eltern mit hohen Zusätzen. Die Eltern tun deshalb gut daran, sich über die Art des Versicherungsschutzes ihrer Kinder genau zu informieren.

Mit Eintritt des jugendlichen Mongoloiden *in die „Werkstätte für Behinderte“* muß er jetzt eine *eigene Krankenversicherung* abschließen. Die anfallenden Kosten für die Sozialversicherung werden durch die Sozialämter übernommen. Dies kann bedeuten, daß eine vorher für ihn günstigere Familienversicherung entfällt (Beihilfe u. a.). Um so mehr müßten die gesetzlichen Krankenkassen die anstehenden Probleme mongoloider Kinder klar sehen und von der *Notwendigkeit einer koordinierten Betreuung* dieser Kinder und Jugendlichen zutiefst überzeugt sein.

Hier hat das *Rehabilitations-Angleichungs-Gesetz* vom 1. 10. 74 neue Perspektiven gesetzt. Viele Kämpfe sind noch auszutragen, um zu einer Realisierung der hier gedachten Maßnahmen vorzudringen. Das gilt in besonderem Maße für die fachärztliche Betreuung auf freiberuflicher Ebene, vor allem dann, wenn man sich, wie wir, bislang nicht dazu entschließen kann, sich um eine kassenärztliche Tätigkeit zu bewerben. Die Gründe hierfür können im Rahmen unseres Buches nicht näher erläutert werden. Um den bestehenden Schwierigkeiten zu begegnen, haben wir uns auf freiwilliger Basis bereitgefunden, unsere ärztlichen Leistungen nach den Mindestsätzen der Gebührenordnung zu berechnen. Von sehr vielen Ersatz- und RVO-Krankenkassen ist unsere Einstellung honoriert worden, indem sie, ebenfalls auf freiwilliger Basis, die Kosten ganz oder wenigstens teilweise, übernehmen. Die augenblickliche Situation kann jedoch nur als Übergangslösung anerkannt werden, da sie keine Rechtsverbindlichkeit beinhaltet und deshalb jederzeit kündbar ist. Es wäre deshalb gut, wenn mit Unterstützung der dafür zuständigen ärztlichen und kassenärztlichen Gremien bald einheitliche Regelungen getroffen werden könnten.

Mit diesen Hinweisen wollen wir das Kapitel abschließen, um nun noch eine kurze zusammenfassende Schlußbetrachtung anzuschließen.

5. Zusammenfassende Schlußbetrachtung der koordinierten Betreuung des mongoloiden Kindes und seiner Familie in soziologischer Sicht

Alle Aspekte der von uns geschilderten koordinierten Bemühungen um das mongoloide Kind und seiner Eltern zielen letztlich auf eine Verbesserung der Sozialprognose dieser Kinder ab.

Je umfassender die ärztliche, heilpädagogische und psychologische Betreuung des mongoloiden Kindes ist, desto günstiger wird die Sozialprognose.

Wie bei anderen Formen einer geistigen Behinderung im Kindesalter, verpflichten Frühdiagnose und Früherfassung (151, 152, 162–164, 504, 505) auch hier zur Frühtherapie und Dauerbetreuung. Beides ist für die soziale Prognose der mongoloiden Kinder von entscheidender Bedeutung.

Geschulte Fachkräfte sind für eine derartig umfassende Betreuung unerläßlich.

Mit *Thomae* (657) sind wir der Meinung, daß Fachleute und Eltern zu einer echten Partnerschaft zusammenfinden müssen, die in erster Linie die Belange des mongoloiden Kindes im Auge haben sollte. Vor allem müßten gegenseitige Vorurteile immer mehr abgebaut werden. Das gilt in gleicher Weise für Fachleute untereinander.

Alle Erfahrungen sprechen dafür, daß die Voraussetzungen für eine koordinierte Betreuung des mongoloiden Kindes im häuslichen Milieu normalerweise besser sind als im Heim oder in der Anstalt.

Die Heimunterbringung mongoloider Kinder darf deshalb u. E. in den ersten Lebensjahren nur in Ausnahmefällen durchgeführt und später nur dann angestrebt werden, wenn dies, nach genauer Prüfung der Sachlage, die beste Lösung darstellt.

Auch in der Heimsituation muß die Bemühung um eine koordinierte Betreuung der mongoloiden Kinder vorherrschend sein. Außerdem sollte es weit mehr Heime mit Familiencharakter geben.

Die fachgerechte ärztliche Betreuung des mongoloiden Kindes in dem von uns aufgezeigten Rahmen erweist sich als eine unabdingbare Notwendigkeit in sozialmedizinischer und menschlicher Sicht. Sie kann deshalb nicht, wie bislang üblich, als „kassenunwirtschaftliche Leistung“ abgetan und deklassiert werden, da den Eltern solcher Kinder hierdurch zusätzliche finanzielle Belastungen neben ihrem sowieso schon schweren Schicksal entstehen.

Durch einen Umstrukturierungsprozeß unseres ärztlichen Denkens, vor allem auf höherer Ebene, und durch geänderte Einstellungen der dafür Verantwortlichen sollten gesetzliche Richtlinien geschaffen werden, die diesen Gegebenheiten Rechnung tragen. Die Möglichkeiten des Bundessozialhilfegesetzes müssen durch ein entsprechendes Verständnis der dafür Verantwortlichen genützt werden, um eine immer bessere Integration des mongoloiden Kindes in unsere Gesellschaft zu erreichen. Bei neuen Novellierungen sollten, mehr als bisher, die Belange der geistig Behinderten und speziell der mongoloiden Kinder berücksichtigt werden.

Keinem mongoloiden Kind kann das Recht auf die ihm mögliche Bildung abgesprochen werden. Das ist im Grundgesetz und in den Schulgesetzen der Länder verankert. In der Realisierung dieses Anspruchs sind wir in vielen Ländern nur zögernd vorangekommen, zumal die dafür notwendigen schulischen Einrichtungen und entsprechend ausgebildete Fachkräfte nicht in ausreichendem Umfang zur Verfügung stehen.

Wie im ärztlichen Bereich, sollte auch hier die Betreuung möglichst früh, auf jeden Fall schon im Vorschulalter, beginnen, da nur dann das Optimale in soziologischer Hinsicht erreicht werden kann.

Mehr als bislang realisiert, muß im schulischen Bereich den individuell recht unterschiedlichen Gegebenheiten mongoloider Kinder Rechnung getragen werden. Pauschalierungen sind schädlich, Unterforderungen mindestens gleich gefährlich wie Überforderungen.

Die Zielsetzungen in heilpädagogischer Hinsicht sollten nicht ausschließlich auf lebenspraktische Ziele beschränkt bleiben. Vielen mongoloiden Kindern wäre, bei zeitigem und fachgerechtem Vorgehen, das Erlernen der sog. Kulturtechniken, gemeint ist hier vor allem das Lesen und Schreiben, möglich und für sie auch sozial nutzbar.

Noch viel größere Sorge erweckt der Blick in die weitere Zukunft, wenn aus den mongoloiden Kindern Jugendliche und Erwachsene geworden sind. Auch sie können nur durch unsere tätige Hilfe und durch unser Verständnis für ihre Belange einen ihnen möglichen Lebensraum und eine sie erfüllende Tätigkeit, vorwiegend in sog. „Werkstätten für Behinderte", finden. Nur da, wo das so mühsam Erlernte, Erworbene und Geförderte in eine sinnvolle, das Leben ausfüllende Tätigkeit im Rahmen der gegebenen Möglichkeiten mündet, wird der vorangegangene Einsatz gerechtfertigt. Es erwachsen uns hier als Gemeinschaft große soziale Aufgaben, die wir nicht verdrängen dürfen, sondern, ähnlich wie z. B. in Holland, lösen müssen.

Auch im nachschulischen Bereich muß neben der sinnerfüllenden Arbeit der übrige Lebensbereich der mongoloiden Jugendlichen und Erwachsenen ins Auge gefaßt und gefördert werden. Dies wird erreicht über Spiel, Sport (744), Tanz, musische Betätigungen und andere Freizeitgestaltungen (743, 745) bis hin zur religiösen Ausrichtung. Auch das zuvor in der Schule Erlernte muß weiter geübt werden, soll es nicht frühzeitig in Vergessenheit geraten. Wohnheime sind hier eine unabdingbare Voraussetzung. Leider werden nur für einen kleinen Teil dieses Personenkreises anthroposophische Dorfgemeinschaften realisierbar sein.

Medizin, Psychologie, Erziehungswissenschaft und Soziologie haben hier, wie *Mieskes* (455) ausführt, für die Zukunft ein in sich gegliedertes, aber gleichsinniges und ganzheitliches System der Menschenbetreuung und -führung zu lösen, das von großer Tragweite ist. Jede Teildisziplin hat ihren bestimmten Ansatzpunkt und ihre wohl definierte Position.

Dem Verständnis des anderen und der Bereitschaft zur Koordination wollte unser Buch in erster Linie dienlich sein, um so den „Sozialisierungsprozeß des mongoloiden Kindes" (*Wegener* 690) zu beschleunigen und zu verbessern. Gelingt dieses Vorhaben, kann die Sozialprognose des mongoloiden Kindes nicht mehr so ungünstig angesehen werden, wie es noch heute in maßgeblichen Lehrbüchern zu lesen und aus manchen Berichten (676) zu entnehmen ist.

Die Belange der Eltern mongoloider Kinder werden in der Vereinigung „Lebenshilfe für geistig Behinderte" vertreten, auf die wir schon mehrfach hingewiesen haben. Aufgaben, Rolle und Bedeutung dieser Elternvereinigung hat ihr Geschäftsführer, *Tom Mutters,* erneut dargestellt (481). Wie *Katz* (337) betont, müssen die Zielsetzungen solcher Elternvereinigungen realistisch bleiben. Wir selbst wünschten uns, daß in der „Lebenshilfe" die Notwendigkeit der fachärztlichen Betreuung im hier vorgezeichneten Rahmen in gleicher Weise gefördert und gewürdigt würde, wie dies z. B. für die heilpädagogische Betreuung der Fall ist.

Mit *Thomae* (657) sind wir der Meinung, daß die Zusammenarbeit mit den Eltern mongoloider Kinder im Mittelpunkt unserer Bestrebungen stehen muß. Ohne ihre Mitarbeit sind alle unsere Bemühungen sinn- und nutzlos. Vor allem den Müttern der behinderten Kinder müßte mit allen nur erdenklichen Mitteln tätige Hilfe zur Bewältigung ihrer schweren Aufgaben angeboten werden, worauf auch *Erpelt* (164) hinweist.

Den Eltern der mongoloiden Kinder ist deshalb die Neuauflage unserer Monographie in erster Linie zugedacht, auch wenn die Darstellung mancher Abschnitte, trotz aller Bemühungen, nach wie vor keinen absoluten Anspruch auf Allgemeinverständlichkeit erheben kann. Wir hoffen, daß gerade die Eltern mongoloider Kinder doch viele positive Anregungen aus unserem Buch entnehmen können, die zur Klärung ihrer Fragen dienlich sind.

Schließlich ist das Buch als Appell an uns alle als Gemeinschaft gedacht. Es möchte um Verständnis, bejahende Einstellung und allgegenwärtige Hilfe für die mongoloiden Kinder und ihre Eltern werben. Wie notwendig dies ist, zeigt eine *Umfrage des Emnid-Instituts* auf Veranlassung der Abteilung für Heilpädagogik der Pädagogischen Hochschule Rheinland, über die *Ritzl* im Rahmen eines Interviews (546) berichtet. Das Interview ergab, daß nur 1% der Bevölkerung über das „Krankheitsbild Mongolismus" informiert ist! Wir hoffen, daß hier die auch von uns mit unterstützte Fernsehserie „Unser Walter" (454) und das dazu gehörende Buch „Kampf für ein geistig behindertes Kind, z. B.: Mongolismus" (660) etwas zur allgemeinen Aufklärung beigetragen haben. 78% der Befragten sprachen sich für eine Heimunterbringung der geistig behinderten Kinder aus. Mit Recht betont von *Lüpke* (422), daß diese Einstellung der Gesellschaft vielfach durch Unwissenheit, Verhaltensunsicherheit, Leistungsehrgeiz und Wettkampfdruck mitbedingt ist. Es wird dabei verkannt, daß die Interessen der Behinderten gleichzeitig auch die Interessen der Nicht-Behinderten sein müssen.

Um eine möglichst optimale Integration der älteren und erwachsenen Behinderten in die Gemeinschaft zu erleichtern, schlägt *Nirje* (493) vor, diesen Personenkreis nicht in Zentren für Geistigbehinderte zu bringen, worauf auch *Bach* (25) hinweist. Auf die vielschichtigen Probleme der Rehabilitation und Integration Behinderter geht auch *Begemann* (38) in seiner Monographie ein, wobei er auf die Chance unserer Gesellschaft hinweist, die uns in der Betreuung geistig Behinderter gegeben ist. Um das hier zu Sagende noch mehr zu verdeutlichen, wollen wir die Meinung von *Crönert* (112) wörtlich anführen, da sich seine Ausführungen ganz mit unserer Meinung decken: „Ob die Gesellschaft die Chance, die ihr durch die Existenz der Behinderten gegeben wird, auch wahrnimmt, ob die Gesellschaft die Behinderten nicht nur pro forma, sondern echt annimmt, ist eine Testfrage, an der sich entscheidet, ob unsere Gesellschaft imstande ist, zu echter Menschlichkeit zu gelangen und damit zugleich fähig wird, bei der Lösung der großen Weltaufgaben mitzuwirken".

Nur wenn diese Grundgedanken realisiert werden, führt der Fortschritt der Zivilisation, der uns im Laufe des letzten Jahrhunderts ganz erstaunliche Möglichkeiten zur Bekämpfung von Krankheiten und Leiden, des Lebensgenusses und der Lebensverlängerung eröffnet hat, nicht gleichzeitig zu moderneren Erscheinungsformen der Lebensgefährdung dieser Kinder, als dies die Euthanasie darstellte. Wir glauben, daß wir die uns überkommene Verantwortung für diese Kinder voll und ganz übernehmen müssen, denn schon immer war das, was eine Gemeinschaft für ihre schwächsten Glieder zu tun bereit war, ein Gradmesser für ihren ethischen, moralischen und sittlichen Wert, nach dem sie beurteilt wird.

Der behinderte Mensch aus medizinischer, pädagogischer und gesellschaftspolitischer Sicht

Von Dr. med. *Georg Kirschbaum*, Aachen

> *„Behinderter ist eine Person, die infolge eines Unfalles, einer Krankheit oder einer angeborenen Mißbildung erhebliche Schwierigkeiten hat oder unfähig ist, Tätigkeiten auszuüben, denen eine Person derselben Altersgruppe normalerweise nachgehen kann."*
>
> (Gemeinsamer Ausschuß für Rehabilitation Behinderter des Europarates)

I. Der behinderte Mensch in unserer Gesellschaft

Bei der Erfüllung ihrer Aufgaben, ihre Kinder zu Persönlichkeiten zu erziehen und ihnen bei ihrer Eingliederung in die Gesellschaft behilflich zu sein, sind den Eltern und den Erziehungsberechtigten behinderter Menschen, je nach Art und Umfang der Behinderungen ihrer Schutzbefohlenen, in ihren Möglichkeiten Grenzen gesetzt. Sie sind oft vor Probleme gestellt, die sie ohne fremde Hilfe nicht bewältigen können, sei es, daß sie ihre finanziellen Möglichkeiten übersteigen, ein besonderes Fachwissen oder auch spezielle Sachkenntnisse voraussetzen. Schließlich stellt jeder behinderte Mensch ein eigenes medizinisches wie auch menschliches Problem dar. Allgemeiner Grundsatz muß sein, behinderte Kinder frühstmöglich ärztlich und pädagogisch zu erfassen, für ihre Förderung die besten Kräfte zu gewinnen und sie am öffentlichen Leben teilnehmen zu lassen.

Die Ansprüche des behinderten Menschen an seinen Mitmenschen und an die Gesellschaft gründen sich auf christliche Aussagen und rechtstaatliche Grundsätze.

Auf die Bildungsfähigkeit auch sogenannter geistig behinderter Kinder und Jugendlicher haben Ärzte seit Jahrzehnten immer wieder hingewiesen und zusammen mit privaten Einrichtungen Bildungsmodelle erarbeitet und praktiziert. Sie haben unter Beweis gestellt, was Pädagogen noch bis vor wenigen Jahren nicht für möglich gehalten haben.

Die Erfüllung des Rechtsanspruches geistig behinderter Kinder und Jugendlicher auf schulische Bildung und Erziehung wurde, wenn auch entsprechend der Kulturhoheit der Länder auf unterschiedliche Art und Weise, im Rahmen des Sonderschulwesens eingeleitet, wobei dieser Sonderschultyp in pädagogischer, organisatorischer und rechtlicher Hinsicht eine

Besonderheit darstellt. Es wird noch viele Jahre dauern, bis für diese Kinder die geeigneten Kräfte in hinreichender Zahl zur Verfügung stehen und der Aufbau dieser Schulen abgeschlossen ist. Auch für die Schulverwaltungen ist diese Aufgabe Neuland. Das Schicksal behinderter Kinder wird auch bestimmt von der Mitarbeit der Eltern in den Schulpflegschaften und dem Umfang, in dem sie von ihrem Mitspracherecht in der Institution Schule Gebrauch machen. Sie tuen gut daran, wenn sie sich dabei derer bedienen, die von dem Unglück, ein behindertes Kind zu besitzen, in ihrem Sachverstand besonders gefordert sind.

Der Umwelt muß schließlich klar gemacht werden, daß jedes Elternpaar von diesem Unglück betroffen werden kann, unabhängig von sozialer Stellung, vom Einkommen und Beruf.

In besonderem Maße in Verantwortung genommen für diese Kinder sind die Gesundheitsämter mit ihren Schulärztlichen und Schulpsychologischen Diensten. Die Behindertenfürsorge hat sich historisch aus der Armenpflege zur öffentlichen Aufgabe gesundheitsfürsorgerischer Maßnahmen entwickelt. Moderne Erkenntnisse setzen eine Umstrukturierung ministerieller und verwaltungsmäßiger Organisationsformen zur Reform im Denken und Handeln mit dem Zwang zu uneigennütziger Kooperation voraus. Der Behinderte ist Mensch in seiner Gesamtheit und nicht Bestandteil einzelner ministerieller Zuständigkeiten. Das individuelle Schicksal von Behinderten fordert uns alle zur Mitarbeit und zur Suche nach optimalen Lösungen auf.

Mansfeld hat in der Fachzeitschrift „Öff. Gesundh.-Wesen 38 (1976) 210–215" über das Modell und die statistische Auswertung unter „Schulärztliche Untersuchungen in einem Gymnasium" berichtet. Die Vielzahl und Vielfalt der festgestellten Gesundheitsstörungen sind mit Hilfe von Eltern- und Lehrerfragebogen aufgedeckt und die ärztlichen Maßnahmen über die Eltern eingeleitet worden. Wenn auf die gesundheitsfürsorgerische Bedeutung einer verantwortungsbewußten schulärztlichen Betreuung und auf Verfahrensweisen zur größeren Effizienz hingewiesen und das Ergebnis dargelegt wird, wie es sich bei unbehinderten Kindern zeigt, dann ergibt sich die Notwendigkeit dieser Maßnahmen um so mehr bei behinderten Kindern und Jugendlichen.

Für die behinderten Kinder und Jugendlichen gilt auch was *Meinhardt* in derselben Ausgabe der Monatsschrift „Öff. Gesund.-Wesen" schreibt: „Liegt es daran, daß Kinder keine Lobby haben oder daran, daß Gesundheitspolitik und Bildungspolitik noch immer nicht in ihrem sachbedingten Zusammenhang gesehen werden? Die Bemühungen und die Sorge der hier sachverständigen Ärzte sind umsonst, wenn nicht die Politiker die ärztlichen Probleme des Arbeitsplatzes Schule zu ihren eigenen machen."

II. Soziale Gesetzgebung

Die soziale Gesetzgebung in den 70er Jahren dieses Jahrhunderts in der Bundesrepublik Deutschland hat sich der Behinderten und Sozialschwachen in einem Umfang angenommen wie nie zuvor. Der behinderte Mensch ist damit nicht mehr Almosenempfänger und allein auf die Gnade seiner Umwelt angewiesen. Er hat einen Anspruch auf einen Platz in der Gesellschaft. Diesen Rechtsanspruch mit allen seinen Konsequenzen und der Auswirkung auf den gesamten sozialen Bereich hat der Gesetzgeber in zwei grundlegenden Gesetzen festgelegt.

Die Situation des behinderten Menschen in unserer Gesellschaft wird davon abhängen, wie diese Gesetze praktiziert werden. Sie ist von der Mitarbeit jedes einzelnen Bürgers wie auch von der Bereitschaft aller zu einer interdisziplinären Zusammenarbeit bestimmt. Die Sorge um den Behinderten muß Anliegen jeder demokratischen Partei sein und ist ein gesellschaftspolitisches Problem, das nur gemeinsam angegangen werden kann.

Der Arzt nimmt in der Verwirklichung sozialer Gesetze eine Schlüsselstellung ein. Seine Aussage, vom Rezept bis hin zum Sachverständigengutachten, bildet die Grundlage der Entscheidungen von Verwaltungen und Gerichte. Er hat Maßstäbe zu setzen und Entscheidungen zu treffen, die sowohl den berechtigten Ansprüchen des Einzelnen als auch der Leistungsfähigkeit der Gemeinschaft gerecht werden. Bei ihm löst sich die Gesellschaft auf in Einzelwesen mit allen ihren Sorgen und Wünschen. Der Wert seiner Aussage wird bestimmt von seiner Sachkenntnis und der Sorge um den Menschen, aber auch von seinem gesellschaftspolitischen Verantwortungsbewußtsein.

Gesetz
über die Angleichung der Leistungen zur Rehabilitation
Vom 7. August 1974
(Bundesgesetzblatt Nr. 92. Ausgegeben zu Bonn am 15. August 1974)

§ 1
Aufgabe der Rehabilitation

(1) Die medizinischen, berufsfördernden und ergänzenden Maßnahmen und Leistungen zur Rehabilitation im Sinne dieses Gesetzes sind darauf auszurichten, körperlich, geistig oder seelisch Behinderte möglichst auf Dauer in Arbeit, Beruf und Gesellschaft einzugliedern.

(2) Den Behinderten stehen bei der Anwendung dieses Gesetzes diejenigen gleich, denen eine Behinderung droht.

Mit diesem Gesetz (RehaG) ist der Personenkreis der Einzugliedernden (Rehabilitanten) um die noch nicht im Berufsleben stehenden Behinderten erweitert und der Sozialleistungsträger Gesetzliche Krankenversicherung (GKV) in den Kreis der Rehabilitationsträger einbezogen worden. Das RehaG stellt die gesetzlichen Krankenkassen und Ersatzkassen vor neuen Aufgaben.

Mit dem Inkrafttreten des RehaG'es haben die Träger der GKV auch den Kindern, Jugendlichen und Erwachsenen, die behindert sind oder denen eine Behinderung droht, Vorbeuge-, Hilfs- und Heilmaßnahmen zu gewähren, wenn sie deren Mitglied sind und ein anderer Sozialleistungsträger nicht zuständig ist. Dieser Sachverhalt gewinnt noch an Bedeutung durch das *Sozialgesetzbuch* (SGB), dessen Allgemeiner Teil mit Datum vom 11. Dezember 1975 im Bundesgesetzblatt Nr. 140, ausgegeben zu Bonn am 13. Dezember 1975, veröffentlicht wurde.

§ 4
Sozialversicherung

(1) Jeder hat im Rahmen dieses Gesetzbuches ein Recht auf Zugang zur Sozialversicherung.

Voraussetzung für die Angleichung der Leistungen zur Rehabilitation war die Änderung des Schwerbeschädigtengesetzes vom 14. August 1961.

Gesetz
zur Weiterentwicklung des Schwerbeschädigtenrechts
Vom 24. April 1974
(Bundesgesetzblatt Nr. 45. Ausgegeben zu Bonn am 27. April 1974)

Artikel I
Änderung des Schwerbeschädigtengesetzes

1. Das Gesetz erhält die Bezeichnung:
   „Gesetz zur Sicherung der Eingliederung Schwerbehinderter in Arbeit, Beruf und Gesellschaft
   (Schwerbehindertengesetz – SchwbG)“.
2. § 1 erhält folgende Fassung:

§ 1
Schwerbehinderte

Schwerbehinderte im Sinne dieses Gesetzes sind Personen, die körperlich, geistig oder seelisch behindert und infolge ihrer Behinderung in ihrer Erwerbsfähigkeit nicht nur vorübergehend um wenigstens 50 vom Hundert gemindert sind, sofern sie rechtmäßig im Geltungsbereich dieses Gesetzes wohnen, sich gewöhnlich aufhalten oder eine Beschäftigung als Arbeitnehmer ausüben.“

Das SchwbG ist mit dem 1. 5. 1974 in Kraft getreten.

Mit der Durchführung dieses Gesetzes sind die Versorgungsämter beauftragt.

Die ärztliche Begutachtung erfolgt nach Antragstellung mittels Antragsformular durch den „Versorgungsärztlichen Dienst“. Im Rahmen dieser Begutachtung ist auch zu den *Vergünstigungsvoraussetzungen* Stellung zu nehmen.

III. Feststellung und Nachweis der Minderung der Erwerbsfähigkeit und der Vergünstigungsvoraussetzungen

SchwbG

§ 2 a

(1) Auf Antrag des Behinderten stellen die für die Durchführung des Bundesversorgungsgesetzes zuständigen Behörden das Vorliegen einer Behinderung und den Grad einer auf ihr beruhenden Minderung der Erwerbsfähigkeit fest. § 30 Abs. 1 und § 62 Abs. 1 bis 3 des Bundesversorgungsgesetzes und das Gesetz über das Verwaltungsverfahren der Kriegsopferversorgung vom 2. Mai 1955 (Bundesgesetzbl. I S. 202), zuletzt geändert durch das Dritte Gesetz über die Anpassung der Leistungen des Bundesversorgungsgesetzes vom 16. Dezember 1971 (Bundesgesetzbl. I S. 1985), sind entsprechend anzuwenden.

Liegen mehrere Behinderungen vor, so ist der Grad der Minderung der Erwerbsfähigkeit durch die Beurteilung der Auswirkungen der Behinderungen in ihrer Gesamtheit festzustellen (3).

Auf Antrag des Behinderten stellen die für die Durchführung des Bundesversorgungsgesetzes zuständigen Behörden auf Grund einer unanfechtbar gewordenen Feststellung eine Bescheinigung über die Eigenschaft als Schwerbehinderter und den Grad der Minderung der Erwerbsfähigkeit aus (4).

Für die Streitigkeiten über Feststellungen nach Absatz 1 und die Ausstellung, Berichtigung und Einziehung einer Bescheinigung nach Absatz 4 ist der Rechtsweg zu den Gerichten der Sozialgerichtsbarkeit gegeben (5).

Die Weiterentwicklung der Behindertenfürsorge, die ihren Niederschlag im Schwerbehindertengesetz gefunden hat, umfaßt alle Behinderte, unabhängig vom Lebensalter oder der Ursache der Behinderungen. Nach § 2 a SchwbG sind bei der Feststellung des Vorliegens einer Behinderung und des Grades einer auf ihr beruhenden Minderung der Erwerbsfähigkeit das Bundesversorgungsgesetz und das Verwaltungsverfahren der Kriegsopferversorgung „entsprechend“ anzuwenden. Bei der Feststellung der MdE und der Beurteilung von Hilfen und Vergünstigungen für diesen neu einbezogenen Personenkreis – vorwiegend Kinder, Jugendliche und ältere Menschen – fehlen die Kausalitätsbezüge, wie sie die Kriegsopferversorgung vorschreibt und wie sie im BVG ihren Niederschlag gefunden haben. Auch sind die Vorschriften der einbezogenen Sozialleistungsträger nicht deckungsgleich. Es gilt also bei der Praktizierung des SchwbG'es, bestehende Gesetze, Bestimmungen und Verwaltungsverfahren bei dem erweiterten und in den Bereich der einzelnen Sozialleistungsträger einbezogenen Personenkreis *sinngemäß* anzuwenden.

Goetz vertritt in seiner Arbeit „Die Bewertung der Minderung der Erwerbsfähigkeit (MdE) in Öff. Gesundh.-Wesen 37 (1975) 161–166 die Auffassung, daß der Begriff der MdE keine direkte Beziehung zur Erwerbsfähigkeit beinhaltet, sondern ein Maß für *Funktionsverlust*, für den Verlust an körperlichen, seelischen und geistigen Vermögen, darstellt. Er weist darauf hin, daß die „Anhaltspunkte für die Ärztliche Gutachtertätigkeit im Versorgungswesen Ausgabe 1973", die auch für das Schwerbehindertengesetz anzuwenden sind, und deren MdE-Sätze auf der Kriegsopferversorgung basieren, bei sachkundiger Anwendung durchaus dem behinderten Kind und den vielfältigen Erscheinungsformen angeborener oder in der Kindheit erworbener Leiden und auch der Situation der Mongoloiden gerecht werden können.

Für den hier interessierenden Personenkreis ist noch von Bedeutung, daß die Regeln und Richtlinien des BVG neben dem SchwbG u. a. auch für das Gesetz über die unentgeltliche Beförderung von Kriegs- und Wehrdienstopfern sowie von anderen Behinderten im Nahverkehr, für das Wohnungsbaugesetz und für das Einkommensteuergesetz Anwendung finden.

Mit der Beurteilung der MdE und der Pflegebedürftigkeit bei Kindern haben sich der Sachverständigenbeirat beim Bundesministerium für Arbeit und Sozialordnung am 31. 3. 1976 in Bonn und die 8. Versorgungsmedizinische Fortbildungstagung über Begutachtungsfragen in Hannover vom 10. bis 14. 5. 1976 befaßt, nachdem *Rauschelbach* aus dem Bundesministerium für Arbeit und Sozialordnung in der Fachzeitschrift „Öff. Gesundh.-Wesen 37 (1975) 155–161" zur Begutachtung der Pflegebedürftigkeit eingehend Stellung genommen hat und dabei ebenfalls auf die besonderen Verhältnisse bei Kindern eingegangen ist. Die in dieser Arbeit und in diesen Gremien erarbeiteten Grundsätze und Empfehlungen können die Grundlage für eine einheitliche Begutachtung bilden und der Situation dieses Personenkreises gerecht werden.

In der Regel sind die Auswirkungen von Behinderungen bei Kindern schwerwiegender als bei Erwachsenen mit einer gleichartigen Behinderung. Für die Beurteilung der MdE bei Kindern und Jugendlichen wäre auszugehen von der Erwerbsminderung, wie sie sich im erwerbsfähigen Alter ergeben würde.

Allgemein kann gesagt werden, daß es sich bei geistigen und seelischen Behinderungen meistens um eine Mehrfachbehinderung handelt mit Schwerpunkten bei geistigen und körperlichen Funktionsausfällen. Der IQ ist meistens unter 60 %. Die geistige Minderleistung ist analog dem Erwachsenen zu bewerten. Die Schwierigkeit der sozialen Integration ist für die Beurteilung der MdE von größter Bedeutung. Gewisse Einübungen vermögen nicht über die tatsächliche Abhängigkeit von der Umwelt (Bezugsperson) hinweg zu täuschen. Sie können zudem durch Umwelteinflüsse schnell verloren gehen. Die Eigenständigkeit dieses Personenkreises ist nicht gegeben und die Gründung einer Existenz in unserer Gesellschaft nicht möglich.

Unter den sogenannten Geistigbehinderten nimmt der, nach seinem Erscheinungsbild (Phänotyp) bezeichnete Mongoloide eine Sonderstellung ein. Er ist aufgrund seiner Chromosomenzahl und Chromosomenart ein eigener Typ Mensch, der sich nach einer, ihm eigenen Gesetzmäßigkeit körperlich, geistig und seelisch entwickelt. Seine Situation ist nicht bedingt durch ein Geburtstrauma, durch eine Kriegseinwirkung oder eine Unfallfolge. Sie ist auch nicht bedingt durch eine Organentfernung oder Systemerkrankung. Sie beruht auf einer genetisch bedingten „Neotonie", einer „neuen Art Mensch-Sein", welche die Entwicklung des mongoloiden Kindes bestimmt und seine physische und psychisch-geistige Situation, sein „So-Sein" (*Wunderlich*) bedingt. Es geht bei der Verflechtung von Motorik und psychisch-geistiger Entwicklung, wie sie z. B. in der Haltung, der Bewegung, dem Gang, der Sprache und der Mimik des Mongoloiden ausgeprägt ist, nicht um die Beschreibung von Einzelsymptomen, sondern um die psychosomatische Gesamtgestalt. Bei der Beurteilung der Gesamt-MdE stellt sich letztlich die Frage nach der Existenzfähigkeit und Existenzmöglichkeit eines Kindes mit Down-Syndrom.

Bei der Summe der Behinderungen, der Funktionseinschränkung der Bewegungsorgane infolge Koordinationsstörungen, Überstreckbarkeit der Gelenke, der Verformung von Händen und Füßen, der unterentwickelten Feinmotorik, der Sprachstörungen, Sehfehlern, der Unfähigkeit abstrakten Denkens und der Erkennung von Gefahren, der Reaktionsverlangsamung bei gleichzeitigem unkontrolliertem impulsiven Handeln, dem gehäuften Auftreten von Mißbildungen (etwa 50 % aller Mongoloider weisen einen Herzfehler auf) und der vermehrten Anfälligkeit für Infektionen erfüllt der Mongoloide nicht die Voraussetzungen für eine Erwerbstätigkeit auf dem allgemeinen Arbeitsmarkt. Er bedarf der dauernden Hilfsbereitschaft und des Schutzes durch seine Umwelt, um existieren zu können.

Bei Kindern mit Down-Syndrom (Mongolismus) sollte daher immer eine Gesamt-MdE von 100 % angenommen werden

Zur Beurteilung der Gesamtsituation und zum Verständnis für die Verhaltensweise des Mongoloiden ist es notwendig auch auf seine seelische Situation einzugehen. Das Fehlen von Worten und Begriffen, um sich seiner Umwelt gegenüber verbal zu äußern, macht sich vor allem in der Phase seiner Geschlechtsentwicklung bemerkbar. Er braucht daher seine Leiblichkeit mehr als Mittel zur Kommunikation, wenn er sich an seinen Gesprächspartner anschmiegt, seine Hand hält oder ihn zu streicheln sucht, um seine Gefühle äußern zu können. Er braucht jemanden, bei dem er unterkriechen kann, wenn er Kummer hat, und jemanden, der es ihm nicht verwehrt, daß er ihm um den Hals fällt, wenn er sich freut und seine Dankbarkeit zeigen will. Ein besonderes Problem stellt für den Mongoloiden die Sexualität dar, bei in der Regel normaler Geschlechtsentwicklung.

Auch für ihn ist Sexualität eine Ausdrucksform von Kontakt, Kommunikation und Liebe, die auf die Existenzweise des Menschen als Frau oder Mann und als gesellschaftliches Wesen hinweist, deren Praktizierung ihm aber von der Umwelt verübelt und verwehrt wird.

So liegt die Schwierigkeit der sozialen Integration Mongoloider nicht in einer mangelnden Kontaktfreudigkeit und nicht nur in der eingeschränkten Bildungsfähigkeit, sondern vielmehr in der mangelnden Bereitschaft der Umwelt, diese Menschen als individuelle, als soziale Wesen, die zukunftsorientiert sind, anzunehmen, zu verstehen und anzuleiten.

Der Mongoloide, ebenso wie ein Teil der Geistigbehinderten, ist durchaus in der Lage bei seiner Anpassungsfähigkeit, seinem freundlichen Wesen und seiner Bildungsfähigkeit unter der Anleitung und dem Schutz von Mitarbeitern einer Tätigkeit von wirtschaftlichem Nutzen nachzugehen.

Im Hinblick auf das RehaG ist eine Änderung der Kriterien für die Gewährung von Hilfen zur Berufsausbildung und Berufsförderung durch den Sozialleistungsträger „Arbeitsverwaltung“ erforderlich.

Hilflosigkeit

Einer Reihe von Gesetzen, die der sozialen Sicherung dienen und besondere Leistungen und Vergünstigungen für Pflegebedürftige vorsehen, liegt der zentrale Begriff „hilflos“ zu Grunde und ist Voraussetzung für die Gewährung eines Pflegegeldes oder einer Pflegezulage.

Bundesversorgungsgesetz (BVG)

§ 35 Abs. 1 „Solange der Beschädigte infolge der Schädigung so hilflos ist, daß er für die gewöhnlichen und regelmäßig wiederkehrenden Verrichtungen im Ablauf des täglichen Lebens in erheblichem Umfang fremder Hilfe dauernd bedarf, wird eine Pflegezulage . . . gewährt.“

Bundessozialhilfegesetz (BSHG)

§ 68 Abs. 1 „Personen, die infolge Krankheit oder Behinderung so hilflos sind, daß sie nicht ohne Wartung und Pflege bleiben können, ist Hilfe zur Pflege zu gewähren.“

§ 69 Abs. 3 „Ist ein Pflegebedürftiger, der das erste Lebensjahr vollendet hat, so hilflos, daß er für die gewöhnlichen und regelmäßig wiederkehrenden Verrichtungen im Ablauf des täglichen Lebens in erheblichem Umfang der Wartung und Pflege dauernd bedarf, so ist ihm ein Pflegegeld zu gewähren.“

Berliner Blinden- und Hilflosen-Pflegegeldgesetz (BHPflG)

§ 1 Abs. 6, und

Einkommensteuergesetz (EStG 1975)

§ 33 b Abs. 3
gleichen im wesentlichen denen des BSHG

Reichsversicherungsordnung (RVO)

§ 558 Abs. 1 „Pflege ist zu gewähren, solange der Verletzte infolge des Arbeitsunfalles so hilflos ist, daß er nicht ohne Wartung und Pflege sein kann."

Aus ärztlicher Sicht sind die Voraussetzungen für die Annahme einer Hilflosigkeit nach § 33 b Abs. 3 EStG mit den Voraussetzungen für die Gewährung der Pflegezulage nach dem BVG identisch.

Es ist die Aufgabe des ärztlichen Gutachters, den Sozialleistungsträger bei dessen Entscheidung den entsprechenden Sachverhalt aufgrund seiner medizinischen Sachkenntnis klarzulegen. Dabei hat er drei Feststellungen zu treffen.

1. Art der Behinderung,
2. Art und Umfang der Hilfeleistung,
3. Dauer der Hilfeleistung.

Rauschelbach weist darauf hin, daß weder die weiteren Ausführungen aus diesen Bestimmungen, noch die Rechtsprechung zahlreicher Gerichte eine unterschiedliche Interpretation oder Auslegung des Begriffes Hilflosigkeit zulassen. Er weist auch auf die „Anhaltspunkte für die Ärztliche Gutachtertätigkeit im Versorgungswesen Ausgabe 1973" hin.

Kapitel 19

„Gewöhnliche und regelmäßig wiederkehrende Verrichtungen sind insbesondere An- und Auskleiden, Nahrungsaufnahme, Körperpflege, Verrichten der Notdurft. Außerdem sind notwendige körperliche Bewegungen und geistige Erholung unter Umständen zu berücksichtigen. Unabhängig davon ist Hilflosigkeit auch dann gegeben, wenn Hilfe zwar nicht ständig geleistet wird, jedoch in dauernder Bereitschaft sein muß."

In der Beurteilung der Pflegebedürftigkeit von Kindern und Jugendlichen ist im Grunde nichts anderes zu berücksichtigen als bei Erwachsenen und man kann *Rauschelbach* nur zustimmen, wenn unter Berücksichtigung der Besonderheiten geistig Behinderter und Mongoloider die Formulierung „geistige Erholung" noch durch „und Entwicklung" zu ergänzen wäre.

Bezüglich der Pflegezulagestufen weist *Rauschelbach* auf § 35 Abs. 1 Satz 4 des BVG und auf Kapitel 20 der „Anhaltspunkte" hin und bezieht in den Begriff „Hirnbeschädigte" die geistig Behinderten ein. Gerade der Mongoloide bedarf im psychischen Bereich vieler Hilfeleistungen, die schwer zu beschreiben und auch schwer meßbar, für dessen tägliches Leben aber von größter Bedeutung sind. Wenn in bestimmten Fällen darauf verzichtet werden kann, näher auf die notwendigen Hilfeleistungen einzugehen und von ausführlichen gutachterlichen Äußerungen abgesehen werden könnte, dann gilt das insbesondere für das Down-Syndrom, dem charakteristische Entwicklungseigenschaften zu Grunde liegen, die auch bei Berücksichtigung der möglichen Variationen an der Grundsituation und an der Gesamt-MdE nichts zu ändern vermögen.

... *Rauschelbach* führt aus der Rechtsprechung zur Pflegebedürftigkeit geistig Behinderter zwei Urteile an.

Das Oberverwaltungsgericht Berlin hat in einem Urteil vom 15. 12. 1966 betont, daß bei geistig Behinderten auch die Anleitung zu den notwendigen Verrichtungen des täglichen Lebens und die entsprechende Aufsicht zur Wartung und Pflege gehören. In einem Urteil des Bayerischen Verwaltungsgerichtshofes vom 19. 5. 1969 heißt es: „Pflegebedürftigkeit liegt vor, wenn ein geistig Behinderter zwar physisch in der Lage ist, die gewöhnlichen Verrichtungen auszuführen, diese aber nur auf Aufforderung hin vornimmt oder ohne Anleitung durch einen Dritten nicht ordnungsgemäß vornimmt."

Aus alledem ergibt sich, daß bei Kindern mit Down-Syndrom (Mongolismus) eine MdE von 100 % angenommen und ebenso, wie bei geistig behinderten Jugendlichen mit einer MdE um 100 %, auch grundsätzlich das Vorliegen einer Hilflosigkeit bejaht werden sollte.

Erhebliche Beeinträchtigung der Bewegungsfähigkeit im Straßenverkehr

Die Begriffe „erhebliche Gehbehinderung", „Geh- und Stehbehinderung" und „erhebliche Beeinträchtigung der Bewegungsfähigkeit im Straßenverkehr" sind inhaltsgleich. Ihnen allen ist die Definition des Begriffes der „erheblichen Beeinträchtigung der Bewegungsfähigkeit im Straßenverkehr" zugrunde zu legen. (BVBl. 6/1976 Nr. 35, S. 68.)

Der Mongoloide findet sich in einer, ihm fremden Umgebung nicht zurecht. Er befindet sich im Straßenverkehr somit in der gleichen Situation wie ein Blinder. Darüber hinaus stellt er infolge der Störung der Orientierungsfähigkeit und seiner Verhaltensweise eine Gefahr für andere dar und befindet auch sich selbst in Gefahr. Es ist ihm daher eine erhebliche Beeinträchtigung der Bewegungsfähigkeit im Straßenverkehr zu bescheinigen.

Ständige Begleitung

Die Notwendigkeit der ständigen Begleitung ist dem Mongoloiden nicht nur zu bescheinigen, weil er in allen Bereichen des täglichen Lebens ständig auf fremde Hilfe angewiesen ist und ohne Begleitung nicht in der Lage ist öffentliche Verkehrsmittel zu benutzen, sondern auch zur Vermeidung von Gefahren für sich und andere.

Medizinische Voraussetzungen für die Befreiung von der Rundfunkgebührenpflicht

Der Mongoloide erfüllt aufgrund seiner Gesamtsituation § 1 Nr. 1–3 der Verordnung über die Befreiung von der Rundfunkgebührenpflicht vom 23. 9. 1975 (GuVOBl. NW, S. 551).

Der Gesetzgeber hat die Grundlage zu einem menschenwürdigen Dasein der Behinderten durch die Soziale Gesetzgebung geschaffen. Die Zukunft behinderter Kinder und Jugendlicher wird letztlich von der Bereitschaft der Eltern zur organisierten Selbsthilfe, zur Mitarbeit in der Institution Schule, von der Kontaktaufnahme zur Umwelt und von der Einflußnahme auf Politiker bestimmt.

Es gilt jetzt, in einer Zeit, in der sich die Grenzen des Wachstums aufzeigen und auch die Grenzen der Leistungsfähigkeit der Gesellschaft erreicht zu sein scheinen, das Geschaffene zu erhalten. Die Bewältigung des Fortschrittes und die Erhaltung sozialer Leistungen und Hilfen zwingen zu Maßstäben in der Beurteilung, die sowohl der Situation des Einzelnen, wie auch der der Gemeinschaft gerecht werden. Es wäre den Schwerstbehinderten gegenüber, die vielfach ihre Existenz dem Fortschritt und der ärztlichen Kunst verdanken, unverantwortlich, und es kann auch nicht im Interesse der Gesellschaft liegen, wenn auf der Suche nach Kostenersparnissen gerade bei denen, die unserer aller Hilfe am nötigsten haben, Abstriche gemacht würden.

Literaturverzeichnis

1. *Akesson, H. O.:* A study of maternal age in Down's syndrome. Ann. hum. Genet. *29,* 271 (1966)
2. *Amrhein, F.:* Neue Wege der Musiktherapie. Vierteljsch., Lebenshilfe, *13,* H. 1, S. 24 (1974)
3. *Annett, Marian* and *Ann Turner:* Laterality and the growth of intellectual abilities. Brit. J. Clin. Psychol. *44,* 37 (1974)
4. *Appleton, M. D., W. Haab, P. J. Casey, F. S. Castellino, J. M. Sehorr* and *R. J. Miraglia:* Role of vitamin A in gammaglobulin biosynthesis and uric acid metabolism of mongoloids. Amer. J. Ment. Defic. *69,* 324 (1964)
5. *Armentrout, J. A.:* Effects of perceptual training on children's human figure drawings. J. Genet. Psychol. *119,* 1777 (1973)
6. *Asperger, H.:* Heilpädagogik, 3. Aufl. Springer, Wien 1961
7. *Asperger, H.:* Das geistig behinderte Kind im Spannungsfeld von Umwelt und Mitwelt. In: Handbücherei d. Lebenshilfe, Bd. *5,* S. 10, Marburg 1965
8. *Asperger, H.:* Das Erleben sittlicher Werte und die Erziehung dazu beim hirngestörten Kind. Wien. med. Wsch. *116,* 751 (1966)
9. *Atkins, L., M. A. O'Sullivan, Ch. V. Pryles* and *D. A. Flory:* Mongolism in three siblings with 46 chromosomes. New Engl. J. Med. *266,* 631 (1962)
10. *Atzesberger, M.:* Sprachaufbauhilfe bei Geistigbehinderten, 3. Aufl. Marhold, Berlin 1975
11. *Auerbach, Aline B.:* What can parents gain from group experience? In: Child Study Association of America, Helping parents of handicapped children-Group-approaches, S. 15, Child Study Assoc. of Amer., New York 1959
12. *Auld, R. M., A. M. Pommer, J. C. Houck* and *G. Burke:* Vitamin A resorption in mongoloid children. Prelim. report. Amer. J. Ment Defic. *63,* 1010 (1959)
13. *Bach, H.:* Grundformen der Fehlerziehung und der Heilerziehung bei geistig behinderten Kindern. In: Handbücherei d. Lebenshilfe, Bd. *4,* S. 63, Marburg 1964
14. *Bach, H.:* Der geistig behinderte Mensch und unser Erziehungsziel. Vierteljsch. Lebenshilfe *III,* H. 4, S. 169 (1964)
15. *Bach, H.:* Die Stellung der Kulturtechniken in der Sonderschule für praktisch Bildbare. Vierteljsch. Lebenshilfe, *IV,* H. 3, S. 132 (1965)
16. *Bach, H.:* Idee und Gestalt der Sonderschule für geistig behinderte Kinder. In: Handbücherei d. Lebenshilfe, Bd. *5,* S. 9, Marburg 1965
17. *Bach, H.:* Der geistig behinderte Mensch und unser Erziehungsziel. In: Handbücherei d. Lebenshilfe, Bd. *5,* S. 118, Marburg 1965
18. *Bach, H.:* Wandel der Familienbelastung angesichts der Entwicklung des geistig behinderten Kindes. Vierteljsch. Lebenshilfe *VI,* H. 2, S. 57 (1967)
19. *Bach, H.:* Geistigbehindertenpädagogik, 2. Aufl. Marhold, Berlin (1969)
20. *Bach, H.:* Existenzberechtigung und Aufgabe der Lebenshilfe in der Gegenwart. Vierteljsch. Lebenshilfe *9,* H. 4, S. 193 (1970)
21. *Bach, H.:* Sexuelle Erziehung bei Geistigbehinderten. Marhold, Berlin 1971
22. *Bach, H.:* Laienmitarbeit als Existenzfrage der Lebenshilfe. Vierteljsch. Lebenshilfe *10,* H. 3, S. 149 (1971)
23. *Bach, H.:* Das Maß der Integration bei der Erziehung geistig behinderter und gesunder Kinder. Vierteljsch. Lebenshilfe *11,* H. 4, S. 202 (1972)
24. *Bach, H.:* Früherziehungsprogramme für geistigbehinderte und entwicklungsverzögerte Säuglinge und Kleinkinder. Marhold, Berlin 1974
25. *Bach, H.:* Zentren für Behinderte – ja oder nein. Vierteljsch. Lebenshilfe *13,* H. 4, S. 203 (1974)
26. *Bach, H.,* unter Mitarb. v. *G. Heese, H. Jussen, G. O. Kanter, Gerda Knura, F. Schönberger, S. Solarová* und *O. Speck:* Sonderpädagogik im Grundriß. Marhold, Berlin 1975

27. *Bachmann, K.-D.* und *R. A. Pfeiffer:* Das Down-Syndrom, Trisomie 21, Mongolismus. Dtsch. Ärztebl. H. 13, S. 921 (1974)
28. *Barbagallo, A.:* Rilievi psico-auxologici su 63 sogetti mongoloidi. Aggiorn. pediat. *12,* 657 (1961)
29. *Bardon, L.* and *E. Moira:* Siccacell treatment in mongolism. Lancet *1964, II,* 234
30. *Barsch, R.:* Explanations offered by parents and siblings of brain-damaged children. Except. Child *27,* 286 (1961)
31. *Bauer, E.:* Früherziehung des geistig behinderten Kindes. Vierteljsch. Lebenshilfe *9,* H. 1, S. 1 (1970)
32. *Baumann, J. V.* und *Rosina Zdansky:* Vierfingerfurche und Zerebralparese. Wien. med. Wschr. *123,* 642 (1973)
33. *Bazelon, M., R. S. Paine, V. A. Cowie, P. Hunt, J. Houck* and *D. Mahanand:* Reversal of hypotonia in infants with Down's syndrome by administration of 5-Hydroxytryptophan. Lancet *1967, II,* 1130
34. *Beal, V. A.:* Dietary intake of individuals followed through infancy and childhood. Amer. J. Publ. Health *51,* 1107 (1961)
35. *Beck, Helen L.:* Counseling parents of retarded children. Children *6,* 225 (1959)
36. *Becker-Carus, Chr.:* Verändert die Wahrnehmungsschwelle die Dominanz zwischen Sehen und Tasten? Z. exp. angew. Psychol. *20,* 347 (1973)
37. *Becker, K. L., E. C. Burke* and *A. Albert:* Double autosomal trisomy (D trisomy plus mongolism). Proc. Mayo Clin. *38,* 242 (1963)
38. *Begemann, E.:* Behinderte – Eine humane Chance unserer Gesellschaft. Marhold, Berlin 1973
39. *Behr, H.:* Dein behindertes Kind. 3. Aufl. Vandenhoeck u. Ruprecht, Göttingen 1970
40. *Behrens, F.* und *R. Mauler:* Die Technik der Darstellung von Chromosomen aus weißen Blutzellen. Blut *21,* 51 (1970)
41. *Bell, N. W.* and *E. F. Vogel:* A modern introduction to the family. Free Press, Glencoe, Ill. 1960
42. *Benda, C. E.:* Die mongoloide Wachstumsstörung (kongenitale Akromikrie). Die Medizinische *1953,* 1083 u. 1104
43. *Benda, C. E.:* Mongolism. A comprehensive review. Arch. of Pediatr. *73,* 391 (1956)
44. *Benda, C. E.:* The child with mongolism (congenital acromicria). Grune and Stratton, New York, London 1960
45. *Benda, C. E.:* Diskussion. In: Mongolism. Ciba Foundation Study Group Nr. 25, S. 18, Churchill, London 1967
46. *Bennholdt-Thomsen, C.:* Über den Mongolismus und andere angeborene Abartungen in ihrer Beziehung zu hohem Alter der Mütter. Z. Kinderheilk. *53,* 427 (1932)
47. *Beolchini, P. E., A. B. Bariatti* and *M. Morgati:* Indagini genetico-statistiche sulle fratrie di 432 sogetti mongoloidi. Acta genet. med. (Roma) *11,* 430 (1962)
48. *Berg, J. M.* and *B. H. Kirman:* Risk of dual occurence of mongolism in sibship. Arch. Dis. Child. *36,* 645 (1961).
49. *Bernart, E.:* Schulausbildung für geistig Behinderte. Marhold, Berlin 1970
50. *Betlejewski, S., S. Klajman* and *Z. Walczyński:* Radiologische Untersuchungen der Entwicklung der Nasennebenhöhlen im Down-Syndrom. Ann. paediat. (Basel) *203,* 355 (1964)
51. *Betlejewski, S.* and *Z. Walczyński:* Die Rachen- und Gaumenmandeln bei Kindern mit Down-Syndrom. Praxis (Bern) *54,* 783 (1965)
52. *Beuren, A. J.:* Aufgaben und Ergebnisse der Kindercardiologie. Mkurse ärztl. Fortb. *16,* 533 (1966)
53. *Bibring, Grete L., T. F. Dwyer, D. S. Huntingdon* and *A. F. Valenstein:* A study of the psychological processes in pregnancy and the earliest mother-child relationship. Psychoanal. Stud. Child. *16,* 9 (1961)
54. *Biesalski, P.:* Fragen zur Erfassung und Behandlung von Hör- und Sprachstörungen bei Kindern und Erwachsenen. Mkurse ärztl. Fortb. *14,* 532 (1964)
55. *Biesalski, P.:* Die Behandlung von Hör- und Sprachstörungen bei geistig behinderten Kindern. Vierteljsch. Lebenshilfe *V,* H. 3, S. 122 (1966)
56. *Bilovsky, D.* and *J. Share:* The ITPA and Down's syndrome: an explorato-

ry study. Amer. J. Ment. Defic. *70,* 78 (1965)

57. *Birch, H. G.* and *J. D. Gussow:* Disadvantaged children. Health, nutrition and school failure. Grune and Stratton, New York, London 1972
58. *Birch, H. G., A. Thomas* and *St. Chess:* Behavioral development in braindamaged children. Three case studies. Arch. gen. Psychiat. *11,* 596 (1964)
59. *Blattner, R. J.:* Chromosomes in chronic myeloid leukemia and in acute leukemia associated with mongolism. J. Pediat. (St. Louis) *59,* 145 (1961)
60. *Bleidick, U.:* Pädagogik der Behinderten. Grundzüge einer Theorie der Erziehung behinderter Kinder und Jugendlicher. Marhold, Berlin 1972
61. *Bobath, K.* und *B. Bobath:* Grundgedanken zur Behandlung der zerebralen Kinderlähmung. Beitr. Orthop. *11,* 225 (1964)
62. *Bochinger, R.:* Hilfe für das geistig behinderte Kind. Ratschläge für die Seelsorge in der Familie, Gemeinde, Heim und Schule. Calwer Verlag, Stuttgart 1974
63. *Bodian, M., L. L. R. White, C. O. Carter* and *J. H. Louw:* Congenital duodenal obstruction and mongolism. Brit. Med. J. *4749,* 77 (1952)
64. *Böge, Ingeborg:* Pers. Mitt. 1974
65. *Böhm, R.:* Lebensfähigkeit bei Monosomie G. Vortr. I. Cytogen. Coll., Gießen, 25. bis 28. 9. 1968
66. *Boehncke, H.:* Die Bedeutung der Mutter-Kind-Beziehung in der frühen Kindheit des geistig behinderten Kindes. In: Handbücherei d. Lebenshilfe, Bd. *5,* S. 20, Marburg 1965
67. *Bogen, H.-J.:* Exakte Geheimnisse: Knaurs Buch der modernen Biologie, mit einem Geleitwort v. A. Butenandt. Droemer, München 1967
68. *Boles, G.:* Personality factors in mothers of cerebral palsied children. Genet. Psychol. Monogr. *59,* 159 (1959)
69. *Bolk, L.:* Zitiert n. Kalb, 1957
70. *Bondi, C.:* Neue Test-Untersuchungen an minderbegabten Kindern. Vierteljsch. Lebenshilfe *III,* H. 3, S. 113 (1964)
71. *Bondy, C., R. Cohen, D. Eggert* und *G. Lüer:* Die Testbatterien für geistig behinderte Kinder. Beltz, Weinheim, Berlin, Basel 1969
72. *Boué, A.:* Action du virus de la rubéole sur les cellules embryonnaires humaines „in vitro". Rev. Franç. Ét. clin. biol. *11,* 569 (1966)
73. *Breg, W. R., Dorothy A. Miller, Penelope Allerdice* and *O. J. Miller:* Identification of translocation chromosomes by quinacrine fluorescence. Amer. J. Dis. Child. *123,* 561 (1972)
74. *Brückner, Aenne:* Erfahrungen einer ärztlichen Beratungsstelle für geistig behinderte Kinder und Jugendliche. Vierteljsch. Lebenshilfe *VII,* H. 3, S. 144 (1968)
75. *Buchka, M.:* Darstellung einer Methode zur Reinlichkeitserziehung bei schwer geistig Behinderten. Vierteljsch. Lebenshilfe *10,* H. 4, S. 219 (1971)
76. *Buchka, M.:* Zur Problematik des Erwachsenseins geistig Behinderter. Vierteljsch. Lebenshilfe *13,* H. 4, S. 193 (1974)
77. *Buck, C., G. H. Valentine* and *Katherine Hamilton:* A study of microsymptoms in the parents and sibs of patients with Down's syndrome. Amer. J. ment. Defic. *73,* 683 (1969)
78. *Bühler, Ch.,* und *H. Hetzer:* Kleinkindertests. Entwicklungstests vom 1. bis 6. Lebensjahr, 3. Aufl. Barth, München 1961
79. *Bühlmeyer, K.:* Die pulmonale Hypertension bei angeborenen Herzfehlern im Kindesalter (Bibl. Paediat. Red.: E. Freudenberg, Nr. 85). Karger, Basel, New York 1967
80. *Bühner, Doris:* Le Bon Départ – Der gute Anfang. Vierteljsch. Lebenshilfe *V,* H. 1, S. 21 (1965)
81. *Bünte, H., H. Beck* und *M. Reichenbach:* Reiten als Therapie. Karger, Basel, München 1972
82. *Burgio, R. G., F. Severi, R. Rossoni* and *R. Vaccaro:* Autoantibodies in Down's syndrome. Lancet *1966, I,* 497
83. *Burmester, H.:* Verkehrserziehung geistig behinderter Kinder. Vierteljsch. Lebenshilfe *10,* H. 2, S. 88 (1971)
84. *Butenandt, A.:* Molekularbiologie als

Fundament der modernen Medizin, S. 1. Lehmanns, München 1967

85. *Butler, J. L.* and *H. E. Reiss:* Antenatal detection of chromosome abnormalities. J. Obstet. Gynaec. Brit. Commonwealth *77*, 902 (1970); Zbl. Kinderhk. *111*, S. 2 (1971)

86. *Caffey, J.* and *St. Ross:* Mongolism (mongoloid deficiency) during early infancy; some early recognized diagnostic changes in the pelvic bones. Pediatrics *17*, 642 (1956)

87. *Caffey, J.* and *St. Ross:* Pelvic bones in infantile mongolism. Roentgenographic features. Amer. J. Roentgenol. *80*, 458 (1958)

88. *Cant, W. H. P., J. W. Gerrard* and *B. W. Richards:* A girl of mongoloid appearence and normal intelligence. J. Ment. Sci. *99*, 560 (1953)

89. *Carl, Mona:* Pädagogische Rhythmik für geistig und körperlich behinderte Kinder. Vierteljsch. Lebenshilfe *13*, H. 2, S. 78 (1974)

90. *Carr, D. H.:* Chromosomal studies in abortues and stillborn infants. Lancet *1963, II*, 603

91. *Carr, Janet:* Young children with Down's syndrome. Their development, upbringing, and effects on their families. Butterworths, London and Boston 1975

92. *Cashden, A.* and *D. M. Jeffree:* The influence of the home background on the development of severely subnormal children. Brit. J. med. Psychol. *39*, 313 (1966)

93. *Cenani, A.* und *R. A. Pfeiffer:* Erscheinungsbild autosomaler Chromosomenaberrationen. Pädiat. Prax. *9*, 199 (1970)

94. *Chaptal, J., R. Jean, J.-M. Emberger, M. Navarro* et *H. Mallet:* Anomalie structurale d'un chromosome du groupe 13–15 chez un mongolien par trisomie 21 régulière et chez sa mère. Arch. franç. Pediat. *23*, 57 (1966)

95. *Chaptal, J., R. Jean, P. Izarn, H. Bonnet, J.-M. Emberger, M. Navarro* et *D. Rieu:* Troubles hématologiques des jeunes mongolins. Pédiatrié *25*, 433 (1970)

96. *Chaudhuri, Amala* and *K. C. Chaudhuri:* Chromosome mosaicism in an Indian child with Down's syndrome. J. med. Genet. *2*, 131 (1965)

97. *Chu, E. H.* and *N. H. Giles:* Human chromosome complements in normal somatic cells in culture. Amer. J. human. Genet. *11*, 63 (1959)

98. *Citoler, P., F. Peca* und *H. G. Schwarzacher:* Cytologische Untersuchungen an einem menschlichen Abortus mit tetraploiden Zellen in vitro. Humangenetik 7, 109 (1969)

99. *Coccheri, P.:* La sindrome da ipertiroidizzazione in nenati e lattanti mongoli. Minerva pediatr. (Torino) *8*, 962 (1956)

100. *Cohen, Pauline, C.:* The impact of the handicapped child on the family. Soc. Casewk. *43*, 137 (1962)

101. *Collmann, R. D., J. Krupinski* and *A. Stoller:* Incidence of infectious hepatitis compared with the incidence of children with Down's syndrome born nine months later to younger and older mothers. J. Ment. Def. Res. *10*, 266 (1966)

102. *Collmann, R. D.* and *A. Stoller:* A survey of mongoloid births in Victoria, Australia, 1942–57. Amer. J. Pub. Hlth. *52*, 813 (1962)

103. *Collmann, R. D.* and *A. Stoller:* A life table for mongols in Victoria, Australia. J. Ment. Defic. Res. *7*, 53 (1963)

104. *Colon, E. J.:* The structure of the cerebral cortex in Down's syndrome. A. quantitative analysis. Neuropédiatrie *3*, 362 (1972)

105. *Comby, J.:* L'idiotie mongolienne. Arch. Méd. Enf. *20*, 505 u. 560 (1917)

106. *Conrad, K.:* Über den Begriff der Vorgestalt und seine Bedeutung für die Hirnpathologie. Nervenarzt *18*, 289 (1947) (weitere Literatur b. Wunderlich, 1963)

107. *Coppen, A.* and *V. Cowie:* Maternal health and mongolism. Brit. med. J. *1960, I*, 1843

108. *Corboz, R. J.:* Klinische Erfahrungen mit Psychopharmaka im Kindesalter. Acta paedopsychiat. (Basel), *32*, Suppl. 1, 24 (1965)

109. *Coughlin, E. W.:* Parenteral attitudes toward handicapped children. Child 2, 11 (1947)

110. *Cowie, V.* and *E. Slater:* Maternal age and miscarriage in the mothers

of mongols. Acta genet. (Basel) *13, 77* (1963)

111. *Crickmay, Marie C.:* Sprachtherapie bei Kindern mit zerebralen Bewegungsstörungen auf der Grundlage der Behandlung nach Bobath. In: Schriften z. Körperbehindertenpädagogik und ihren Grenzgebieten, Hrsg. *H. Wolfgart,* H. 6. Marhold, Berlin 1972

112. *Crönert, H.:* Die Existenz der Behinderten als eine Testfrage an unsere Gesellschaft. Vierteljsch. Lebenshilfe *9,* H. 3, S. 129 (1970)

113. *Crönert, H.:* Religiöse Erziehung ohne Dogma. Vierteljsch. Lebenshilfe *11,* H. 3, S. 129 (1972)

114. *Crookshank, F. G.:* The mongol in our midst. Kegan, London 1931

115. *Cullen, J. F.:* Blindness in mongolism (Down's syndrome). Brit. J. Ophthal. *47,* 331 (1963)

116. *Cullen, J. F.* and *H. G. Butler:* Mongolism (Down's syndrome) and Keratokonus. Brit. J. Ophthal. *47,* 321 (1963)

117. *Culley, W. J., K. Goyal, D. H. Jolly* and *T. Mertz:* Calorie intake of children with Down's syndrome (mongolism). J. Pediat. (St. Louis) *66,* 772 (1965)

118. *Cullum, L.* and *J. Liebman:* The association of congenital heart disease with Down's syndrome (mongolism). Amer. J. Cardiol. *24,* 354 (1969)

119. *Cummings, S. Th., H. C. Bayley* and *H. E. Rie:* Effects of the child's deficiency on the mother: a study of mothers of mentally retarded, chronically ill and neurotic children. Amer. J. Orthopsychiat. *36,* 595 (1966)

120. *Cummings, S. Th.* and *D. Stock:* Brief group therapy of mothers of retarded children outside the speciality clinic setting. Amer. J. Ment. Def. *66,* 739 (1962)

121. *Day, R. W., S. W. Wright, A. Koons* and *M. Quigley:* XXX/21-trisomy and retinoblastoma. Lancet *1963, II,* 154

122. *Deckers, J. F., A. M. Oorthus-van Santen* and *W. H. Doesburg:* Die Verwendung von Fingerabdrücken bei der Diagnose des Down-Syndroms. Zbl. Kinderhk. *116,* 9 (1975)

123. *Deegener, G.:* Hemisphärendominanz, Händigkeit, Leseleistung und Dichotic Listening-Verfahren. Nervenarzt *44,* 241 (1973)

124. *Degenhardt, K.-H.:* Probleme der Humangenetik. Med. Welt *1965,* 2784

125. *Degenhardt, K.-H.,* mit Beitr. v. *Marianne Geisler, J. Kleinebrecht, K. F. Lehnert* und *J. Svejcar:* Humangenetik. Ein Leitfaden für Studium, Praxis und Klinik. Deutscher Ärzteverlag, Lövenich 1973

126. *Delacato, C. H.:* Treatment of prevention of reading problems (neuropsychological approach). Thomas, Springfield, Ill. 1959

127. *Delay, J.* und *P. Pichot:* Medizinische Psychologie, ein Kompendium, übersetzt und bearb. v. *W. Böcher,* 2. unveränd. Aufl. Thieme, Stuttgart 1968

128. *Dent, T.* and *J. Delhanty:* A partial mongol. Lancet *1963, II,* 484

129. *De Toni, jr. E., e A. Pelizza:* Considerazioni su alcuni aspetti radiologici del bacino del neonato a termine del mongoloide e del prematuro. Minerva pediat. (Torino) *12,* 1351 (1960)

130. *De Vries-Kruyt, T.:* Jan, die ergreifende Lebensgeschichte eines mongoloiden Kindes, mit Erläuterungen und Ratschlägen für Eltern und Pädagogen von Prof. Dr. med. *Klaus Zang.* Fabbri und Praeger, München 1974

131. *Diamond, E. F.* and *M. S. Moon:* Neuromuscular development in mongoloid children. Amer. J. Ment. Defic. *66,* 218 (1961)

132. *Dicks-Mircaux, M. J.:* Mental development of infants with Down's syndrome. Amer. J. ment. Defic. *77,* 26 (1972)

133. *Diefert, Anneliese:* Auf die individuellen Möglichkeiten achten – Verallgemeinerungen vermeiden. Vierteljsch. Lebenshilfe *V,* H. 2, S. 80 (1966)

134. *Diesing, U.* and *S. Dittmann-Mitzscherlich:* Klinikeinweisung eines Kindes als Lösungsversuch elterlicher Konflikte. Med. Welt N. F. *17,* 1596 (1966)

135. *Di Paolo, J. A.* and *P. Kotin:* Terotogenesis – Ontogenesis: a study of possible relationships. Arch. Path. *81,* 3 (1966)

136. *Dittmann, W.:* Die Häufigkeit des Auftretens von Kindern und Jugend-

lichen mit Down-Syndrom. Prax. Kinderpsychol. *23,* 144 (1974)

137. *Dobbing, J.* and *J. Sands:* Quantitative growth and development of human brain. Arch. Dis. Childh. *48,* 757 (1973)

138. *Doll, E. A.:* Counseling parents of severely mentally retarded children. J. clin. Psychol. *9,* 114 (1953)

139. *Doll, E. A.:* Vineland Social Maturity Scale, 5. Aufl. American Guidance Service, Washington 1965

140. *Doman, R. J., E. B. Spitz, E. Zucman, C. H. Delacato* and *G. Doman:* Children with severe brain injuries. J. Amer. Med. Assoc. *174,* 257 (1960)

141. *Domino, G.* and *D. Newman:* Relationship of physical stigmata to intellectual subnormality in mongoloids. Amer. J. Ment. Defic. *69,* 541 (1965)

142. *Down, J. L.:* Observation on an ethnic classification of idiots. Clin. Lect. Rep. Lond. Hosp. *3,* 259 (1866)

143. *Drescher, J.* und *D. Jacherts:* Antikörper-Synthese in vitro. III. Bildung eines Antikörperanalogen Produktes (AAP) nach Stimulierung mit Influenzavirus-Antigen. Zbl. Bakt., Parasit., Infekt. Krh. u. Hyg. *199,* 315 (1966)

144. *Dreyer, M.:* Überlegungen zur psychologisch-pädologischen Diagnostik hinsichtlich ihrer dialektisch-methodischen und prognostischen Bedeutung für die schulische Förderung geistig Behinderter. Prax. Kinderpsychol. Kinderpsychiat. *17,* 298 (1968)

145. *Drillen, C. M.* and *E. M. Wilkinson:* Mongolism: when should parents be told? Brit. med. J. *1964, II,* 1306

146. *Dummermuth, G.:* Elektroencephalographie im Kindesalter. Einführung und Atlas. Geleitwort v. *R. Hess* u. *A. Prader.* Thieme, Stuttgart 1965

147. *Dunsdon, M. I., C. O. Carter* and *R. M. C. Huntley:* Upper end of range of intelligence in mongolism. Lancet *1960, I,* 565

148. *Dupont, Anneliese:* Genopathien, Chromosomal aberrations, in: Psychiatrie der Gegenwart. Forschung und Praxis, Band 2, Teil 2, Klinische Psychiatrie II, 2. Aufl., S. 861. Springer, Berlin, Heidelberg, New York 1972

149. *Egg, Maria:* Mein Kind ist anders. Schweiz. Spiegelverl., Zürich 1964

150. *Egg, Maria:* Andere Kinder — Andere Erziehung. Schweiz. Spiegelverl. Zürich 1965

151. *Egg, Maria:* Früherfassung der Geistesschwachen. Praxis (Bern) *54,* 1288 (1965)

152. *Egg, Maria:* Die Entwicklung des geistig behinderten Kindes. Wege zum besseren Verständnis bei der Erziehung in Familie und Schule. Ravensburger Elternbücher, 31/32/33. Maier, Ravensburg 1972

153. *Eggert, D.:* Entwicklung und Standardisierung einer Testbatterie für geistig behinderte Kinder. In: Prax. Klin. Psychol., H. 1. Hogrefe, Göttingen 1969

154. *Eggert, D.:* Die Testbatterie für geisitig behinderte Kinder (T. B. G. B.), bearb. v. *C. Bondy, R. Cohen, D. Eggert* u. *G. Lüer.* Vierteljsch. Lebenshilfe *VIII,* H. 2, S. 75 (1969)

155. *Eggert, D.* und *E. J. Kiphard:* Die Bedeutung der Motorik für die Entwicklung normaler und behinderter Kinder, 2. Aufl. Hofmann, Schorndorf 1973

156. *Ehrlich, M.:* Fettsucht, eine häufige Zweiterkrankung bei Behinderten. Vierteljsch. Lebenshilfe *14,* H. 2, S. 76 (1975)

157. *Eissler, R.* and *L. P. Longenecker:* The common eye findings in mongolism. Amer. J. Ophthal. *54,* 398 (1962)

158. *Ek, J. I.:* Thyroid function in mothers of mongoloid infants. Acta paediatr. (Uppsala) *48,* 33 (1959)

159. Empfehlungen des Pädag. Ausschusses der Lebenshilfe, Sitzung vom 16./17. 6. 1970. Vierteljsch. Lebenshilfe *9,* H. 4, S. 227 (1970)

160. *Engelmann, W.:* Psychologische Vergleichsuntersuchungen geistig behinderter Kinder. Vierteljsch. Lebenshilfe *IV,* H. 2, S. 64 (1965)

161. *Engler, M.:* The causation of mongolism and its prognosis. Amer. J. Ment. Defic. *50,* 27 (1945)

162. *Engler, M.:* Mongolism. Wright, Bristol 1949

163. *Erenberg, G.:* Drug therapy in minimal brain dysfunction: a commentary. J. Pediat. (St. Louis) *81,* 359 (1972)

164. *Erpelt, Gisela:* Ferien für Mütter mit ihrem geistig behinderten Kind. In: Handbücherei d. Lebenshilfe, Bd. *4*, S. 59, Marburg 1964
165. *Eugster, J.:* Zur Frage der somatischen Spontanmutation. Die mutagene Wirkung der kosmischen Strahlung (Fortsetzung). Arch. Klaus-Stift. Vererb. Forsch. *41*, 1 (1966)
166. *Evans, Kathleen* and *C. O. Carter:* Care and disposal of mongolian defectives. Lancet *1954, II*, 960
167. *Ewert, Josephine* and *M. W. Green:* Conditions associated with the mother's estimate of the ability of her retarded child. Amer. J. Ment. Defic. *62*, 521 (1957/58)
168. *Fanconi, G.:* Weitere Fälle von wahrscheinlich eineiigen Zwillingen, von denen der eine gesund ist, der andere einen Mongolismus zeigt. Helv. paediat. Acta *17*, 301 (1963)
169. *Fanconi, G.* und *A. Wallgren:* Lehrbuch der Pädiatrie. Unt. Mitarb. v. F. Bamatter, R. Berfenstam, M. Bettex u. a., 8. neubearb. Aufl. Schwabe, Basel, Stuttgart 1967
170. *Farber, B.:* Effects of a severely mentally retarded child on family integration. Monogr. Soc. Res. Child. Develm. *24*, Nr. 2 (1959)
171. *Feldmann, H.:* Valeur de la thérapie cellulaire dans les retards du développement chez l'enfant. Rev. méd. Suisse rom. *81*, 773 (1961)
172. *Feldt, R., G. B. Strickler* and *W. H. Weidmann:* Growth of children with congenital heart disease. Amer. J. Dis. Child. *117*, 573 (1969)
173. *Fialkow, P. J.:* Autoimmunity and chromosomal aberrations. Amer. J. Hum. Genet. *18*, 93 (1966)
174. *Fialkow, P. J., J. A. Uchida, F. Hecht* and *A. G. Motulsky:* Increased frequency of thyreoid antibodies in mothers of patients with Down's syndrome. Lancet *1965, II*, 868
175. *Finley, Sara C., W. H. Finley, C. J. Rosecrans* and *C. Phillips:* Exceptional intelligence in a mongoloid child of a family with a 13–15/partial 21 (D/partial G) translocation. New Engl. J. Med. *272*, 1089 (1965)
176. *Finley, W. H., S. C. Finley, C. J. Rosecrans* and *C. C. Tucker:* Normal/21-trisomy mosaicism. Report of four cases and review of the subject. Amer. J. Dis. Child. *112*, 444 (1966)
177. *Finnie, Nancie R.:* Hilfe für das cerebral gelähmte Kind. Eine Anleitung zur Förderung des Kindes zu Hause nach der Methode Bobath. Ravensburger Elternbücher Bd. *10/11* (1971). Maier, Ravensburg
178. *Fischer, H.* und *M. Kohenof:* Zusammenhang zwischen sprachlicher Entwicklung und Körperseitigkeit. Schweiz. Z. Psychol. *24*, 134 (1965)
179. *Fishler, Karol, J. Share* and *R. Koch:* Adaptation of Gesell development scales for evaluation of development in children with Down's syndrome (mongolism). Amer. J. Ment. Defic. *68*, 642 (1964)
180. *Florin, Irmela* und *W. Tunner:* Behandlung frühkindlicher Verhaltensstörungen. Verhaltenstherapeutisches Übungsbuch für psychologisch und pädagogisch interessierte Eltern. Goldmann, München 1970
181. *Förster, E.:* Psychiatrisch-psychologische Hilfen für behinderte Kinder. Vorschlag zur Entwicklung neuer Organisationsformen. Prax. Kinderpsychol. *20*, 264 (1971)
182. *Ford, C. E.* and *J. L. Hamerton:* A colchicine hypotonic citrate squash sequence for mammalian chromosomes. Stain Technol. *31*, 247 (1956)
183. *Ford, C. E., P. A. Jacobs* and *L. G. Laytha:* Human somatic chromosomes. Nature (Lond.) *181*, 1565 (1958)
184. *Ford, C. E., K. W. Jones, O. J. Miller, U. Mittwoch, L. S. Penrose, M. Ridler* and *A. Shapiro:* The chromosomes in a patient with mongolism and the Klinefelter syndrome. Lancet *1959, I*, 709
185. *Forssman, H.:* Frequenz und Altersverteilung bei einem Material von Mongoloiden an schwedischen Anstalten. Sv. Läkartidn. *1957*, 1893
186. *Forssman, H.:* Mongolism among inmates of Swedish institutions for mentally deficient, rate and age distribution. Amer. J. Ment. Defic. *65*, 32 (1960)
187. *Forssman, H.* and *H. O. Akesson:* Mortality in patients with Down's syn-

drome. J. Ment. Defic. Res. *9,* 146 (1965)

188. *Forti, G.* e *A. Pocobelli:* Contributo allo studio elettro-encefalografico del bambino mongoloide. Pediat. int. (Roma) *15,* 305 (1965)

189. *Frankiel, Rita:* A review of research on parent influences on child personality. Family Service Assoc. of Amer., New York 1959

190. *Freud, S.:* Mourning and melancholia. In: Collected papers, Vol. IV., S. 152. Hogarth Press, London 1949

191. *Fritzi-Eggimann, Ruth:* Die Geschwister des behinderten Kindes. Vierteljsch. Lebenshilfe. *10,* H. 1, S. 52 (1971)

192. *Frostig, Marianne:* Wahrnehmungstraining. Anweisungsheft und Übungshefte 1–3. Crüwell, Dortmund 1972

193. *Frostig, Marianne:* Bewegungs-Erziehung. Neue Wege der Heilpädagogik. Übers. v. *Margit Förster,* in: Beitr. z. Kinderpsychotherapie, Hrsg. *Gerd Biermann,* Bd. 16 Reinhardt, München, Basel 1973

194. *Fuchs-Mecke, S.* und *E. Passarge:* Kinder von Müttern mit Down-Syndrom (Mongolismus). Dtsch. Med. Wschr. *97,* 338 (1972)

195. *Fuhrmann, W.* und *F. Vogel:* Genetische Familienberatung. Springer, Berlin, Heidelberg 1968

196. *Gaddini de Benedetti, Renate:* Sulle interrelazioni familiari e sociali dei bambini affetti da mongolismo. Minerva pediat. (Torino) *10,* 711 (1958)

197. *Garofalo, E.* e *F. Saccomani:* Dati clinico-biometrici e di laboratorio in 42 mongoloidi. Il Fracastoro *50,* 316 (1957)

198. *Garrett, Annette:* Interviewing; its principles and methods. Family Service Assoc. of Amer., New York 1942

199. *Gehlen, A.:* Der Mensch. Seine Natur und seine Stellung in der Welt. Athenäum, Bonn 1950

200. *Geisler, Marianne, J. Sveycar, K.-H. Degenhardt* und *E. Halberstadt:* Amniozentese und genetische Beratung. Dtsch. med. Wschr. *97,* 1632 (1972)

201. *Gentz, Anneliese:* Zahnärztliche Behandlung behinderter Kinder. Vierteljsch. Lebenshilfe *13,* H. 3, S. 161 (1974)

202. *Gérard-Lefebvre, M., F. Mollet, R. Lefebvre* et *F. Bernard:* Enquête sur le mongolisme dans le Nord de la France. Essai d'étude étiopathogénique. Arch. franç. Pediatr. *10,* 834 (1953)

203. *Gerber, U.:* Holt die Kinder aus den Heimen. Alternativen zur Heimunterbringung. Marhold, Berlin 1974

204. *German, J.:* Mongolism, delayed fetalization and human sexual behaviour. Nature (London) *217,* 516 (1968) *Ref.* Naturw. Rdsch. *21,* 436 (1968)

205. *Gesell, A.* and *C. Amatruda:* Development Diagnosis, 2. Aufl. Hoeber, New York, London 1947

206. *Gibbs, E. L., F. A. Gibbs* and *W. Hirsch:* Rarity of 14- and 6-per-second positive spiking among mongoloids. Neurology (Minneap.) *14,* 581 (1964)

207. *Giehr, Elisabeth:* Erfahrungen mit dem Entwicklungstest. Vierteljsch. Lebenshilfe *I,* H. 4, S. 1 (1962)

208. *Giehr, Elisabeth:* Ambulante Erziehungshilfe für das geistig behinderte Kind. In: Handbücherei d. Lebenshilfe, Bd. *1,* S. 68, Marburg 1962

209. *Giehr, Elisabeth:* Anregungen zur systematischen Beobachtung geistig behinderter Kinder. In: Handbücherei d. Lebenshilfe, Bd. *4,* S. 42, Marburg 1964

210. *Giehr, Elisabeth:* Erziehungsberatung – eine Hilfe für das geistig behinderte Kind. In: Handbücherei d. Lebenshilfe, Bd. *5,* S. 71, Marburg 1965

211. *Giehr, Elisabeth:* Gezielte Beobachtung – Grundlage heilpädagogischen Handelns. Vierteljsch. Lebenshilfe *9,* H. 2, S. 78 (1970)

212. *Giehr, Elisabeth:* Denken und Sprache beim geistig behinderten Kind. Vierteljsch. Lebenshilfe *11,* H. 1, S. 6 (1972)

213. *Glathe-Seifert, B.:* Rhythmik für Kinder. Kallmeyer, Wolfenbüttel 1961

214. *Glemnitz, J.:* Handweben als Arbeitstherapie. Traub, Waiblingen 1970

215. *Gloor, R. D.* und *E. Bergemann:* Über einen Fall von familiärem Mongolismus. Gynaecologia (Basel) *159,* 262 (1965)

216. *Görres, Silvia:* Leben mit einem behinderten Kind. Benzinger und Flamberg, Zürich, Köln 1974
217. *Goldstein, H.:* A study of mongolism and non-mongoloid mental retardation in children. Arch. of Pediatr. *71*, 11 (1954)
218. *Goldstein, K.:* Der Aufbau des Organismus. Einführung in die Biologie unter besonderer Berücksichtigung der Erfahrungen am kranken Menschen. Nijhoff, Den Haag 1934
219. *Gottwald, P.* und *Wiltrud Redlin:* Verhaltenstherapie bei geistig behinderten Kindern. Grundlagen, Ergebnisse und Probleme der Verhaltenstherapie retardierter, autistischer und schizophrener Kinder, 2. Aufl. Hogrefe, Göttingen 1972
220. *Graliker, Betty V., K. Fishler* und *R. Koch:* Teenage reaction for a mentally retarded sibling. Amer. J. Ment. Defic. *66*, 838 (1962)
221. *Graul, E. H.* und *H. W. Franke:* Futurologie und Medizin. DÄ *66*, 711 (1969)
222. *Graul, E. H.* und *H. Ital:* Molekularbiologische Grundlagen. DÄ *66*, 929 (1969)
223. *Gries, G.:* Die Beschützenden Werkstätten – Werden und Aufbau. Vierteljsch. Lebenshilfe *VII*, H. 4, S. 192 (1968)
224. *Greyerz-Gloor, von, R. D., P. Auf der Maur* und *E. Bergemann:* Zytogenetische und phänomenologische Untersuchungen an 272 Mongoloiden des Kantons Bern. Schweiz. med. Wsch. *99*, 1151 (1969)
225. *Greyerz-Gloor, von, R. D., P. Auf der Maur* und *H. Riedwyl:* Beurteilung des diagnostischen Wertes der Finger- und Handleistenmerkmale von Mongoloiden unter Berücksichtigung einer Diskriminanzanalyse. Humangenetik *8*, 195 (1969)
226. *Grölkinger, H.* und *F. Schmid:* Das Mongolismus-Herzsyndrom. Z. Kreislaufforsch. *47*, 164, (1958)
227. *Gstettner, P.:* Über Eigenheiten der Gestaltauffassung und Gestaltwiedergabe in einem Zeichenversuch 5- bis 7jähriger Kinder. Prax. Kinderpsychol. *20*, 84 (1971)
228. *Günther, W.:* Erziehung des geistig behinderten Kindes im Elternhaus oder im Heim. Vierteljsch. Lebenshilfe *V*, H. 1, S. 46 (1966)
229. *Haberland, Catherine:* Alzheimer's disease in Down syndrome. Clinical-neuropathological observations. Acta neurol. belg. *69*, 369 (1969)
230. *Haberland, W.:* Chromosomenforschung bei Mensch und Primaten. Ärztl. Forsch. *20*, 573 (1966)
231. *Haberlandt, W.* und *Ch. Wunderlich:* Down-Syndrom mit ganz überwiegend normalem Karyotyp in der Lymphocytenkultur, aber ausgeprägter G-Trisomie in der Fibroblastenkultur. Ärztl. Forsch. *26*, H. 9, 309 (1972)
232. *Haeussermann, Else:* Developmental potential of preschool children. Grune a. Stratton, New York, London 1958
233. *Hahnemann, N.:* Possibility of culturing foetal cells at early stages of pregnancy. Clin. Genet. *3*, 286 (1972)
234. *Hahnemann, N.:* Chromosome studies in induced abortions. Clin. Genet. *4*, 328 (1973)
235. *Hall, B.:* Down's syndrome (mongolism) with normal chromosomes. Lancet *1962*, *II*, 1026
236. *Hall, B.* and *B. Källen:* Chromosome studies in abortuses and stillborn infants. Lancet *1964*, *I*, 110
237. *Hamilton, G.:* Theory and practice of social case work, 2nd. Ed., rev. Columbia Univ. Press, New York 1951
238. *Hampel, F.:* Bildungsmöglichkeiten für behinderte Kinder. Öff. Gesundheitswes. *34*, 698 (1972)
239. *Hanhart, E.:* 800 Fälle von Mongoloidismus in konstitutioneller Betrachtung. Arch. Klaus-Stift. Vererb.-Forsch. *35*, 1 (1960)
240. *Hanselmann, H.:* Einführung in die Heilpädagogik, 8. durchges. Aufl. m. Nachtrag, Rotapfel, Zürich 1970
241. *Harbauer, H.:* Erziehungsfehler bei geistig Behinderten in der Sicht des Arztes. Vierteljsch. Lebenshilfe *IV*, H. 2, S. 59 (1965)
242. *Harbauer, H.:* Geistig Behinderte. Ein Ratgeber für Eltern, Erzieher und Ärzte. Thieme, Stuttgart 1971
243. *Harbauer, H., R. Lempp, G. Nissen* und *P. Strunk:* Lehrbuch der speziellen Kinder- und Jugendpsychiatrie, 2.

Aufl. Springer, Berlin, Heidelberg, New York 1974

244. *Hasemann, K.:* Verhaltensbeobachtung und Verhaltensbeurteilung in der psychologischen Diagnostik. Hogrefe, Göttingen 1964

245. *Haubold, H.:* Neue therapeutische Möglichkeiten beim Mongolismus. Therapiewoche *5*, 275 (1955)

246. *Haubold, H.:* Die Nachreifungsbehandlung entwicklungsgehemmter Kinder und ihre ästhetische Komponente. Ärztl. Kosmetik *4*, 14 (1956)

247. *Haubold, H.:* Gedanken und Anregungen zur Mütterprophylaxe. Landarzt *35*, 945 (1959)

247 a. *Haubold, H.:* Mütterprophylaxe, ernährungsbedingte Mißbildungen sowie bakterielle intrauterine Infektionen. Landarzt *35*, 1049 (1959)

248. *Haubold, H.:* Viruserkrankungen, Embryopathien und Mütterprophylaxe. Landarzt *36*, 92 (1960)

249. *Haubold, H.:* Beeinflussung des Phänotyps mongoloider Kinder durch eine früh einsetzende Dauerbehandlung. Aesth. Med. *13*, 3 (1967)

250. *Haubold, H.* und *M. Haubold:* Mütterprophylaxe und Nachreifungsbehandlung entwicklungsgehemmter Kinder. Intern. J. prophyl. Med. u. Sozialhyg. *3*, 89 (1958)

251. *Haubold, H., E. Heuer, W. Loew* und *R. Rohuschinskyj:* Beiträge zur corpusculären Resorption von Milchfett-Emulsionen und Feinemulgaten anderer Nahrungsfette. Milchwissenschaft *15*, 53 (1960)

252. *Haubold, H., E. Heuer, W. Loew* und *R. Rohuschinskyj:* Beiträge zur corpusculären Resorption von Emulsionen fettlöslicher Vitamine. Milchwissenschaft *15*, 393 (1960)

253. *Haubold, H., E. Heuer, W. Loew* und *R. Rohuschinskyj:* Histologische Beiträge zur Resorption von Fetten und Fettemulsionen. Fette, Seifen, Anstrichmittel. Die Ernährungsindustrie *64*, 606 (1962)

254. *Haubold, H., W. Loew* und *R. Haefele-Niemann:* Möglichkeiten und Grenzen einer Nachreifungsbehandlung entwicklungsgehemmter, insbesondere mongoloider Kinder. Landarzt *36*, 378 (1960)

255. *Haubold, H., Ch. Wunderlich* und *W. Loew:* Zur Ätiologie und Pathogenese der mongoloiden Reifungshemmung. Med. Klin. *58*, 544 (1963)

256. *Haubold, H., Ch. Wunderlich* und *W. Loew:* Grundzüge der therapeutischen Beeinflußbarkeit von entwicklungsgehemmten mongoloiden Kindern im Sinne einer „Nachreifungsbehandlung“. Med. Klin. *58*, 991 (1963)

257. *Haupt, Johanna:* Wir kochen. Kochbuch für geistig- und lernbehinderte Kinder. Dürrsche Buchhandlung, Bonn–Bad Godesberg 1970

258. *Heberer, G.:* Handbuch der Humangenetik, Bd. *I*, 1. Teil, S. 145 ff. Thieme, Stuttgart 1968

259. *Hecker, Elisabeth:* Psychomotorische Übungsbehandlung bei entwicklungsrückständigen Kindern. Flöttmann, Gütersloh 1960

260. Heilende Erziehung aus dem Menschenbild der Anthroposophie. Freies Geistesleben, Stuttgart 1974

261. *Heiß, R.:* Möglichkeiten und Grenzen einer Diagnostik der Persönlichkeit durch projektive Methoden. In: Vortr. 4. Lindauer Psychotherapiewoche 1953, S. 22. Thieme, Stuttgart 1954

262. *Hellbrügge, Th.:* Programme für Fürsorgeuntersuchungen im Kindesalter. In: Früherkennung von Krankheiten als methodisches Problem. Schattauer, Stuttgart 1967

263. *Hellbrügge, Th., H. Lenzen, J. Lutz, E. Maier, J. Muth, K. Nitsch, H. Paul, O. Speck* und *H. Zeitler:* Probleme des behinderten Kindes. Medizin, Psychologie, Pädagogik und Sozialpädiatrie, September 1972. Urban und Schwarzenberg, Berlin, München, Wien 1973

264. *Hellbrügge, Th., J. Pechstein* und *D. Vogt:* Vorsorgeuntersuchungen im Kindesalter. Therapiewoche *16*, 1561 (1966)

265. *Hellriegel, K. P., R. A. Pfeiffer, R. Seiler, Ch. Schütz* und *H. J. Rickers:* Mongolismus und Leukämie. Klinische und zytogenetische Befunde bei 4 mongoloiden Kindern mit Leukämie. Münch. med. Wschr. *111*, 1522 (1969)

266. *Hesse, H.:* Briefe. In: Briefe über Familie Brentano, S. 281. Suhrkamp, Frankfurt a. M. 1951

267. *Hetzer, Hildegard:* Zur Diagnostik

der geistigen Behinderung. Vierteljsch. Lebenshilfe *II*, H. 3, S. 135 (1963)

268. *Hetzer, Hildegard:* Heilpädagogische Hilfen in ländlichen Gebieten. Vierteljsch. Lebenshilfe *V*, H. 1, S. 31 (1966)

269. *Hetzer, Hildegard:* Das Spiel geistig behinderter Kinder. Vierteljsch. Lebenshilfe *VI*, H. 1, S. 1 (1967)

270. *Hetzer, Hildegard:* Spielen lernen – Spielen lehren. Don Bosco, München 1969

271. *Hetzer, Hildegard:* Der geistig Behinderte. Kriterien seiner Pflegebedürftigkeit, in Heilpädagogisch. Forschung, Bad III, H. 1. Marhold, Berlin 1971

272. *Hetzer, Hildegard:* Wartung und Pflege für geistig und seelisch Behinderte. Vierteljsch. Lebenshilfe *11*, H. 1, S. 14 (1972)

273. *Hetzer, Hildegard:* Der geistig Behinderte in seiner Familie – Kriterium seiner Pflegebedürftigkeit. In: Handbücherei d. Lebenshilfe, Band 8, Marburg 1973

274. *Hetzer, Hildegard:* Geeignete Spiele zur Förderung geistig behinderter Kinder, 1. Teil. Vierteljsch. Lebenshilfe *14*, H. 3, S. 137 (1975)

275. *Hetzer, Hildegard* und *E. Gier:* Ambulante Erziehungshilfe für geistig behinderte Kinder. Wertvolle Erfahrungen aus einem Sonderkindergarten. Vierteljsch. Lebenshilfe *I*, H. 1, S. 22 (1962)

276. *Hetzer, Hildegard* und *E. Gier:* Ambulante Erziehungshilfe für geistig behinderte Kinder. Handbücherei Lebenshilfe, Marburg 1963

277. *Hewett, F. M., D. Mayhew* and *E. Rabb:* An experimental reading program for neurologically impaired, mentally retarded, and severely emotionally disturbed children. Amer. J. Orthopsychiat. *37*, 35 (1967)

278. *Higurashi, M., I. Matsui, Y. Nakagome* and *M. Naganume:* Down's syndrome: chromosome analysis in 321 cases in Japan. J. med. genet. *6*, 401 (1969)

279. „Hilda-Heinemann-Stiftung". Erwachsenenwohnstättenwerk für geistig Behinderte. Vierteljsch. Lebenshilfe *10*, H. 2, S. 104 (1971)

280. *Hill, O. W.:* Thyreoglobulin antibodies in 1297 patients without thyroid disease. Brit. Med. J. *1*, 1793 (1961)

281. *Hilzheimer, M.:* Zitiert n. Kalb, 1957

282. *Hinrichs, Reingard:* Zur Frage der Häufigkeitszunahme der mongoloiden Idiotie seit 1930. Arch. Kinderheilk. *144*, 52 (1952)

283. *Hirsch, W.:* Hautleisten u. Krankheiten. In: Kolloquium d. D. F. G., Berlin 13.–16. 4. 1967. Grosse, Berlin 1969

284. *Hoejenbos, E.:* Spiel und Spieltherapie bei geistig behinderten Kindern. In: Handbücherei d. Lebenshilfe, Bd. *4*, S. 49, Marburg 1964

285. *Hörschelmann, E. H.:* Der Zahnarzt in der Behinderteneinrichtung. Vierteljsch. Lebenshilfe *11*, H. 2, S. 102 (1972)

286. *Höss, H.:* Differenzierung in der Sonderschule für geistig Behinderte. Vierteljsch. Lebenshilfe *10*, H. 2, S. 83 (1971); *10*, H. 3, S. 164 (1971)

287. *Hoff, H.:* Die soziale Anpassung des geistig Behinderten. Vierteljsch. Lebenshilfe *I*, H. 2, S. 6 (1962)

288. *Hoff, H.:* Das behinderte Kind – eine Aufgabe für die Familie. Pädiatr. u. Pädol. *2*, 134 (1966)

289. *Hofmann, Th.:* „Großeltern" als Helfer in Heimen. Das Foster Grandparent Program in den USA. Vierteljsch. Lebenshilfe *11*, H. 1, S. 27 (1972)

290. *Horáčková, Milada* und *V. Malý:* Wachstumsbesonderheiten bei Kindern mit Downscher Krankheit. Ärztl. Jugendk. *57*, 120 (1966)

291. *Hostomská, L., M. Horáčková* und *M. Hrubcová:* Beitrag zur Ätiologie des Mongolismus. Endokrinologie *32*, 327 (1955)

292. *Hsia, D. Y., P. Justice, G. F. Smith* and *R. Dowben:* Down's Syndrome. A critical review of the biochemical and immunological data. Amer. J. Dis. Child. *121*, 153 (1971)

293. *Hsu, T. C.* and *C. M. Pomerat:* Mammalian chromosome in vitro: II. A method for spreding the chromosomes of cells in tissue cultures. J. Hered. *44*, 23 (1953)

294. *Huber, E. G.:* Auswirkungen unterkalorischer Ernährung (bei Adipositas). Ein Vergleich zwischen zwei

Kostformen. Wien. klin. Wsch. *78,* 865 (1966)

295. *Hünnekens, H.* und *E. J. Kiphard:* Psychomotorische Übungsbehandlung. Vierteljsch. Lebenshilfe *IV,* H. 1, S. 10 (1965)

296. *Hünnekens, H.* und *E. J. Kiphard:* Bewegung heilt. 3. Aufl. Flöttmann, Gütersloh 1966

297. *Hungerford, D. A., A. J. Donelly, P. C. Nowell* and *S. Beck:* The chromosome constitution of a human phenotypic intersex. Amer. hum. Genet. *11,* 215 (1959)

298. *Hunt, J. M.:* Intelligence and experience. Ronald Press, New York 1961

299. *Hunt, N.:* Die Welt des Nigel Hunt. Tagebuch eines mongoloiden Jungen, Deutsche Ausgabe. Reinhardt, München, Basel 1974

300. *Igersheimer, J.:* The relationship of lenticular changes to mongolism. Trans. Amer. Ophthalm. *49,* 595 (1952)

301. *Ingalls, Th.:* Etiology of mongolism. Amer. J. Dis. Child. *74,* 147 (1947)

302. *Ingalls, Th., J. Babbott* and *R. Philbrook:* The mothers of mongoloid babies: a retrospective appraisal of their health during pregnancy. Amer. J. Obstetr. *74,* 572 (1957)

303. *Ingalls, Th.* and *R. L. Butler:* Mongolism-implication of dental anomalies. New Engl. J. Med. *248,* 511 (1953)

304. *Jacherts, D.:* Antikörper-Synthese in vitro. I. Spezifische Stimulierung einer Zellkultur durch Phagen-Receptor-Partikel. J. med. Mikrobiol. u. Immunol. *152,* 1 (1966)

305. *Jacherts, D.:* Antikörper-Synthese in vitro. II. Stimulierung eines zellfreien Systems. Z. med. Mikrobiol. u. Immunol. *152,* 20 (1966)

306. *Jacherts, D.:* Antikörper-Synthese in vitro. IV. Multiple Zuständigkeiten von Genom und Zelle für die immunologische Spezifität des AAP. Z. med. Mikrobiol. u. Immunol. *152,* 33 (1966)

307. *Jacherts, D.:* Antikörper-Synthese in vitro. VI. Die manifeste und latente Funktion der informatorischen RNS in der Milzzelle. Z. med. Mikrobiol. u. Immunol. *152,* 262 (1966)

308. *Jacherts, D.:* Antikörper-Synthese in vitro. VII. Über die Wirkung informativer RNS-Moleküle in zellfreien Systemen aus Milzzellen. Z. med. Mikrobiol. u. Immunol. *153,* 250 (1967)

309. *Jacherts, D.:* Der Mechanismus der Antikörper-Synthese und seine quantitative Abhängigkeit von der Antigendosis, S. 3. Tagungsber. XIII. Jahrestgg. zytoplasmatische Therapie, Stuttgart 6.–8. Okt. 1967

310. *Jacherts, D.:* Antikörper-Synthese in vitro. VIII. Über die Wirkung der informatorischen RNS-Moleküle auf die Milzzellkultur. Z. med. Mikrobiol. u. Immunol. *154,* 1 (1968)

311. *Jacherts, D.:* Antikörper-Synthese in vitro. IX. Synthese von informatorischer RNS und Antikörpern in einem zellfreien System aus menschlichen peripheren Leukozyten. Z. med. Mikrobiol. u. Immunol. *154,* 245 (1968)

312. *Jacherts, D.* und *B. Jacherts:* Elemente der Bakterienphysiologie. Eine Einführung. Akad. Verlagsgesellsch., Frankfurt 1964

313. *Jacherts, D., B. Jacherts* und *G. May:* Prüfung der Wirksamkeit von Organextrakten an einem zellfreien System aus Hela-Zellen. Med. Klin. *58,* 752 (1963)

314. *Jacherts, D.* und *H. Noltenius:* Antikörper-Synthese in vitro. V. Die Informationsübertragung von der Antigen-verarbeitenden Zelle für die Antikörper-produzierende Zelle. Z. med. Mikrobiol. u. Immunol. *152,* 112 (1966)

315. *Jacob, H.:* Mongolismus. Handb. d. spez. pathol. Anat. u. Histol. Hrsg. *O. Lubarsch, F. Henke* und *R. Rössle,* Bd. 13: Nervensystem. Hrsg. *W. Scholz,* Teil 4: Erkrankungen des zentralen Nervensystems, S. 82. Springer, Berlin, Göttingen, Heidelberg 1956

316. *Jacobs, P. A., A. G. Baikie, W. M. Court Brown* and *J. A. Strong:* The somatic chromosomes in mongolism. Lancet *1959, I,* 710

317. *Jacobs, J. W.* and *D. P. Foshee:* Use of the von Restorff effect to condition rehearsal in retarded children. Amer. J. met. Defic. *76,* 313 (1971)

318. *Jaeggi, Agnès* et *F. Jaeggi:* Recensement des enfants et adolescents réputés arriérés dans le canton de Genève (avril—juin 1963). Principes méthodologiques, techniques méthodologiques, techniques résultats, commentaires et conclusions pratiques. Psychiat. Enfant *8*, 453 (1965)
319. *Jantzen, K., R. Michaelis* und *U. Herlyn:* Pränatale Anamnese. Geburtsh. u. Frauenheilk. *28*, 745 (1968)
320. *Jaspers, K.:* Allgemeine Psychopathologie, 6. Aufl. Springer, Berlin, Göttingen, Heidelberg 1953
321. *Jeffree, M.* and *A. Cashdan:* Severely subnormal children and their parents: an experiment in language improvement. Brit. J. educ. Psychol. *41*, 184 (1971)
322. *Jeremiah, D. E., G. E. Leyshon, Teresa Rose, H. W. Francis* and *R. W. Elliott:* Down's syndrome and diabetes. Psychol. Med. *3*, 455, London 1973
323. *Johnson, R. C.* and *A. Abelson:* The behavioral competence of mongoloid and nonmongoloid retardates. Amer. J. ment. Defic. *73*, 856 (1969)
324. *Johnston, A. W.:* The chromosomes in a child with mongolism and acute leukemia. New Engl. J. Med. *264*, 591 (1961)
325. *Johnston, A. W.* and *R. I. Jaslow:* Children of mothers with Down's syndrome. New Engl. J. Med. *269*, 439 (1963)
326. *Josef, K.* und *G. Böckmann:* Spracherziehungshilfen bei geistig behinderten und sprachentwicklungsgestörten Kindern, 2. Aufl. Marhold, Berlin 1971
327. *Josef, K.* und *Katharina Josef:* Früherziehung bei geistig behinderten und entwicklungsverzögerten Kindern. Marhold, Berlin 1971
328. *Jussen, H.:* Handbuch der Heilpädagogik in Schule und Jugendhilfe. Kösel, München 1967

329. *Kaiser, A.* und *F. Schmid:* Die Herzfehlbildung beim Mongolismus. Münch. med. Wsch. *1952*, 2167
330. *Kalb, H.:* Zur Kenntnis des „Mongolismus". Acta anthropologica, H. 1. Heilkunst, München 1957
331. *Kalstad, Marit:* Meine Schwester Goldi. Engelbert, Balve 1971
332. *Kaminiski, Helga* und *Annedore Spellenberg:* Bildnerei als Lebenshilfe mit geistig Behinderten. Bonz, Fellbach-Oeffingen 1975
333. *Kanner, L.:* Parents' feelings about retarded children. Amer. J. Ment. Defic. *57*, 375 (1953)
334. *Kanner, L.:* Parents' feelings about retarded children. In: Counseling and psychotherapy with the mental retarded, S. 381. Free Press, Glencoe, Ill. 1957
335. *Kanter, G.:* Eltern beobachten ihr Kind. Vierteljsch. Lebenshilfe *II*, H. 1, S. 13 (1963)
336. *Kapitzke, Eveline:* Lesen von Signalen mit geistig Behinderten. Vierteljsch. Lebenshilfe *9*, H. 2, S. 87 (1970)
337. *Katz, A. H.:* Parents of the handicapped. Thomas, Springfeld, Ill. 1961
338. *Katz, D.:* Gestaltspsychologie, 2. erw. Aufl. Schwabe, Basel 1948
339. *Kaudewitz, F.:* Molekulargenetische Grundlagenforschung und praktische Medizin. In: Molekularbiologie als Fundament der modernen Medizin, S. 12. Lehmanns, München 1967
340. *Kaufmann, H. J.* und *S. Pelargonio:* Über röntgenologische Veränderungen am Becken bei Mongolismus im frühen Säuglingsalter. Schweiz. med. Wsch. *1957*, 1529
341. *Kaufmann, H. J.* and *W. F. Taillard:* Pelvic abnormalities in mongols. Brit. Med. J. *1961, I*, 948
342. *Kienert, Ursula:* Das Bauen bei geistig behinderten Kindern. Vierteljsch. Lebenshilfe *10*, H. 3, S. 157 (1971)
343. *King jr., J. S., H. O. Goodman* and *J. J. Thomas:* Urinary amino acid excretion in mongolism. Acta genet. (Basel) *16*, 132 (1966)
344. *Kiphard, E. J.:* Psychomotorische Übungsbehandlung beim geistig behinderten Kind. In: Handbücherei d. Lebenshilfe, Bd. *6*, S. 6, Marburg 1966
345. *Kiphard, E. J.:* Die Mutter als Therapeutin. Vierteljsch. Lebenshilfe *9*, H. 4, S. 207 (1970)
346. *Kiphard, E. J.:* Leibeserziehung als Therapie. Bewegungspädagogische und heilpädagogische Grundlagen. Flöttmann, Gütersloh 1970

347. *Kiphard, E. J.:* Haustraining für behinderte Kinder. Vierteljsch. Lebenshilfe *10*, H. 1, S. 8 (1971)
348. *Kiphard, E. J.:* Probleme der sensomotorischen Frühdiagnostik. III. Intern. Motorik-Symposium 1973 in Luxemburg. Bundesinst. f. Sportwissenschaft, Hofmann, Schorndorf 1975
349. *Kiphard, E. J.:* Sensomotorische Frühdiagnostik und Frühförderung. 8. Bericht Studientagg. d. Bundesvereinigung Lebenshilfe. In: Frühe Hilfen – wirksamste Hilfen, S. 111. Lebenshilfe, Marburg 1975
350. *Kiphard, E. J.:* Häusliches Frühtraining bei mongoloiden Kindern. Vierteljsch. Lebenshilfe *14*, H. 1, S. 29 (1975)
351. *Kirchhoff, H.:* Die Acceleration des Neugeborenen. Arch. Gynäk. *204*, 152 (1967)
352. *Kirk, S. A.:* Lehrbuch der Sondererziehung. Marhold, Berlin 1971
353. *Kirschvink, J. F., S. H. Waxman, P. E. Ferrier* and *V. C. Kelley:* Studies of anabolic steroids. I. Comparison of the effects of norethandrolone and methyltestosterone on height and skeletal maturation in mongoloid children. Amer. J. Dis. Child *106*, 368 (1963)
354. *Klebanow, D.:* Hunger und psychische Erregungen als Ovar- und Keimschädigungen. Geburtsh. Frauenheilk. *8*, 812 (1948)
355. *Klevinghaus, J.:* Die Aufgabe der Seelsorge am geistig behinderten Kind und seinen Eltern. In: Handbücherei d. Lebenshilfe, Bd. *5*, S. 103, Marburg 1965
356. *Kling, E.* und *H. Bach:* Leistungs- und Beobachtungsheft für Geistigbehinderte. Marhold, Berlin 1971
357. *Kluge, K.-J.:* Pubertätsprobleme und sexualpädagogische Aufklärung behinderter Kinder und Jugendlicher. Bundesminist. f. Jugend, Familie und Gesundheit, Bonn-Bad Godesbg. 1971
358. *Kluge, K.-J.:* Spiel- und Lernmittel-Index 1972. Zur Rehabilitation und Sozialisation Behinderter, unter Mitarb. von *H. Schwarz.* Schindele, Neuburgweier 1972
359. *Koch, G.:* Down-Syndrom. Bibliographica genetica medica, Vol. 1, Schriftenreihe des Instituts für Humangenetik und Anthropologie der Univ. Erlangen–Nürnberg. Hogl, Erlangen 1973
360. *Koch, R., J. Share* and *B. Graliker:* The effects of Cytomel on young children with Down's syndrome (mongolism): a double-blind longitudinal study. J. Pediat. (St. Louis) *66*, 776 (1965)
361. *Köhler, W.:* Dynamische Zusammenhänge in der Psychologie. In: Enzyklopädie der Psychologie in Einzeldarstellungen, Bd. 3. Huber, Bern, Stuttgart 1958
362. *Könen, W.:* Bundessozialhilfegesetz und Ausführungsgesetze der Länder. Becksche Textausgabe, 3. neubearb. u. erw. Aufl. Beck, München 1964
363. *Könen, W.:* Hilfe für geistig Behinderte nach dem Bundessozialhilfegesetz. Vierteljsch. Lebenshilfe *V*, H. 1, S. 6 (1966)
364. *König, K.:* Der Mongolismus. Hippokrates, Stuttgart 1959
365. *König, K.:* Brüder und Schwestern. Klotz, Stuttgart 1964
366. *Köster, Helga:* „Brigitte-Diät". Bertelsmann, München, Gütersloh, Wien 1973
367. *Köttgen, U.:* Aufgaben des Arztes bei der Früherfassung geistig behinderter Kinder. Vierteljsch. Lebenshilfe *I*, H. 1, S. 10 (1962)
368. *Köttgen, U.:* Geistige Entwicklungshemmung bei Kindern. Fragen ihrer Erkennung und Abgrenzung. Med. Klin. *61*, 1071 (1966)
369. *Köttgen, U.:* Impfprobleme bei geistig behinderten Kindern. Vierteljsch. Lebenshilfe *9*, H. 4, S. 204 (1970)
370. *Kontras, S. B., G. J. Currier, R. F. Cooper* and *J. P. Abuel:* Maternal transmission of a 21/1 translocation associated with Down's syndrome. J. Pediat. (St. Louis) *69*, 635 (1966)
371. *Kosenow, W.:* Probleme der Entstehung angeborener Mißbildungen. Hippokrates, Stuttgart, *37*, 921 (1966)
372. *Kraft, H.:* Wirksamkeit makromolekularer Organsubstanzen bei oraler Anwendung im Tierversuch, S. 7. Tagungsber. XIII. Jahrestgg. zytoplasmatische Therapie, Stuttgart 6.–8. Okt. 1967
373. *Krebs, H.:* Verhaltensbeobachtung bei geistig Behinderten. Allgemeine theo-

retische und spezielle jugendpsychiatrische Erörterungen. In: Heilpädag. Forsch., Bd. *I*, H. 3, S. 325. Elwert Univ. u. Verl.-Buchhandl., Marburg 1968

374. *Krebs, H.:* Sozio-kulturelle Faktoren in ihren Auswirkungen für die intellektuelle Behinderung. Vortr. Deutsche Therapiewoche, 2. 9. 1970, Karlsruhe

375. *Krenzer, R.:* Das Spielbilderbuch. Ein neues Hilfsmittel für Unterricht und Beschäftigung geistig Behinderter. Vierteljsch. Lebenshilfe *10*, H. 1, S. 18 (1971)

376. *Krenzer, R.:* Therapeutische Möglichkeiten des Spiels mit Jugendlichen und Erwachsenen. Vierteljsch. Lebenshilfe *10*, H. 3, S. 170 (1971)

377. *Krenzer, R.:* Schallplatten vermitteln neue Erlebnisse. Vierteljsch. Lebenshilfe *10*, H. 4, S. 227 (1971)

378. *Krenzer, R.:* Spiele mit behinderten Kindern. Vierteljsch. Lebenshilfe *11*, H. 2, S. 112 (1972)

379. *Krenzer, R.:* Bücher zum Vorlesen. Vierteljsch. Lebenshilfe *11*, H. 3, S. 170 (1972)

380. *Krenzer, R.:* Theaterspielen mit geistig Behinderten. Vierteljsch. Lebenshilfe *13*, H. 1, S. 16 (1974)

381. *Kretschmer, E.:* Medizinische Psychologie, 11. Aufl. Thieme, Stuttgart 1956

382. *Krimm, Catherine:* Aktivierung durch Musik und Bewegung. Scheiblauer-Rhythmik mit dem schwerbehinderten Kind. Vierteljsch. Lebenshilfe *11*, H. 3, S. 136 (1972)

383. *Krivit, W.* and *R. A. Good:* Simultaneous occurrence of mongolism and leukemia. Report of a nationwide survey. J. Dis. Childr. *94*, 289 (1957)

384. *Kučera, J.:* Congenital anomalies in Down's syndrome. Csl. Pediat. 29, 389 m. engl. Zusfass. (1974); Zbl. Kinderhk. *116*, 824 (1975)

385. *Kühl, H.:* Behinderte im Zivilrecht. Marhold, Berlin 1972

386. *Kugel, R. B., A. Fedge, J. Trembath,* and *H. Hein:* An analysis of reasons for institutionalizing children with mongolism (Symposium). J. Pediat. (St. Louis) *64*, 68 (1964)

387. *Kugel, R. B.* and *D. Reque:* A comparision of mongoloid children. J. Amer. Med. Assos. *175*, 959 (1961)

388. *Lander, Hilda:* Wir tanzen. Erfahrungen aus einem Kurs für Lernbehinderte und geistig Behinderte. Vierteljsch. Lebenshilfe *11*, H. 3, S. 143 (1972)

389. *Landgraf, F. K.* und *M. Steinbach:* Beitrag zum Rechts-Links-Problem unter besonderer Berücksichtigung des prävalenten Beins. Der Sportarzt *12*, 267 (1963)

390. *Langeveld, M. J.:* Studien zur Anthropologie des Kindes. Quelle u. Meyer, Heidelberg 1956

391. *Langeveld, M. J.:* Kind und Jugendlicher in anthropologischer Sicht. Quelle u. Meyer, Heidelberg 1959

392. *Lawton, S. B., G. R. Stoddart,* and *J. R. Seely:* Familial 21/21 translocation. J. Pediat. (St. Louis) *74*, 305 (1969)

393. *Leger, A.:* Erfahrungen mit der Psychomotorischen Übungsbehandlung. Vierteljsch. Lebenshilfe *14*, H. 3, S. 147 (1975)

394. *Lejeune, J.:* Le mongolisme, trisomie dégressive. Ann. Génét. (Paris) *2*, 1 (1960)

395. *Lejeune, J., M. Gautier* et *R. Turpin:* Les chromosomes humains en culture de tissus. C. R. Acad. Sci. (Paris) *248*, 602 (1959)

396. *Lejeune, J., M. Gautier* et *R. Turpin:* Etudes des chromosomes somatiques de neuf enfants mongoliens. C. R. Acad. Sci. (Paris) *248*, 1721 (1959)

397. *Lejeune, J.* and *R. Turpin:* Somatic chromosomes in mongolism. Res. Publ. Ass. Nerv. Ment. Dis. *39*, 67 (1962)

398. *Lempp, R.:* Medikamentöse Therapie bei geistig behinderten Kindern. Vierteljsch. Lebenshilfe *VIII*, H. 2, S. 64 (1969)

399. *Lempp, R.:* Das hirnorganische Psychosyndrom. Dtsch. med. Wschr. *115*, 740 (1974)

400. *Lempp, R.:* Psychotherapie oder Heilpädagogik bei Kindern mit leichten frühkindlichen Hirnschädigungen. Acta paedopsychiatr. (Basel) *39*, 176 (1973)

401. *Lenz, W.:* Die Ätiologie des Mongolismus. Dtsch. med. Wschr. *86*, 1097 u. 1103 (1961)

402. *Lenz, W.:* Ätiologie und Prophylaxe von Chromosomenanomalien. Fortschr. Med. *84*, 499 (1966)

403. *Lenz, W.:* Anomalien der Autosomen unter besonderer Berücksichtigung des Schwachsinns. In: Humangenetik V/2, S. 340. Thieme, Stuttgart 1967
404. *Lenz, W.:* Medizinische Genetik. Grundlagen, Ergebnisse und Probleme, 2. Aufl. Deutscher Taschenbuchverlag. Thieme, Stuttgart 1970
405. *Lenzen, H.:* Schriftl. Mitt. 1969
406. *Lenzen, H.* und *Eva Ritzl:* Frühbetreuungsprogramm für 4 mongoloide Kinder. Vierteljsch. Lebenshilfe *9*, H. 3, S. 146 (1970)
407. *Levinson, A.* and *J. A. Bigler:* Mental retardation in infants and children. Yearbook Publ., Chicago 1960
408. *Levinson, A., A. Friedman* and *F. Stamps:* Variability of mongolism. Pediatrics *16*, 43 (1955)
409. *Levy, D. M.:* Maternal overprotection. Columbia Univ. Press, New York 1943
410. *Lewin, K.:* Eine dynamische Theorie des Schwachsinnigen. In: Pädagogische Psychologie. Neue Wissenschaftliche Bibliothek, Bd. 16, Psychologie, 2. Aufl., S. 390. Kiepenheuer und Witsch, Köln, Berlin 1967
411. *Liljeroth, Ingrid* und *B. Niméus:* Praktische Bildung für geistig Behinderte. Eine Anleitung, aus dem Schwedischen übersetzt. Beltz, Weinheim 1973
412. *Lindemann, K.:* Die infantilen Zerebralparesen. Thieme, Stuttgart 1963
413. *Lindemann, K., H. Teirich-Leube* und *W. Heipertz:* Lehrbuch der Krankengymnastik. In vier Bänden. Bd. 4: Innere Erkrankungen, Kinderheilkunde, Neurologie und Psychiatrie, 2. neubearb. Aufl. Thieme, Stuttgart 1967
414. *Lindsay, Zaidee:* Bildnerisches Gestalten mit behinderten Kindern, wissensch. Ber. Prof. Dr. med. *K.-D. Zang.* Fabbri und Praeger, München 1974
415. *Livingston, R. B.:* Neurosciences: Man's most valuable frontier. Vortr., 135. Jahrestgg. AAAS, Dallas 26.—31. 12. 1968
416. *Loeber, F.:* Möglichkeiten der Hilfe für das geistig behinderte Kind. Öffentl. Gesundh.-Dienst *28*, 293 (1966)
417. *Löwe, A.:* Lernziele für behinderte Kleinkinder. Marhold, Berlin 1969
418. *Loos, Gertrud:* Zur Praxis der Musiktherapie. Z. klin. Psychother. *22*, 57 (1974)
419. *Lorber, J.:* Obesity in childhood. A controlled trial of anorectic drugs. Arch. Dis. Childh. *41*, 309 (1966)
420. *Louw, J. H.:* Congenital duodenal stenosis and mongolism. Report of a case. S. Afric. Med. J. *26*, 521 (1952)
421. *Lüers, Thea:* Familienberatung bei Mongolismus. Med. Welt *1965*, 65 u. Bild
422. *Lüpke, K. von:* „Behinderungen" der Nichtbehinderten. Vierteljsch. Lebenshilfe *11*, H. 1, S. 1 (1972)
423. *Lüpke, K. von:* Religiöse Erziehung geistig Behinderter. Vierteljsch. Lebenshilfe *12*, H. 3, S. 176 (1973)
424. *Lutz, J.:* Schwachsinn im Lichte der neuen Forschung, aus: Arbeiten zur Psycho-Hygiene aus dem soziologischen Seminar des Instituts f. Psycho-Hygiene in Biel, Heft 7. Institut f. Psycho-Hygiene, Biel 1956
425. *Lutz, J.:* Therapie des Schwachsinns als Ganzes. Vierteljsch. Lebenshilfe *II*, H. 4, S. 145 (1963)
426. *Lutz, J.:* Gedanken zur Psychopharmakotherapie im Kindesalter. Acta paedopsychiat. (Basel) *32*, Suppl. 1, 75 (1965)
427. *Lutz, J.:* Über psychiatrische Untersuchungstechnik. Beobachten und Schauen. Acta paedopsychiat. (Basel) *33*, 97 (1966)
428. *Lutz, J.:* Kinderpsychiatrie, 4. erg. u. erw. Aufl. Rotapfel, Zürich u. Stuttgart 1972
429. *Lutz, J.:* Leitlinien für die heilpädagogisch-kinderpsychiatrische Arbeit als Ergebnis langjähriger Patientenbeobachtung. Vierteljsch. Heilpäd. u. Nachbargeb. (VHN) *43*, H. 4, S. 407 (1974)

430. *MacDonald, A. D.:* Mongolism in twins. J. med. Genet. *1*, 39 (1964)
431. *Mac Keith, R. C.:* Apprentissage de la lecture chez l'enfant handicape. Rev. Neuropsychiat. infant *14*, 535 (1966)
432. *Mahoney, S. C.:* Observations conserning counseling with parents of mentally retarded children. Amer. J. Ment. Defic. *63*, 81 (1958)
433. *Maier, E.:* Wo kann der Staat helfen? Wo muß er helfen? Vortr. Deutsche Therapiewoche, Karlsruhe 2. 7. 1970

434. *Maier, E.:* Sozialhilfe für geistig behinderte Kinder am Beispiel des Down-Syndroms (Mongoloidismus). Fortschr. Med. *89*, 85 (1971)
435. *Maier, W.:* Die Säuglingssterblichkeit, das Alter der Mütter und die Kinderzahl. Arch. Gynäk. *200*, 633 (1965)
436. *Maisch, H., D. Schönberg* und *H. Wallis:* Psychosomatische Aspekte der einfachen Adipositas im Kindesalter. Psyche (Stuttg.) *19*, 339 (1965)
437. *Maisch, H., H. Wallis, M. Schröder* und *K. Funk:* Therapie der einfachen Fettsucht im Kindesalter. Z. psychosom. Med. *12*, 61 (1966)
438. *Makino, S.* and *E. Nishimura:* Water-pretreatment squash technic; a new and simple practical method for the chromosome study of animals. Stain Technol. *27*, 1 (1952)
439. *Marberg, Hilde:* Zum Problem der Verwöhnung in der Erziehung und Entwicklung des Kindes. Prax. Kinderpsychol. *20*, 97 (1971)
440. *Marsch, W., G. Niederalt* und *A. Gropp:* Chromosomenanomalien nach Strahlenbelastung. Dtsch. med. Wschr. *90*, 2205 (1965)
441. *Marsh, R. W.* and *J. J. Carbaret:* Down's syndrome treated with a low phenylalanine diet: case report. N. Z. med. J. *75*, 364 (1972)
442. *Massimo, L., C. Borrone, M. G. Vianello* et al.: Rapports entre anomalies chromosomatiques et altérations des réactions immunitaires. Helv. paediat. Acta *22*, 193 (1967)
443. *Masterson, J. G., Elisabeth M. Law, Monica M. Power, Barbara M. Stokes* and *Doreen Murphy:* Reproduction in two females with Down's syndrome. Ann. Génét. (Paris) *13*, 38 (1970)
444. *Mau, G.* und *P. Netter:* Die Bedeutung von Blutungen in der Frühschwangerschaft für das Kind. Dtsch. med. Wschr. *97*, 1119 (1972)
445. *Mayersbach, H. von:* Vortrag, S. 10. In: Tagungsber. XI. Jahrestgg. zytoplasmatische Therapie, Stuttgart 23. u. 24. Okt. 1965
446. *McClure, M.:* Down's syndrome (mongolism, trisomy 21). Animal model. Amer. J. Path. *67*, 413 (1972)
447. *McCoy, E. E., C. S. Anast* and *J. Naylor:* The excretion of oxalic acid following deoxypyridoxine and tryptophan administration in mongoloid and non-mongoloid children. J. Pediat. (St. Louis) *65*, 208 (1964)
448. *McIntire, Mathilda S.* and *St. Dutsch:* Mongolism and generalized hypotonia. Amer. J. Ment. Defic. *68*, 669 (1964)
449. *Mellon, J. P., B. Y. Pay* and *D. M. Green:* Mongolismus und thyreoid antibodies. J. Ment. Def. Res. *7*, 31 (1963)
450. *Menger, W.:* Klimatherapeut. Symposium, 63. Jahrestagg. Dtsch. Ges. Kinderheilk., Norderney 20.–22. IX. 1965
451. *Menolascino, F. J.:* The facade of mental retardation: its challenge to child psychiatry. Amer. J. Psychiat. *122*, 1227 (1966)
452. *Metzger, W.:* Psychologie. Entwicklung ihrer Grundannahmen seit der Einführung des Experiments, 4. unveränd. Aufl. Steinkopff, Darmstadt 1968
453. *Metzker, H.:* Was tun bei verzögerter Sprachentwicklung? Vierteljsch. Lebenshilfe *13*, H. 1, S. 29 (1974)
454. *Michel, H.:* „Unser Walter", keine heile Familie. Fernsehserie ZDF Aug.—Dez. 1974
455. *Mieskes, H.:* Pädo-, Psycho- und Sozialhygiene. Eine begriffliche und sachliche Anregung. Prax. Kinderpsychol. Kinderpsychiat. *15*, 129 (1966)
456. *Miller, K.:* Der Seelsorger in seiner Aufgabe am geistig behinderten Kind und seinen Eltern. In: Handbücherei d. Lebenshilfe, Bd. *5*, S. 95, Marburg 1965
457. *Miller, M., W. J. Mellman, M. M. Cohen, Gertrude Kohn* and *W. H. Dietz jr.:* Depressed immunglobulin G in newborn infants with Down's syndrome. J. Pediat. (St. Louis) *75*, 996 (1969)
458. *Mittermaier, R.:* Persönl. Mitteilung 1961
459. *Mittermaier, R.:* Die Werkstatt für Behinderte aus der Sicht der Eltern. Vortr.Tg. der Werksätten für Behinderte der Lebenshilfe Marburg, Landesverband Bayern, München, 15. 6. 1974
460. *Mommsen, H.:* Über neue Möglichkeiten der Behandlung des Mongolismus. (Therapie mit „lebender Substanz".) Zbl. Gynäk. *83*, 1541 (1961)
461. *Mommsen, H.:* Bemerkungen zu der

Arbeit von *A. Rett:* „Zur Problematik der Hormontherapie bei kindlichen Verhaltensstörungen." Wien. med. Wschr. *112* (1962) 33 u. Schlußwort zur vorstehenden Bemerkung von *H. Mommsen* von *A. Rett.* Wien. med. Wschr. *112,* 418 (1962)

462. *Moncrieff, Zina:* The management of mongolism. Med. Press *246,* 128 (1961)
463. *Moor, P.:* Heilpädagogische Psychologie, 2. Bd. Huber, Bern, Stuttgart 1958
464. *Moor, P.:* Heilpädagogische Psychologie, 1. Bd., 2. Aufl. Huber, Bern, Stuttgart 1960
465. *Moor, P.:* Die Bedeutung des Spiels in der Erziehung. Huber, Bern, Stuttgart 1962
466. *Moor, P.:* Notwendigkeit und Möglichkeiten der Erziehung und Bildung geistig behinderter Kinder. Vierteljsch. Lebenshilfe *III,* H. 2, S. 57 (1964)
467. *Moore, B. C., H. C. Thuline* and *L. Capes:* Mongoloid and non-mongoloid retardates: a behavioral comparison. Amer. J. ment. Defic. *73,* 433 (1968)
468. *Moragas, J. de:* Tratamiento del mongoloidismo por la dehidro-epiandrosterona. Rev. esp. Pediat. *14,* 545 (1958)
469. *Moreno, H.:* Mongolismo. Su tratamiento con gónadotrofina sérica. Resultados. Semana méd. Nr. *3287,* 1058 (1956)
470. *Mühl, H.:* Notwendigkeit und Möglichkeit der Erziehung geistig behinderter Kinder. Dürrsche Buchhandlung, Bad Godesberg 1969
471. *Müller, Helen A.:* Spracherziehung beim cerebralgelähmten Kind. Pädiat. u. Pädol. *2,* 229 (1966)
472. *Müller, Helmuth:* Familie und Einzelperson. Prax. Psychother. *12,* 110 (1967)
473. *Müller, W.* und *W. Rosenkranz:* Identifizierung numerischer und struktureller Anomalien menschlicher G-Chromosomen mit dem Pankreatin-Giemsa-Banden-Muster. Klin. Pädiat. *184,* 265 (1972)
474. *Müller, W.-J.:* Spracherziehung geistig behinderter Kinder. Vierteljsch. Lebenshilfe *V,* H. 3, S. 125 (1966)
475. *Müller-Küppers, M.:* Die Therapie im Kindes- und Jugendalter, in: Psychiatrie der Gegenwart. Forschung und Praxis, Bd. 2, Teil 1: Klinische Psychiatrie I, 2. Aufl., S. 977
476. *Müller-Wiedemann, H.:* Heime und Anstalten im Aufbruch. Die Camphill-Dorfgemeinschaft Lehenhof. Vierteljsch. Lebenshilfe *9,* H. 1, S. 28 (1970)
477. *Munroe, Ruth L.:* Schools of psychoanalytic thought. Dryden, New York 1955
478. *Murken, J. D., E. Lippoldmüller* und *H. Spieß:* XYY-Syndrom mit Trisomie 21 (48, xyy, 21 +). Phänotyp kombinierter autosomaler und gonosomaler Chromosomenaberrationen. Mschr. Kinderheilk. *120,* 469 (1972)
479. *Murray, H. A.:* Thematic Apperception Test. Harvard Univ.Press, Cambridge/Mass. 1971
480. *Murray, M.:* Needs of parents of mentally retarded children. Amer. J. Ment. Defic. *63,* 1078 (1959)
481. *Mutters, T.:* Elternvereinigungen, ihre Aufgabe, Rolle und Bedeutung. Vierteljsch. Lebenshilfe *12,* H. 4, S. 193 (1973)

482. *Nachtsheim, H.:* Genetik im Dienste der Psychiatrie. Dargestellt am Beispiel der Zytogenetik der mongoloiden Idiotie. Münch. med. Wsch. *105,* 2053 (1963)
483. *Nadler, H. L.* and *A. Gerbie:* Present status of amniocentesis in intrauterine diagnosis of genetic defects. Obstet. and Gynec. *38,* 789 (1971)
484. *Nair, N. S.:* Congenital leukaemia in Down's syndrome. J. Obstet. Gynaec. India *15,* 547 (1965)
485. *Neikes, J.:* Besseres Verständnis behinderter Kinder durch gezielte Verhaltensbeobachtung. Vierteljsch. Lebenshilfe *V,* H. 4, S. 187 (1966)
486. *Neikes, J.:* Verhaltensbeobachtung und Entwicklungsanalyse als Schlüssel zur Erfassung und Grundlage zur Bildung geistig behinderter Kinder. Prax. Kinderpsychol. Kinderpsychiat. *16,* 62 (1967)
487. *Neuhäuser, G.:* Zur Bedeutung motorischer Tests für die entwicklungsneurologische Diagnostik. Fortsch. Med. *93,* 1159 (1975)
488. *Neumann, H.:* Über den mongoloiden Typus der Idiotie. Berl. klin. Wschr. *30,* 210 (1899)

489. *Nichols, W. W.:* The role of viruses in the etiology of chromosomal abnormalities. Amer. J. Hum. Genet. *18,* 81 (1966)
490. *Nichols, W. W., A. Levan, B. Hall* and *G. Ostergren:* Measles-associated chromosome breakage. Hereditas *48,* 367 (1962)
491 *Nicolis, F. B. e G. Sacchetti:* Valutazione delle alterazioni morfologiche del bacino nel mongolismo. Minerva pediat. (Torino) *12,* 1522 (1960)
492. *Niekisch, H.:* Mongolismus-Eltern fragen den Arzt. Vierteljsch. Lebenshilfe *III,* H. 4, S. 182 (1964)
493. *Nirje, B.:* Das Normalisierungsprinzip und seine Wirkung auf den Behinderten. Vierteljsch. Lebenshilfe *14,* H. 2, S. 65 (1975)
494. *Nissen, G.:* Organisches Psychosyndrom und sekundäre Neurose bei Kindern mit einer leichten frühkindlichen Hirnschädigung. Beitrag zur Ätiologie, Pathogenese und Diagnose eines somato-psychogenen Syndroms. Pädiat. u. Pädol. *7,* 353 (1972)
495. *Nouaille, J.* et *M. Gauthier:* Les malformations cardiaques dans le mongolisme. Rev. Prat. (Paris) *14,* 33 (1964)

496. *Ohno, S., H. P. Klinger* and *W. B. Atkins:* Human Oogenesis. Cytogenet. I, 42 (1962)
497. *Øster, J.:* Mongolism. Danish Science Press, Copenhagen 1953
498. *Øster, J., M. Mikkelsen* and *A. Nielsen:* The mortaly and causes of death in patients with Down's syndrome (mongolism). Ment. Retard. *1,* 231 (1964)
499. *Ollendick, Th., D. Balla* and *E. Ziegler:* Expectancy of sucess and the probability learning of retarded children. J. abnorm. Psychol. *77,* 275 (1971)

500. *Parsons, T.* and *R. C. Fox:* Illness, therapy, and the modern urban American family. In: Bell, N. W. and E. F. *Vogel:* A modern introduction to the family, S. 337. Free Press, Glencoe, Ill. 1960
501. *Patau, K.:* The identification of individual chromosomes; especially in men. Amer. J. hum. Genet *12,* 250 (1960)
502. *Patau, K.:* Chromosome identification and the Denver report. Lancet *1961, I,* 933
503. *Pauling, L.:* Die Natur der chemischen Bindung, 3. verb. Aufl. Verlag Chemie, Weinheim 1968
504. *Pechstein, J.:* Systematische Voruntersuchungen in ihrer Bedeutung für das behinderte Kind. Vierteljsch. Lebenshilfe *VIII,* H. 1, S. 4 (1969)
505. *Pechstein, J.:* Umweltabhängigkeit der frühkindlichen zentralnervösen Entwicklung. In: Schriftenreihe des öffentl. Gesundheitswesens, Bd. 34. Thieme, Stuttgart 1974
506. *Penrose, L. S.:* The incidence of mongolism in the general population. J. ment. Sci. *95,* 685 (1949)
507. *Penrose, L. S.:* Biology of mental defect. Sidgwick and Jackson, London 1949
508. *Penrose, L. S.:* Observations on the aetiology of mongolism. Lancet *1954, II,* 505
509. *Penrose, L. S.:* Parental age in achondroplasia and mongolism. Amer. J. Human Genet. *9,* 167 (1957)
510. *Penrose, L. S.:* Mongolism. Brit. Med. Bull. *17,* 184 (1961)
511. *Penrose, L. S.* and *G. F. Smith:* Down's anomaly. Churchill, London 1966
512. *Peter, A.:* Anregungen für die Hauserziehung geistig behinderter Kinder. Marhold, Berlin 1973
513. *Peter, A.* und *Brigitte Longwitz:* Auf und ab und kugelrund. Herder, Freiburg 1973
514. *Petrilowitsch, N.:* Beiträge zu einer Struktur-Psychopathologie. Karger, Basel, New York 1958
515. *Pfeiffer, R. A.:* Die Grundlagen des familiären Mongolismus. Mschr. Kinderheilk. *112,* 244 (1964)
516. *Pfeiffer, R. A.:* Karyotyp und Phänotyp der autosomalen Chromosomenaberrationen beim Menschen. Fischer, Stuttgart 1967
517. *Pfeiffer, R. A., R. Dhadial* und *K. Michelis:* Das Wiederholungsrisiko in Familien mit einem mongoloiden Kind. Mschr. Kinderheilk. *121,* 312 (1973)

518. *Pfeiffer, R. A.* und *E. Hahler:* Die Häufigkeit von Translokationen und Trisomie 21 unter mongoloiden Schwachsinnigen. Vorläufige Ergebnisse. Mschr. Kinderheilk. *112,* 318 (1964)
519. *Pfeiffer, R. A.* und *F. Majewski:* Die Häufigkeit von Chromosomenanomalien bei Kranken und Gesunden. Internist *12,* 1 (1971)
520. *Pleydell, M. J.:* Mongolism and other congenital abnormalities. An epidemiological study in Northamptonshire. Lancet *1957, I,* 1314
521. *Pohl, R.:* Die Schule für Geistigbehinderte. Z. Heilpäd. *24,* 391 (1973)
522. *Polani, P. E.:* Cytogenetics of Down's syndrome (mongolism). Pediat. Clin. N. Amer. *10,* 425 (1963)
523. *Polani, P. E.* and *N. Polani:* Chromosome anomalies, mosaicism and dermatoglyphic asymmetry. Ann. hum. Genet. *32,* 391 (1969)
524. *Prader, Andrea* und *R. Illing:* Die Behandlung von Wachstumsstörungen mit anabolen Steroiden und mit Wachstumshormon. Dtsch. med. J. *13,* 547 (1962)
525. *Predescu, V., D. Christodorescu, C. Tauta* und *Eugenia Constantinescu:* Down-Syndrom mit normalem Karyotyp im Blut. Ref. Zbl. Kinderheilk. *110,* 235 (1971)
526. *Probst, W.:* Zum Unterricht in Musik an Sonderschulen für Geistigbehinderte. Überlegungen und Vorschläge. Z. Heilpäd. *24,* 164 (1973)
527. *Puck, T. T., S. J. Cieciura* and *A. Robinson:* Genetic of somatic mammalian cells. 3. Long term cultivation of euploid cells from human and animal subjects. J. exp. Med. *108,* 945 (1958)
528. *Rademacher, Ulrike:* Verhaltenstherapie in der Praxis. Vierteljschr. Lebenshilfe *12,* H. 1, S. 30 (1973)
529. *Ray, C. G., J. F. Kirschvink, S. H. Waxman* and *V. C. Kelley:* Studies of anabolic steroids. II. The effect of oxandrolone on height and skeletal maturation in mongoloid children. Prelim. report. Amer. J. Dis. Child. *106,* 375 (1963)
530. *Ray, C. G., J. F. Kirschvink, S. H. Waxman* and *V. C. Kelley:* Studies of anabolic steroids. III. The effect of oxandrolone on height and skeletal maturation in mongoloid children. Amer. J. Dis. Child. *110,* 618 (1965)
531. *Record, R. S.* and *A. Smith:* Incidence, mortaly and sex distribution of mongoloid defectives. Brit. J. prev. soc. Med. *9,* 10 (1955)
532. *Redman, R. S., B. L. Shapiro* and *R. J. Gorlin:* Measurement of normal and reportedly malformed palatvaults. III. Down's syndrome (trisomy 21, mongolism). J. Pediat. (St. Louis) *67,* 162 (1965)
533. *Reichenbach, P.:* Die Erziehung des mongoloiden Kindes, Reihe A, H. 3. Schriften zur Sonderpädagogik, Dortmund 1965
534. *Reinwein, H., U. Wolf* und *H.-J. Ising:* Bericht über 3 Mosaikfälle mit G_1-Trisomie (Mongolismus). Helv. paediat. Acta *21,* 300 (1966)
535. *Reiss, J. A., E. W. Lovrien* and *F. Hecht:* A mother with Down's syndrome and her chromosomally normal child. Ann. Génét. (Paris) *14,* 225 (1971)
536. *Rethault, E.:* L'éducation d'un enfant mongolien, 2. Aufl. Les éditions sociales Françaises, Paris 1965
537. *Rethoré, Marie-Odile, J. Lafourcade, Marquerite Prieur, B. Caille, J. Cruveillier, M. Tanzy* et *J. Lejeune:* Mère et fille trisomiques 21 libres. Ann. Génét. (Paris) *13,* 42 (1970)
538. *Rett, A.:* Zur Problematik der Hormontherapie bei kindlichen Entwicklungsstörungen. Wien. med. Wschr. *112,* 33 (1962)
539. *Rett, A.:* Das hirngeschädigte Kind – seine Klinik und menschliche Problematik. In: Handbücherei d. Lebenshilfe, Bd. 4, S. 22, Marburg 1964
540. *Rett, A.:* Kreislauf-Regulationsstörungen bei hirngeschädigten Kindern. Med. Welt *1965,* 1986
541. *Rett, A.:* Medikamentöse Therapie hirngeschädigter Kinder. Pädiatr. Prax. *4,* 455 (1965)
542. *Rett, A.:* Die Obstipation als klinisch-therapeutisches Problem hirngeschädigter Kinder. Ther. Umschau *23,* 165 (1965)
543. *Rett, A.:* Das hirngeschädigte Kleinkind. Pädiat. u. Pädiol. *2,* 187 (1966)
544. *Rett, A.:* Das hirngeschädigte Kind. Ärztliche, erzieherische und soziale

Probleme. Jugend und Volk, Wien, München 1970

545. *Richmond, J. B.:* Disadvantaged children: what have the compelled us of learn. Yale J. Biol. Med. *43,* 127 (1970)

546. *Ritzl, Eva:* Das Image von behinderten Kindern bei der Bevölkerung in der Bundesrepublik. Interview zu einer Meinungsumfrage des Emnid-Instituts. Vierteljsch. Lebenshilfe *10,* H. 1, S. 1 (1971)

547. *Robinson, A.:* A proposed standard system of nomenclature of human mitotic chromosomes. Pediatrics *27,* 485 (1961)

548. *Roche, A. F.:* The cranium in mongolism. A critical review. Acta neurol. scand. *42,* 62 (1966)

549. *Roche, A. F., F. S. Weward* and *S. Sunderland:* Growth changes in the mongoloid head. Acta paediat. (Uppsala) *50,* 133 (1961)

550. *Rogers, C. R.:* The characteristics of a helping relationship. Personel Guid. J. *37,* 6 (1958)

551. *Root, A. W., A. M. Bongiovanni, S. Breibart* and *W. J. Mellman:* Double aneuploidy: Trisomy 21 and XO/XX sex chromosome mosaicism. J. Pediat. (St. Louis) *65,* 937 (1964)

552. *Rorschach, H.:* Psychodiagnostik. Methodik und Ergebnisse eines wahrnehmungsdiagnostischen Experiments (Deutenlassen von Zufallsfiguren). 6. rev. Aufl. Hrsg. W. Morgenthaler. Huber, Bern 1948

553. *Rosanowa, A. R.:* Pers. Mitteilung 1964

554. *Rosner, F.* and *St. M. Lee:* Down's syndrome and acute leukemia: myeloblastic or lymphoblastic? Report of forty-three cases and review of the literature. Amer. J. Med. *53,* 203 (1972)

555. *Ross, A. O.:* The practice of clinical child psychology. Grune and Stratton, London, New York 1959

556. *Ross, A. O.:* The exceptional child in the family. Grune and Stratton, London, New York 1964

557. *Ross, A. O.:* Das Sonderkind. Problemkinder in ihrer Umgebung. Übers. v. C. u. R. Haffter. Hippokrates, Stuttgart 1967

558. *Royer, P.:* Conduite à tenir devant un enfant de petite taille. Acquisit. méd. réc. *1966,* 205

559. *Rüsse, M.:* Die organspezifische Wirkung der zytoplasmatischen Organpräparate als methodisches Hilfsmittel der Grundlagenforschung in der Endocrinologie, S. 8. Tagungsber. XIII. Jahrestgg. zytoplasmatische Therapie, Stuttgart 6.–8. X. 1967

560. *Rüther, W., B. Steiner* und *E. H. Graul:* Die Bearbeitung zytoplasmatischer Probleme unter Verwendung von Radioeiweißkörpern. I. Mitt. Med. Klin. *59,* 691 (1964)

561. *Ruoff, Elisabeth:* Wassergewöhnung und Schwimmen. Eine vielseitige Bereicherung für behinderte Kinder. Vierteljsch. Lebenshilfe *12,* H. 3. S. 162 (1973)

562. *Sahlmann, Lotte:* Ärztliche Probleme um behinderte Kinder, Interview mit der „Lebenshilfe". Vierteljsch. Lebenshilfe *11,* H. 4, S. 211 (1973)

563. *Saller, K.:* Der Begriff des Kryptotypus. Scientia *53,* H. 7 (1959)

564. *Saller, K.:* Der mongoloide Schwachsinn (Morbus Langdon-Down). Münch. med. Wschr. *102,* 70 (1960)

565. *Saller, K.:* Leitfaden der Anthropologie, 2. Aufl. Fischer, Stuttgart 1964

566. *Saller, K.:* Erbe und Umwelt im Krankheitsgeschehen. Heilkunst *79,* H. 10 (1966)

567. *Sarason, S. B.:* The psychology of the exceptional child, in Woods Schools: Helping parents understand the exceptional child (Proceedings of the Annual Spring Conference). Wood Schools, Langhorne, Pa. 1952

568. *Sarason, S. B.:* Psychological problems in mental deficiency, 2nd ed. Harper, New York 1953

569. *Saxena, K. M.* and *Ch. V. Pryles:* Thyroid function in mongolism. J. Pediat. (St. Louis) *67,* 363 (1965)

570. *Seeboth, F.-H.:* Kreativförderung bei Geistigbehinderten. Dürrsche Buchh., Bonn-Bad Godesberg 1974

571. *Segal, Marilyn M.:* Lauf doch mein Kind. Hyperion, Freiburg 1967

572. *Seidel, Christa* und *P. Biesalski:* Psychologische und klinische Erfahrungen mit dem Frostig-Test und der Frostig-Therapie bei sprachbehinder-

ten Kindern. Prax. Kinderpsychol. *22,* 3 (1973)

573. *Share, J., R. Koch, A. Webb* and *B. Graliker:* The longitudinal development of infants and young children with Down's syndrome (mongolism). Amer. J. Ment. Defic. *68,* 685 (1964)

574. *Share, J., A. Webb* and *R. Koch:* A preliminary investigation of the early developmental status of mongoloid infants. Amer. J. Ment. Defic. *66,* 238 (1961)

575. *Sheimo, S. L.:* Problems in helping parents of mentally defective and handicapped children. Amer. J. Ment. Defic. *56,* 42 (1951)

576. *Shipe, Doroty* and *A. M. Shotwell:* Effect of out-of-home care on mongoloid children. Amer. J. Ment. Defic. *69,* 649 (1965)

577. *Shotwell, Anna M.* and *D. Shipe:* Effects of out-of-home care on the intellectual and social development of mongoloid children. Amer. J. Ment. Defic. *68,* 693 (1964)

578. *Shuttleworth, G. D.:* Mongolian imbecility. Brit. med. J. *1909, II,* 661

579. *Shuttleworth, G. D.:* Mentaly deficient children. Lewis, London 1909

580. *Sigler, A. T., A. M. Lilienfeld, B. H. Cohen* and *J. E. Westlake:* Radiation exposure in parents of children with mongolism (Down's syndrome). Bull. Johns Hopkins Hosp. *117,* 374 (1965)

581. *Sigler, A. T., A. M. Lilienfeld, B. H. Cohen* and *J. E. Westlake:* Parental age in Down's syndrome (mongolism). J. Pediat. (St. Louis) *67,* 631 (1965)

582. *Smith, A.* and *R. G. Record:* Maternal age and birth rank in the aetiology of mongolism. Brit. J. Prevent. Soc. Med. *9,* 51 (1955)

583. *Smith, A.* and *R. G. Record:* Fertility and reproductive history of mothers of mongoloid defectives. Brit. J. Prevent. Soc. Med. *9,* 89 (1955)

584. *Smith, Emily A., B. M. Ricketts* and *S. H. Smith:* The recommendation for child placement by a psychiatric clinic. Amer. J. Orthopsychiat. *32,* 42 (1962)

585. *Sobel, A. E.:* Vitamin A absorption and other blood composition studies in mongolism. Amer. J. Ment. Defic. *62,* 642 (1956)

586. *Solnit, A. J.* and *M. H. Stark:* Mourning and the birth of a defective child. Psychoanal. Stud. Child *16,* 523 (1961)

587. *Solomons, G.* and *Hope C. Solomons:* The physican and psychological appraisal. Develop. Med. Child. Neurol. *15,* 95 (1973)

588. *Soltan, H. C., R. G. Wiens* and *F. R. Sergovich:* Genetic studies and chromosomal analyses in families with mongolism (Down's syndrome) in more than one member. Acta genet. (Basel) *14,* 251 (1964)

589. *Spanner, W.:* Hauptschüler und Behinderte als Partner. Vierteljsch. Lebenshilfe *12,* H. 3, S. 169 (1973)

590. *Specht, F.:* Erfahrungen mit der Vineland Social Maturity Scale in der Kinderpsychiatrie. Prax. Kinderpsychol. Kinderpsychiat. *12,* 204 (1963)

591. *Speck, O.:* Der geistig behinderte Mensch und seine Erziehung. Reinhardt, München, Basel 1970

592. *Speck, O.:* Soziale und personale Integration. Vierteljsch. Lebenshilfe *14,* H. 1, S. 18 (1975)

593. *Speck, O.* und *M. Thalhammer:* Die Rehabilitation der Geistigbehinderten. Reinhardt, München, Basel 1974

594. *Spiegel, J. P.:* The resolution of role conflict within the family. Psychiatry *20,* 1 (1957)

595. *Spitz, R. A.:* Vom Säugling zum Kleinkind. Klett, Stuttgart 1967

596. *Spock, B.:* On being a parent – of a handicapped child. Natl. Soc. Crippled Child. a. Adults, Chicago 1961

597. *Spock, B.* und *Marion O. Lerrigo:* Du und Dein behindertes Kind. Ullstein, Berlin, Frankfurt, Wien 1973

598. *Sporken, P.:* Geistig Behinderte, Erotik und Sexualität. Patmos, Düsseldorf 1974

599. *Szulman, A. E.:* Chromosomal aberrations in spontaneus human abortions. New Engl. J. Med. *272,* 811 (1965)

600. *Schaefer, E. S.:* A circumplex model for maternal behavior. J. abnorm. Soc. Psychol. *59,* 226 (1959)

601. *Schaefer, E. S.* and *R. O. Bell:* Development of a parental attitude research instrument. Child Developm. *29,* 339 (1958)

602. *Schamberger, Ruth:* Entwicklungsdiagnostik und Entwicklungstherapie bei

Kindern mit Morbus-Down-Syndrom. Mschr. Kinderheilk. *121*, 314 (1937)

603. *Schiavetti, E.* e *N. Calvi:* Rilievi radiografici sulla scheletro del tronco e degli arti dei mongoloidi. Minerva radiol. fisioter, radiobiol. (Torino) *11*, 282 (1966)

604. *Schipper, Martha T.:* The child with mongolism in the home. Pediatrics *24*, 132 (1959)

605. *Schmid, F.:* Die chronische Obstipation beim Kind. Pädiatrische Aspekte. Vortr. Kinderärztl. Ges., München 9. 7. 1969

606. *Schmid, F.:* Möglichkeiten und Grenzen der Behandlung mongoloider Kinder. Vortr. Jahrestagg. Zentralverb. Ärzte f. Naturheilverf., Freudenstadt 18. 9. 1969

607. *Schmid, F.:* Das Mongolismus-Syndrom. Fortschr. Med. *87*, 1185 (1969)

608. *Schmid, F.:* Behandlung und Betreuung mongoloider Kinder. DÄ *44*, 3163 (1974)

609. *Schmid, F.:* Untersuchungen zum Status von Vitamin B1, B2 und B6 beim Down-Syndrom. Fortschr. Med. *93*, 1170 (1975)

610. *Schmid, F.* und *J. Stein:* Zellforschung und Zelltherapie. Huber, Bern, Stuttgart 1963

611. *Schmid, F. W.:* Objektivierte Methoden zur Beschreibung und Klassifizierung psychopathologischer Verhaltensweisen. Schweiz. Z. Psychol. *19*, 241 (1960)

612. *Schmidt-Thimme, Dorothea:* Chancen für Ihr geistig behindertes Kind. Kaemper, Heidelberg 1970

613. *Schmidt-Thimme, Dorothea:* Freizeitgestaltung und Freizeiterziehung. Ein Problem der Behindertenhilfe von Aktualität und Dringlichkeit. Vierteljsch. Lebenshilfe *10*, H. 4, S. 193 (1971)

614. *Schmidt-Thimme, Dorothea:* Frühe Hilfe – wirksamste Hilfe. Vierteljsch. Lebenshilfe *12*, H. 2, S. 65 (1973)

615. *Schneider, Hildegard:* Sprachaufbauhilfe bei geistig behinderten Kindern. Vierteljsch. Lebenshilfe *VII*, H. 3, S. 132 (1968)

616. *Schneider, H.:* Der pathognomonische Wert des sogenannten Mongoloidbeckens. Z. Orthop. *107*, 433 (1970)

617. *Schönenberg, H.* und *R. A. Pfeiffer:* Gliedmaßenfehlbildungen (Perodaktylie, Symbrachydaktylie) bei 2 Säuglingen mit Down-Syndrom. Ann. paediat. (Basel) *207*, 172 (1966)

618. *Scholtz, W.:* Testpsychologische Untersuchungen bei hirngeschädigten Kindern. Versuch eines systematischen Überblicks. In: Fortschr. d. Sonderpäd. Psychologie, Heft 2. Marhold, Berlin 1972

619. *Schomburg, E.:* Der Bildungsanspruch des geistig behinderten Kindes, S. 5. In: Handbücherei d. Lebenshilfe, Bd. 1, Marburg 1962

620. *Schomburg, E.:* Im Mittelpunkt unsere Sorgenkinder. Vierteljsch. Lebenshilfe *10*, H. 3, S. 129 (1971)

621. *Schraml, W.* und *U. Baumann:* Klinische Psychologie II. Methoden, Ergebnisse und Probleme der Forschung. Huber, Bern, Stuttgart, Wien 1974

622. *Schubert, E. von:* Zur Therapie des Mongolismus. Die Medizinische *1957*, 1452

623. *Schuch, A.* und *F. Schmid:* Das Mongolismus-Syndrom. Symptomenmosaik des Mongolismus-Syndroms. Fortschr. Med. *87*, 1204 (1969)

624. *Schuh, E.* und *A. Rett:* Zahnprobleme bei hirngeschädigten Kindern. Wien. med. Wschr. *116*, 747 (1966)

625. *Schuler, D., R. Kóos, J. Siegler* and *L. Horváth:* Thyroid autoantibodies and satellite associations in Down's syndrome. Human Hered. *20*, 13 (1970)

626. *Schulman, J. L.* and *S. Stern:* Parents' estimate of the intelligence of retarded children. Amer. J. Ment. Defic. *63*, 696 (1959)

627. *Schultze-Jena, B. S.:* Röntgenologische Merkmale des Beckens bei Mongolismus im Säuglingsalter. Kinderärztl. Prax. *27*, 141 (1959)

628. *Städeli, H.:* Die leichte frühkindliche Hirnschädigung. Diagnostische und therapeutische Probleme. Ein Leitfaden für die Praxis. Huber, Bern, Stuttgart, Wien 1972

629. *Stearns, P. E., K. E. Droulard* and *F. H. Sahhar:* Studies bearing on fertility of male and female mongoloids. Amer. J. Ment. Defic. *65*, 37 (1960)

630. *Stefko, H.:* Über die Veränderungen der Geschlechtsdrüsen des Menschen beim Hungern. Virchows Arch. Path. Anat. *252*, 384 (1923)

631. *Steinbach, M.:* Händigkeit und Beinigkeit. Ein Beitrag zur Frage der Dominanz einer Hemisphäre. Nervenarzt *35*, H. 7, S. 299 (1964)

632. *Steingrüber, H.-J.:* Hand-Dominanz-Test (H-D-T). Hogrefe, Göttingen 1971

633. *Stern, C.:* Principles of human genetics. Freeman, San Francisco, London 1960

634. *Stieve, H.:* Der Einfluß von Angst und psychischer Erregung auf Bau und Funktion der weiblichen Geschlechtsorgane. Zbl. Gynäk. *43*, 1698 (1942)

635. *Stoeckenius, Marianne:* Zur Beratung der Eltern von Kindern mit Down-Syndrom (Mongolismus) Hambg. Ärzteblatt *23*, H. 1 (1969)

636. *Stoeckenius, Marianne:* Pers. Mitt. 1969

637. *Stöckmann, F.:* Psychopharmakotherapeutische Möglichkeiten bei intellektueller Behinderung. Vortr. Deutsche Therapiewoche 2. 9. 1970, Karlsruhe

638. *Stöckmann, F.:* Geschlechtserziehung bei geistig Behinderten. Vierteljsch. Lebenshilfe *12*, H. 2, S. 92 (1973)

639. *Stöckmann, F.:* Das geistig behinderte Kind im Heim. In: Sonderpädagogik und Medizin, H. 2. Marhold, Berlin 1973

640. *Stoller, A.:* Virus-chromosome interaction as a possible cause of Down's syndrome (mongolism) and other congenital anomalies. In: Advances in Teratology, Vol. III, S. 97. Logos Press, London 1968

641. *Stoller, A.* and *R. D. Collmann:* Patterns of occurence of birth in Virginia, Australia, producing Down's syndrome (mongolism) and congenital anomalies of the central nervous system: a 21-year prospective and retrospective survey. Med. J. Aust. *1*, 1 (1965)

642. *Takayama, N., H. Mizuno, Y. Sera, K. Sugiura* and *T. Suzuki:* Coincidence of juvenile diabetes mellitus and Down's syndrome. Ann. paediat. jap. *16*, 39 (1972); Ref. Zbl. Kinderhk. *113*, 1524 (1973)

643. *Tanaka, K.* and *T. Furusho:* Note on Down's syndrome (mongolism) found among Japanes. Jap. J. hum. Genet. *9*, 1 (1964)

644. *Tanino, Y.:* Improvement of children with mongolism trough the effect of large dosage of various vitamins. II. Ann. paediat. jap. *12*, 31 (1966)

645. *Thalhammer, O.:* Mongolismus. Prognose der Schwangerschaften nach Geburt eines Mongoloids; Beobachtungen zur Ätiologie der Störung. Wien. klin. Wsch. *1954*, 165

646. *Theile, Regina:* Frühförderung geistig behinderter Kinder. Marhold, Berlin 1974

647. *Thelander, H. E.* and *H. B. Pryor:* Abnormal patterns of growth and development in mongolism. An anthropometric study. Clin. Pediat. (Philad.) *5*, 493 (1966)

648. *Theurer, K.:* Behandlungsmöglichkeiten von molekularen Zelldefekten. Neue Rdsch. Prophyl., Diag. u. Ther. *2* (1963)

649. *Theurer, K.:* Reparation und Aktivierung des Zellstoffwechsels. Phys. Med. u. Rehabil. 7, H. 9 (1966)

650. *Theurer, K.:* Medikamentöse Umstimmungstherapie durch hochmolekulare Organextrakte. Phys. Med. u. Rehabil. *8*, H. 7 (1967)

651. *Theurer, K.:* Disk. XIV. Jahrestagg. zytoplasmatische Therapie, Stuttgart 11.—13. Okt. 1968

652. *Theurer, K.:* Die zytoplasmatische Therapie, eine gezielte Regenerationstherapie. Z. f. ärztl. Fortbildg. *1969*, H. 1

653. *Thomae, H.:* Beobachtung und Beurteilung von Kindern und Jugendlichen. In: Psychol. Praxis, H. 15, 5. Aufl. Karger, Basel, New York 1963

654. *Thomae, Ingeborg:* Zusammenarbeit mit den Eltern – Elternschule, S. 54. In: Handbücherei d. Lebenshilfe, Bd. 4, Marburg 1964

655. *Thomae, Ingeborg:* Der Sonderkindergarten – seine Aufgabe und Arbeitsweise. Vierteljsch. Lebenshilfe *III*, H. 1, S. 10 (1964)

656. *Thomae, Ingeborg:* Modellversuch der Lebenshilfe Bonn zur Früherzie-

hung. Vierteljsch. Lebenshilfe *9*, H. 1, S. 6 (1970)

657. *Thomae, Ingeborg:* Fachleute, Eltern und Behinderte als Partner. Zum Symposium der Intern. Liga von Vereinigungen zugunsten geistig Behinderter in Kopenhagen (1971). Vierteljsch. Lebenshilfe *11*, H. 2, S. 83 (1972)
658. *Thomae, Ingeborg:* Vorbereitung unseres behinderten Kindes auf das Leben als Erwachsener. Vierteljsch. Lebenshilfe *13*, H. 2, S. 65 (1974)
659. *Thorburn, Marigold J.* and *B. E. Johnson:* Apparent monosomy of a G autosomy in a Jamaican infant. J. med. Genet. *3*, 290 (1966)
660. *Thumser, F.:* Kampf für ein geistig behindertes Kind. Zum Beispiel: Mongolismus. Laetare, Stein/Nürnberg 1974
661. *Tijo, J. H.* and *H. Levan:* The chromosome number in man. Hereditas (Lund) *42*, 1 (1956)
662. *Tojo, R., A. Ansede, M. Iglesias, J. Arbulú* und *M. C. Fernándes Novoa:* Familiärer Mongoloidismus. Pränatale Diagnose mittels Amniocentese. Ref. Zbl. Kinderhk. *115*, 35 (1974)
663. *Tompkins, A. B.:* Down's syndrome in Nigerian children. J. med. Genet. *1*, 115 (1964)
664. *Trappen, Luise:* Spielzeugtauschring in einem Landkreis. Vierteljsch. Lebenshilfe *12*, H. 3, S. 155 (1973)
665. *Traut, H.:* Mathematik der Mutationen. Naturwissensch. u. Med. *5*, 20 (1968)
666. *Tu, J.-B.* and *H. Zellweger:* Blood-serotonin deficiency in Down's syndrome. Lancet *1965. II*, 715
667. *Tunner, W.:* Lernpsychologische Methoden bei der Behandlung von Verhaltensstörungen. Vierteljsch. Lebenshilfe *10*, H. 2, S. 67 (1971)
668. *Turpin, R.:* Découverte des maladies humaines par aberration chromosomique. Rev. Prat. (Paris) *12*, 27 (1962)
669. *Turpin, R.* et *J. Lejeune:* Analogies entre le type dermatoglyphique palmarie des singes inférieures de celui des enfants atteinte de mongolisme. C. R. Acad. Sci. (Paris) *238*, 395 (1954)
670. *Turpin, R., J. Thoyer-Rozat, J. Lafourcade, J. Leujeune, B. Caille* et *A. Kesseler:* Coincidence de mongolisme et de syndrome de Klinefelter chez l'un et l'autre jumeaux d'une paire monozygote. Pédiatrie *19*, 43 (1964)

671. *Uchida, Irene A.* and *E. J. Curtis:* A possible association between maternal radiation and mongolism. Lancet *1961, II*, 848
672. *Uchida, Irene A., R. Holunga* and *C. Lawler:* Maternal radiation and chromosomal aberrations. Lancet *1968, II*, 1045
673. *Ullrich, K.:* Vortr. Tagungsber., S. 2, VI. Jahrestagg. zytoplasmatische Therapie, Stuttgart 18. u. 19. Juni 1960

674. *Valencia, J. I., C. B. de Lozzio* and *L. F. de Coriat:* Heterosomic mosaicism in a mongoloid child. Lancet *1963, II*, 488
675. *Vanhaelst, L., F. Hayez, M. Bonnyns* and *P. A. Bastenie:* Thyreoid autoimmune disease and thyroid function in families of subjects with Down's syndrome. J. clin. Endocr. *30*, 792 (1970)
676. *Vignetti, P.* e *F. Gerlini:* Il destino dei bambini affetti da mongolismo. Considerazioni su n. 101 casi sottoposti a controllo, a distanza di tempo. Atti 25. Congr. ital. Pediatr. *2*, 275 (1957)
677. *Vivell, O.:* Virus in search of disease. Mkurse ärztl. Fortbild. *16*, 614 (1966)
678. *Vliegenthart, W. E.* und *M. G. C. v. d. Dunk:* Die Problematik von Eltern geistig behinderter Kinder. In: Heilpädagogische Forschung, Band 1, H. 3, S. 353. Elwert Univ.- u. Verlagsbuchh., Marburg 1968
679. *Vogel, F.:* Der Fortschritt als Gefahr und Chance für die genetische Beschaffenheit des Menschen. Klin. Wschr., *51*, 575 (1973)
680. *Vojta, V.:* Die zerebralen Bewegungsstörungen im Säuglingsalter. 2. Aufl. Enke, Stuttgart 1976

681. *Waardenburg, P. J.:* Das menschliche Auge und seine Erbanlagen. Nijhoff, The Hague 1932
682. *Wagner, H. R.:* Mongolism in orientals. Amer. J. Dis. Child. *103*, 706 (1962)
683. *Walburg, W.-R.:* Lebenspraktische Er-

ziehung Geistigbehinderter, in Beitr. z. Geistigbehindertenpädagogik, H. 2. Marhold, Berlin 1972
684. *Walburg, W.-R.:* Farbunterscheidungsübungen mit geistig Behinderten. Vierteljsch. Lebenshilfe *11,* H. 1, S. 32 (1972)
685. *Wallner, T.:* Wohnstandart in schwedischen Einrichtungen für geistig Behinderte. Rehabilitation (Stuttg.) *11,* 151 (1972)
686. *Warkany, J.:* Etiology of mongolism. J. Pediat. *56,* 412 (1960)
687. *Wasna, Maria:* Leistungswetteifer bei imbezillen Kindern. Vierteljsch. Lebenshilfe *IV,* H. 4, S. 180 (1965)
688. *Waxman, S. H., D. T. Arakaki* and *J. B. Smith:* Cytogenetics of fetal abortions. Pediatrics *39,* 425 (1967)
689. *Wechselberg, K.* und *J. Wessely:* Planimetrische Meßmethode an Röntgenbildern kindlicher Hirnschädel mit Normwerten für das Kindesalter. Z. Kinderheilk. *114,* 39 (1973)
690. *Wegener, E.:* Der Sozialisierungsprozeß bei intellektuell Minderbegabten. In: Der Mensch als soziales und personales Wesen, Hrsg. *Wurzbacher,* S. 164. Enke. Stuttgart 1963
691. *Weingold, J. T.* and *R. P. Hormuth:* Group guidance of parents of mentally retarded children. J. clin. Psychol. *9,* 118 (1953)
692. *Weinmann, H.:* Vortr., S. 22, Tagungsber. XIII. Jahrestagg. zytoplasmatische Therapie, Stuttgart 6.–8. Okt. 1967
693. *Weinsheimer, Lilo:* 20 Jahre im Leben eines Behinderten. Vierteljsch. Lebenshilfe *VII,* H. 4, S. 232 (1968)
694. *Weinstein, E. D.* and *J. Warkany:* Maternal mosaicism and Down's syndrome (mongolism). J. Pediat. (St. Louis) *63,* 599 (1963)
695. *Weiß, J.:* Zur Erziehung des mongoloiden Säuglings in den ersten Monaten. Vierteljsch. Lebenshilfe *9,* H. 3, S. 153 (1970)
696. *Weizsäcker, V. von:* Der Gestaltkreis. Thieme, Stuttgart 1947
697. *Wellek, A.:* Die Polarität im Aufbau des Charakters. 3. Aufl. Francke, München 1966
698. *Werner, Gerda:* Das behinderte Kind. Vorsorge, Früherkennung, Hilfe, Ausbildung. Klett, Stuttgart 1973
699. *White, Delilah:* IQ changes in mongoloid children during postmaturation treatment. Amer. J. ment. Defic. *73,* 809 (1969)
700. *White, R. W.:* Motivation reconsidered: the concept of competence. Psychol. Rev. *66,* 297 (1959)
701. *Wiedemann, H.-R.:* Die Bedeutung der Chromosomen-Analyse für die praktisch-klinische Diagnostik. Mschr. Kinderheilk. *112,* 187 (1964)
702. *Wijck, J. A. M. van, G. J. Blankenborg* and *L. A. M. Stolte:* XO/XX mosaicism and mongolism in the same person. Lancet *1964, I,* 887
703. *Wilken, Etta:* Sprachförderung bei Kindern mit Down-Syndrom. Marhold, Berlin 1973
704. *Winicott, D. W.:* Kind, Familie und Umwelt. In: Beitr. der Kinderpsychotherapie, Bd. *5.* Reinhardt, München, Basel 1969
705. *Winik, Myron* and *P. Rosso:* Head circumference and cellular growth of the brain in normal and marasmic children. J. Pediat. (St. Louis) *74,* 774 (1969)
706. *Wolf, U., H. Baitsch, W. Künzer* und *H. Reinwein:* Familiäres Auftreten eines anormalen D-Chromosoms. Cytogenetics (Basel) *3,* 112 (1964)
707. *Wolff, E. de K. Schärer* et *J. Lejeune:* Contribution à l'étude des jumeaux mongoliens. Un cas de monozygotisme hétérocaryote. Helv. paediat. Acta *17,* 301 (1963)
708. *Wolfgart, H.:* Das Orff-Schulwerk im Dienste der Erziehung und Therapie behinderter Kinder. Marhold, Berlin 1971
709. *Wrba, H.:* Wachstumsfördernde Stoffe und Hemmfaktoren in Warmblütlergeweben. Naturwiss. *49,* 97 (1962)
710. *Wright, St. W., R. W. Day, H. Muller* and *R. Weinhouse:* The frequency of trisomy and translocation in Down's syndrome. J. Pediat. (St. Louis) *70,* 420 (1967)
711. *Wunderlich, Ch.:* Das Umweltproblem im Scenotest. Mschr. Kinderheilk. *101,* 185 (1953)
712. *Wunderlich, Ch.:* Das Umweltproblem im Scenotest. Das med. Bild *1,* 79 (1958)
713. *Wunderlich, Ch.:* Die Psychodiagnostik des organisch hirngeschädigten

Kindes. Beih. Arch. Kinderheilk., H. 48. Enke, Stuttgart 1963

714. *Wunderlich, Ch.:* Die Entwicklung zur „Händigkeit" bei normalen und entwicklungsgehemmten mongoloiden Kindern. Päd. Grenzgeb. *4,* 79 (1965)

715. *Wunderlich, Ch.:* Möglichkeiten und Grenzen der ärztlichen Betreuung mongoloider Kinder, Vortr., XIV. Jahrestagg. zytoplasmatische Therapie, Stuttgart 11.–13. Okt. 1968

716. *Wunderlich, Ch.:* Unterschiedliche Sozialprognosen bei differenten Formen einer geistigen Behinderung im Kindesalter. Med. Welt *20* (N. F.) 1126 (1969)

717. *Wunderlich, Ch.:* Unterschiedliche Sozialprognose des geistig behinderten Kindes bei gleichem Krankheitsbild aber differenten weiteren Faktoren, dargestellt beim Mongolismus. Med. Welt *20* (N. F.), 2088 (1969)

718. *Wunderlich, Ch.:* Möglichkeiten und Grenzen der ärztlichen Betreuung mongoloider Kinder. Koreferat z. Vortr. v. F. Schmid, Jahrestagg. Zentralverb. Ärzte f. Naturheilverf., Freudenstadt 18. 9. 1969

719. *Wunderlich, Ch.:* Möglichkeiten und Grenzen der ärztlichen Betreuung mongoloider Kinder. Vortr. XV. Jahrestagg. d. zytoplasm. Therapie, Stuttgart 3.–5. 10. 1969

720. *Wunderlich, Ch.:* Möglichkeiten und Grenzen der ärztlichen Betreuung mongoloider Kinder. Med. Tribune *5,* S. 11 (1970)

721. *Wunderlich, Ch.:* Möglichkeiten und Grenzen der sozialen Eingliederung mongoloider Kinder. Vierteljsch. Lebenshilfe *9,* H. 3, S. 138 (1970)

722. *Wunderlich, Ch.:* Probleme des Mongolismus in neuerer Sicht. Vortr. Deutsche Therapiewoche, Karlsruhe, 2. 9. 1970. Therapiewoche *21,* 2055 (1971)

723. *Wunderlich, Ch.:* Zur klinischen Psychologie hirngeschädigter Kinder – Möglichkeiten und Grenzen des Rorschachtestes. Pädiatrie und Pädologie, Suppl. *1,* 26 (1972)

724. *Wunderlich, Ch.:* Ansatzpunkte und Grenzen einer koordinierten Betreuung mongoloider Kinder. Z. Kr. gymn. *24,* 109 (1972)

725. *Wunderlich, Ch.:* Koordinierte Betreuung mongoloider Kinder. Möglichkeiten und Grenzen. DÄ *69,* H. 4, S. 185 (1972)

726. *Wunderlich, Ch.:* Reittherapie bei mongoloiden Kindern, in: Medizin und Reiten, Bd. 1: Heilwirkungen des Reitens, S. 175 Wettin, Kirchberg 1975

727. *Wunderlich, Ch.* und *O. Braun-Falco:* Mongolismus und Alopecia areata. Med. Welt *1965,* 477

728. *Wyatt, Gertud L.:* Entwicklungsstörungen der Sprachbildung und ihre Behandlung. Hippokrates, Stuttgart 1973

729. *Yaffe, S. J.* and *L. J. Filer jr.:* The use and abuse of vitamin A. Pediatrics *4,* 655 (1971)

730. *Yates, Mary L.* and *R. Lederer:* Small, short-term group meetings with parents of childrens with mongolism. Amer. J. Ment. Defic. *65,* 467 (1961)

731. *Zahn, R. K.:* Funktion und Bedeutung der DNS. Vortr., Kongr. d. Bundesärztekammer, Davos 1969

732. *Zang, K. D.:* Cytogenetik. Nervenarzt *37,* 461 (1966)

733. *Zang, K. D.:* Individual satellite-association patterns. Lancet *1967, II,* 1423

734. *Zang, K. D.* and *E. Back:* Satellite association in families with mongolism. Paper pres. IIIrd. Intern. Congr. Human Genet., Chicago 1966

735. *Zang, K. D.* und *E. Back:* Quantitative studies on the arrangement of human metaphase chromosomes. Cytogenetics *7,* 455 (1968)

736. *Zang, K. D.* and *H. Singer:* Chromosomal constitution of meningeomas. Nature (London) *216,* 84 (1967)

737. *Zang, K. D.* and *H. Singer:* Die Zytogenetik der menschlichen Tumoren. Angewandte Chemie *80,* 726 (1968)

738. *Zellweger, H.:* Familial mongolism. History and present status. Clin. Pediat. (St. Louis) *3,* 291 (1964)

739. *Zellweger, H.:* Mongolismus – Down's Syndrom. In: Erg. Inn. Med. Kinderheilk. N. F., Bd. *22,* S. 268. Springer, Berlin, Heidelberg, New York 1965

740. *Zellweger, H.:* Indications for chro-

mosomal analysis in mongolism. J. med. Sci. *3,* 505 (1966)

741. *Zellweger, H.* und *G. Abbo:* Moderne Mongolismus-Probleme. Mongolismus, Paramongolismus und mongoloide Stigmatisierung in klinischer und zytogenetischer Betrachtung. Dtsch. med. Wschr. *89,* 405 (1964)
742. *Zellweger, H., G. Abbo, K. Nielsen* and *K. Wallwork:* Mosaic mongolism with normal chromosomal complement in the white blood cells. Humangenetik *2,* 323 (1966)
743. *Zielniok, W.:* Anstöße zur Selbständigkeit. Erfahrungen aus einer Erholungsfreizeit für geistig Behinderte. Vierteljsch. Lebenshilfe *10,* H. 1, S. 22, 1971
744. *Zielniok, W.:* Wege zur körperlichen Ertüchtigung. Die International Special Olympics in Chicago und das "Special Fitness Program" für geistig Behinderte als Beispiel. Vierteljsch. Lebenshilfe *10,* H. 4, S. 205 (1971)
745. *Zielniok, W.:* Geistig behinderte Kinder in Pfadfindergruppen. Vierteljsch. Lebenshilfe *13,* H. 3, S. 134 (1974)
746. *Zuk, G. H.:* The cultural dilemma and spiritual crisis of the family with a handicapped child. Except. Child *28,* 405 (1962)

Glossar

Erläuterung der wichtigsten medizinischen Fachausdrücke

Aberration	Abweichung, Lage- und Entwicklungsanomalie
Adipositas	Fettleibigkeit
Ätiologie	(Grund, Ursache) 1. Lehre von den Krankheitsursachen. 2. Die Gesamtheit der eine Krankheit verursachenden Faktoren
Alopezie	krankhafter Haarausfall (Alopecia areata = Glatzenbildung mit kreisförmigen kahlen Stellen)
Amniozentese	Punktion der Eihäute durch die Bauchdecke (oder seltener durch das hintere Scheidengewölbe)
Autosom	Chromosom, das nicht an der Geschlechtsbestimmung beteiligt ist
Brachyzephalie	angeborene Kurzköpfigkeit
Chondrodystrophie	angeborene Störung des Knorpelwachstums
Chromosomen	Für die Vererbung bedeutungsvolle faden- oder schleifenförmige Bestandteile des Zellkerns, auf denen die Gene (Erbanlagen) linear angeordnet sind
Dermatoglyphen	Hautleisten an Hand und Fuß
Down-Syndrom	Das Mongolismus „genannte Zustandsbild"; erstmals 1866 durch den englischen Arzt J. L. H. Down (1828–1896) beschrieben
EEG	Elektroenzephalogramm
Erythrozyten	rote Blutkörperchen
Gameten	zusammenfassende Bezeichnung für männliche und weibliche Geschlechtszellen, als Ei- und Samenzelle
Gen	(Geschlecht; Gattung; Nachkommenschaft) Erbfaktor, in den Chromosomen (s. dort) lokalisiert
Hypognathie	Unterentwicklung des Unterkiefers
Hypothenar	Handfläche unter dem Ballen; kleine Fingerballen am äußeren Rand der Mittelhand
Hypothyreose	Unterfunktion der Schilddrüse u. a. mit Verzögerung der Stoffwechselvorgänge
Karyogramm (Karyotyp, Idiogramm)	Darstellung des diploiden (vollständigen) Chromosomensatzes eines Individuums durch Chromosomengröße, -form und -zahl
Lymphozyt	Weißes Blutkörperchen

Makroglossie	Vergrößerung der Zunge
Meiose	Reduktions- oder Reifeteilung
Mikrozephalie	abnorme Kleinheit von Umfang und Inhalt des Schädels
Monosomie	Fehlen eines Chromosoms im diploiden Chromosomensatz
Motorik	Gesamtheit der willkürlichen, aktiven (durch die Hirnrinde gesteuerten) Muskelbewegung
Neotenie	unvollkommener Entwicklungszustand (eines Organs)
Pathogenese	Gesamtheit der Faktoren, die an der Entstehung und Entwicklung einer Krankheit beteiligt sind
Phänotypus	Merkmalsbild, Erscheinungsbild; äußeres Bild, äußere Erscheinungsform des Einzelwesens
Prognose	Vorhersage, ärztliche Beurteilung des voraussichtlichen Krankheitsverlaufs
Trisomie	Anomalie der Chromosomenzahl, bei der neben dem normalen diploiden (vollständigen) Satz ein oder mehrere Chromosomen überzählig vorhanden sind

Sachregister